# サスペンション
# エクササイズ

Suspension Exercise

宮下 智
|編|

レッドコード
エクササイズ
からの進化

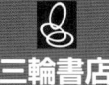
三輪書店

# 序

　日本レッドコード研究会が発足してから18年の歳月が過ぎ，当研究会では教育・研究を活動の柱として，学術大会や技術講習会を開催してまいりました．

　ここ数年の技術講習会では，年間延べ600名以上の治療者，トレーナー，介護専門職の皆様に参加していただき，多くの方々にサスペンション・エクササイズの有効性を体験していただきました．また，毎年開催される学術大会では，国内外問わず最先端のエクササイズを進めている方に実践活動を講演していただくことにより，新たな知識と技術を習得する機会を提供しています．このような活動を通して，サスペンション・エクササイズに対する皆様の興味や関心の高さが，これからの学術大会・技術講習会のレベルをさらに引き上げ，継続していくことの重要性を示していると感じています．

　サスペンション・エクササイズの使用対象が拡大するとともに，技術講習会の内容も数回のアップグレードをしてきましたが，教育内容を提供するノルウェーのレッドコード社の方向性と国内の医療・介護の事情が少しずつ異なってきました．このことを反映するように，講習会を受講修了した多くの方々から，「日本の実情にもう少し合わせてほしい」「技術講習会修了後の技術到達レベルをさらに上げてほしい」「レッドコードを使用しなければできない方法と，ほかの機器を使用しても応用可能なものの違いを明確にしてほしい」などのご意見をいただくようになりました．

　背景には，サスペンション機能を使用する機器はレッドコードだけではなく，様々な機器があることが挙げられます．著名なものとしては，「TRX」「Air Suspension Trainer」「Jungle Gym XT Suspension Trainer」などです．それぞれの機器は，機能や価格に違いがあり，使用方法や使用場所に特徴があります．本書では，数cm単位で調整を可能とし，様々な対象者に適切な負荷量と正しい運動を提供できるレッドコードを使用した内容を説明していますが，ほかの機器を使用している方も，一部の方法やテクニックを応用することができると考えます．

　今回の刊行の目的は，技術講習内容を再考して，受講者にわかりやすく，そして実践にすぐに生かせることであるため，日本の実情に合うような構成にしました．そして，本研究会で進めてきた従来の教育を踏襲しつつ，サスペンション機能を最大限に生かせる日本オリジナルの新たな展開をしていくために，一つの機器名にこだわらないタイトルを検討した結果，多くの国々で使われている『サスペンション・エクササイズ』といたしました．

第Ⅰ章ではサスペンション・エクササイズの概要を説明し，第Ⅱ章の「サスペンション・エクササイズの基礎」では，従来の「Neurac1」の内容を再構築し，基本的なセッティングから運動方法までを学ぶ内容としています．第Ⅲ章の「サスペンション・エクササイズの応用」では，振動刺激と滑車を使用する方法を示しています．第Ⅳ章ではアスリートに対するサスペンション・エクササイズ，第Ⅴ章では介護老人保健施設や通所リハビリテーションで行われているグループに対するサスペンション・エクササイズを説明しています．

　思い起こせば，日本国内でサスペンション機器が導入された時代のリハビリテーション室では，オーバーヘッドフレームに滑車とロープを取り付け，ロープの長さを調整することで筋力増強訓練をすることが主流でした．今では同じサスペンション機能を使用したエクササイズにもかかわらず，開放性運動連鎖環境のエクササイズにとどまらず，閉鎖性運動連鎖環境で自重を負荷とし，レバーアームの調整，振動刺激の使用などで，明確な目的に対して的確なアプローチができるようになってきました．シンプルな機器を使用することで，治療者，トレーナーの創造性を引き出すことが可能となり，バラエティに富んだ手法がたくさん生まれてきました．

　さらに，高負荷から低負荷まで機器のセッティングを簡単に変えることができ，利用者に適切な負荷を提供できる治療法として進化・発展してきました．ロープの長さを数cm単位で調節することにより負荷量を調整でき，吊り上げるポイントも同様に自在に変化させられることから，繊細なトレーニングが必要なアスリートや，個別に運動負荷量を設定したい健康増進施設や介護施設での導入も進んできました．

　このような時代の変化に伴い，当研究会発足当時，ボランティア団体であった研究会組織も，2014年4月には活動内容をより高度に引き上げるとともに，広く社会貢献を進めるために，一般社団法人格を取得し，「一般社団法人リーディングパフォーマンス協会」を立ち上げ，当研究会は協会の一組織として位置づけました．社団法人という公的な立場を得ることにより，より責任のある研究教育を推進していく所存であり，皆様におかれましては，サスペンション・エクササイズのもつ可能性や，具体的効果を堪能していただけることを切に望みます．

2016年3月吉日

一般社団法人リーディングパフォーマンス協会

宮下　智

# CONTENTS

序 —————————————————————————————————————————— iii
口絵カラー ———————————————————————————————————— x

## I サスペンション・エクササイズの概要 ———————————————— 1

### 1. サスペンション・エクササイズの歴史 ———————————————— 2

### 2. 機器の説明と使用方法 ———————————————————————— 4
レッドコードワークステーションの構成 ———————————————— 4
使用方法 ———————————————————————————————— 4
 1｜可動式天井フレームの安全確認　4
 2｜レッドコードトレーナーのロープの長さ調整　6
 3｜フックの取り付け方　9
 4｜ストラップの通し方　9
 5｜使用方法の例：腰部リラクゼーション　11

### 3. 基本原理（基礎バイオメカニクス） ———————————————— 12
サスペンションポイントと運動メカニズム ———————————————— 12
 1｜股関節屈伸運動時のサスペンションポイント　12
 2｜臨床例におけるサスペンションポイントの位置関係　15
開放性運動連鎖（OKC）と閉鎖性運動連鎖（CKC） ———————————— 16
 1｜肩関節伸展のOKCとCKC　17
 2｜膝関節屈曲のOKCとCKC　18
 3｜股関節外転のOKCとCKC　19
運動負荷量のコントロール ————————————————————————— 20
 1｜サスペンションポイントを変えることによる負荷量のコントロール　22
 2｜ロープの長さを変えることによる負荷量のコントロール　22
 3｜レバーアームを変えることによる負荷量のコントロール　23
 4｜不安定な支持面の設定　25
サスペンション・エクササイズにおけるlocal musclesとglobal muscles ———— 25
感覚運動システム（sensory motor system） ——————————————— 27
フィードバックとフィードフォワード ————————————————— 28
機能的安定性の獲得 ———————————————————————————— 30
痛みについて ———————————————————————————————— 30
ウィークリンク，ウィークリンクテスト ————————————————— 31
 1｜姿勢保持能力テスト（保持時間の評価）　32

2 ▎動的能力テスト（目的とする動作を評価）　33
　サスペンション・エクササイズを進めるにあたって ────────────── 34
　　　1 ▎股関節外転筋群のウィークリンクテストとトリートメントの流れ　35

# II　サスペンション・エクササイズの基礎 ─────────────────── 37

## 1. 体幹に対するアプローチ ──────────────────────── 38
　モビリティー・エクササイズ（OKC） ──────────────────── 38
　　　1 ▎体幹の屈曲・伸展　38
　　　2 ▎体幹の側屈　39
　　　3 ▎体幹の回旋　40
　腹筋群の強化（OKC） ─────────────────────────── 41
　腹横筋の触診 ──────────────────────────────── 42
　　　1 ▎腹横筋の収縮を促す　42
　　　2 ▎わずかな姿勢変化に伴う腹部筋の変化　43
　　　3 ▎意図的収縮時の腹部筋の変化　44
　　　4 ▎腹部筋の個人差　45
　　　5 ▎同一人物での左右差　45
　　　6 ▎腹横筋の触診の方法　46
　腰部セッティング ────────────────────────────── 46
　　　1 ▎膝立ち位　46
　　　2 ▎腹臥位　49
　コアエクササイズ ────────────────────────────── 50
　　　1 ▎立位でのコアエクササイズ　50
　　　2 ▎背臥位でのブリッジ　52
　　　3 ▎腹臥位でのブリッジ　53
　　　4 ▎側臥位でのブリッジ　55

## 2. 下肢に対するアプローチ ──────────────────────── 56
　モビリティー・エクササイズ（OKC） ──────────────────── 56
　　　1 ▎股関節内転・外転　56
　　　2 ▎股関節屈曲・伸展　57
　　　3 ▎膝関節屈曲・伸展　57
　強　化 ───────────────────────────────── 58
　　　1 ▎股関節伸展　58
　　　2 ▎股関節内転　59
　　　3 ▎膝関節伸展　60
　下肢へのウィークリンクテスト，トリートメント ──────────────── 60
　　　1 ▎ブリッジ　61
　　　2 ▎腹臥位でのブリッジ　65

3 ▎側臥位での股関節外転　70
　　4 ▎側臥位での股関節内転　74
　　5 ▎腹臥位での股関節屈曲　78
　　6 ▎背臥位での膝関節屈曲　82
　　7 ▎腹臥位での膝関節伸展　86

## 3. 上肢に対するアプローチ ―― 90
### モビリティー・エクササイズ（OKC） ―― 90
　　1 ▎肩関節内転・外転　90
　　2 ▎肩関節屈曲・伸展　91
　　3 ▎肩関節水平内転・水平外転　92
### 強　化 ―― 93
　　1 ▎肩関節伸展　93
　　2 ▎肩関節内転　94
　　3 ▎肩甲帯下制　95
　　4 ▎肘関節伸展　96
### 上肢へのウィークリンクテスト，トリートメント ―― 96
　　1 ▎肩甲帯前方突出　97
　　2 ▎プッシュアップ・プラス　101
　　3 ▎肩甲帯後退　105
　　4 ▎背臥位でのプルアップ・プラス　109
　　5 ▎膝立ち位での肩関節伸展　113
　　6 ▎背臥位での肩関節外転　117
　　7 ▎膝立ち位での肘関節伸展　120
　　8 ▎座位での肘関節屈曲　124

## 4. 頸部に対するアプローチ ―― 127
### モビリティー・エクササイズ（OKC） ―― 127
　　1 ▎側屈　127
　　2 ▎回旋　127
　　3 ▎屈曲・伸展　128
　　4 ▎他動的ストレッチ　128
　　5 ▎牽引　128
### 頸部へのウィークリンクテスト，トリートメント ―― 129
　　1 ▎頸部セッティング　129
　　2 ▎背臥位での頸部セッティング　130
　　3 ▎腹臥位での頸部セッティング　131
　　4 ▎頸部後屈　132
　　5 ▎頸部伸展　133
　　6 ▎頸部側屈　134

7 ▎頸部回旋　135

# Ⅲ　サスペンション・エクササイズの応用 ———— 137

## 1. サスペンション・エクササイズの特徴とは ———— 138

## 2. ウィークリンクテストスコア ———— 140
テスト方法の解説 ———— 140
　　　1 ▎骨盤帯の挙上　140
　　　2 ▎腹臥位でのブリッジ　142
　　　3 ▎側臥位での股関節外転　144
　　　4 ▎肩甲帯の外転　145

## 3. 振動刺激と滑車による不安定 ———— 148
振動刺激の効果 ———— 148
体幹筋収縮の視点から ———— 150
滑車機能を使用した不安定 ———— 150

## 4. 振動刺激を用いたエクササイズ ———— 153
振動刺激を用いたエクササイズの実際 ———— 153
　　　1 ▎足関節　153
　　　2 ▎膝関節屈曲　154
　　　3 ▎膝関節伸展　155
　　　4 ▎スクワット　156
　　　5 ▎股関節外転　157
　　　6 ▎股関節屈曲　158
　　　7 ▎背臥位での腰部セッティング　159
　　　8 ▎腹臥位での腰部セッティング　160
　　　9 ▎頸部と上部体幹（頸部セッティング）　161
　　10 ▎腹臥位での頸部セッティング　162
　　11 ▎肩関節伸展　163
　　12 ▎プッシュアップ　164

# Ⅳ　アスリートに対するサスペンション・エクササイズ ———— 167

## 1. 体幹エクササイズ ———— 168
体幹エクササイズの実際 ———— 171
　　　1 ▎背臥位　171
　　　2 ▎腹臥位　173
　　　3 ▎側臥位　175

4 ▎ 立位でのコアエクササイズ　176
　　　5 ▎ 膝立ち位でのコアエクササイズ　177
　　　6 ▎ 側臥位での体幹回旋　178
　　　7 ▎ 側臥位での体幹回旋を伴った股関節屈曲　179
　　　8 ▎ 腹臥位での体幹回旋を伴った股関節屈曲　180

### 2. 下肢エクササイズ ───── 181
　下肢エクササイズの実際 ───── 181
　　　1 ▎ 腹臥位での股関節屈曲（膝関節伸展位）　181
　　　2 ▎ 背臥位での膝関節屈曲　182
　　　3 ▎ 腹臥位での膝関節伸展　183
　　　4 ▎ スタンディング・ランジ（前方下肢をサスペンション）　184
　　　5 ▎ スタンディング・ランジ（後方下肢をサスペンション）　185

### 3. 上肢エクササイズ ───── 186
　上肢エクササイズの実際 ───── 186
　　　1 ▎ プッシュアップ・プラス　186
　　　2 ▎ プッシュアップ　187
　　　3 ▎ 背臥位でのプルアップ　188
　　　4 ▎ 立位での肩関節伸展　189
　　　5 ▎ 膝立ち位での肩関節伸展　190
　　　6 ▎ フライ　191
　　　7 ▎ 背臥位フライ　192
　　　8 ▎ トライセプス・プレス　193
　　　9 ▎ 背臥位での肩関節外転　194
　　 10 ▎ 背臥位懸垂　195
　　 11 ▎ 肩関節内旋　196
　　 12 ▎ 肩関節外旋　197
　　 13 ▎ 平泳ぎ　198

## V　グループに対するサスペンション・エクササイズ ───── 199

### 1. 介護老人保健施設・通所リハビリテーションでのグループ・エクササイズ ── 200

### 2. 介護予防でのグループ・エクササイズ ───── 203

### 3. 健康増進・スポーツ分野でのサスペンション・エクササイズ ───── 205

おわりに ───── 207

## 口絵カラー①

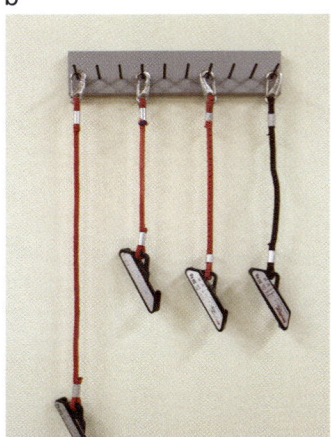

図 1-3　各種装備品（p.5 より）

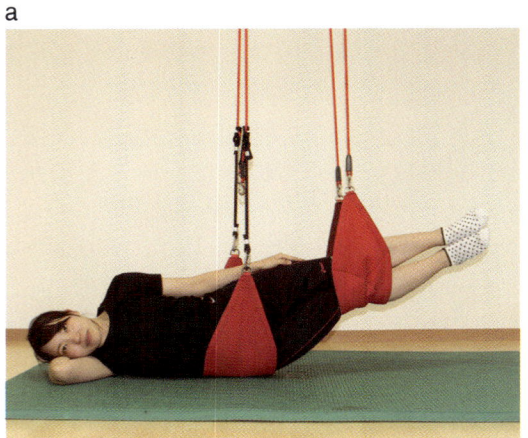

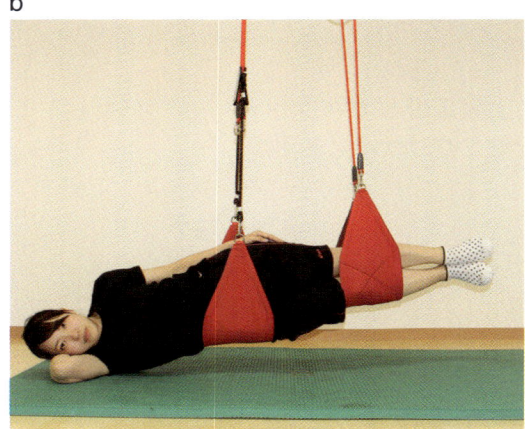

図 1-10　股関節外転の負荷量のコントロール（p.21 より）

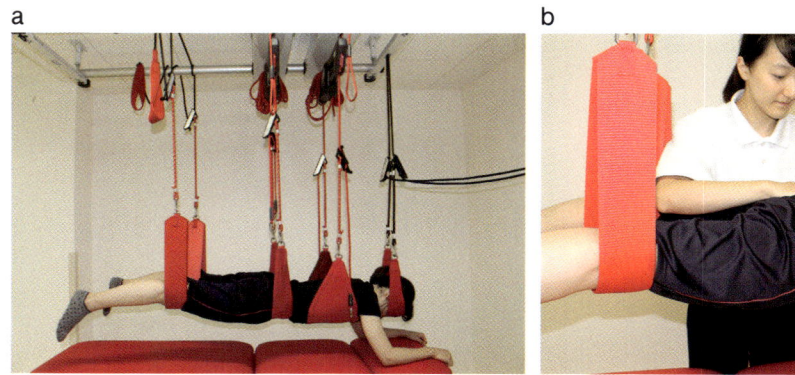

図 1-17　姿勢保持の評価（p.32 より）

口絵カラー②

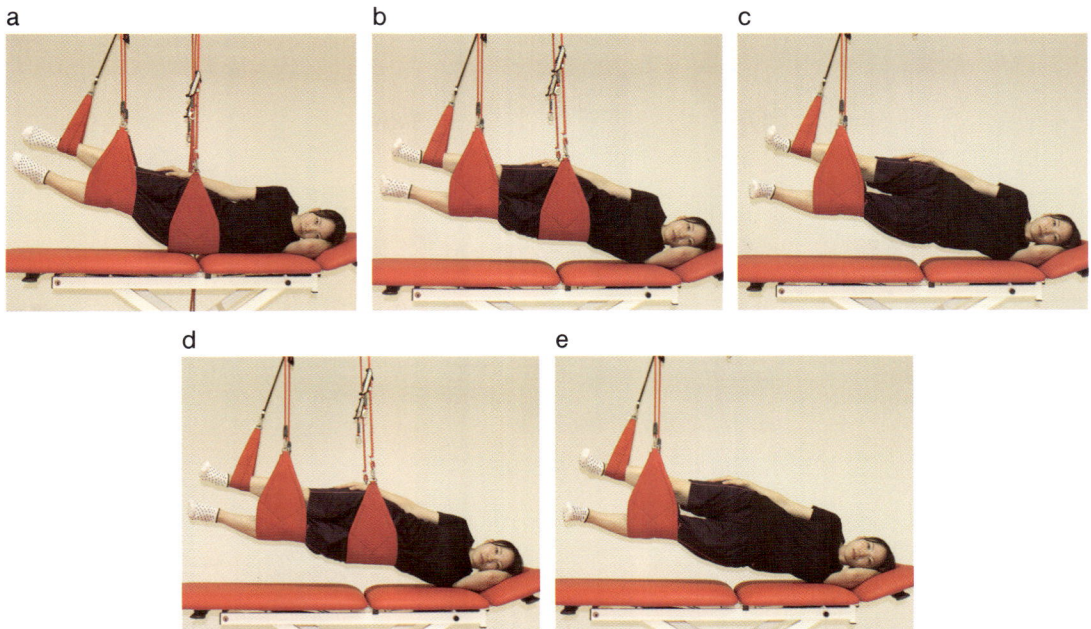
股関節外転筋群のウィークリンクテストとトリートメントの流れ（p.35 より）

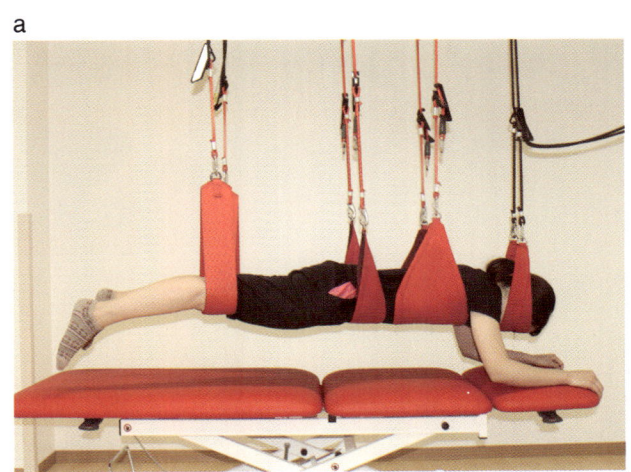

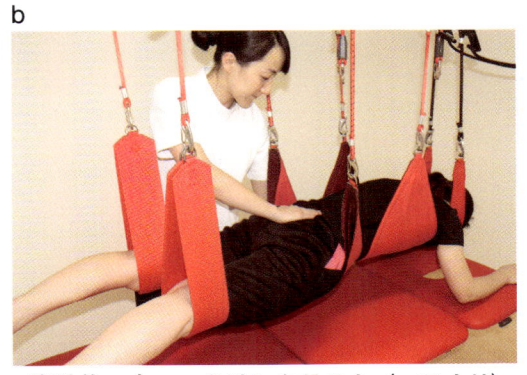
腹臥位　ウィークリンクテスト（p.49 より）

# 口絵カラー③

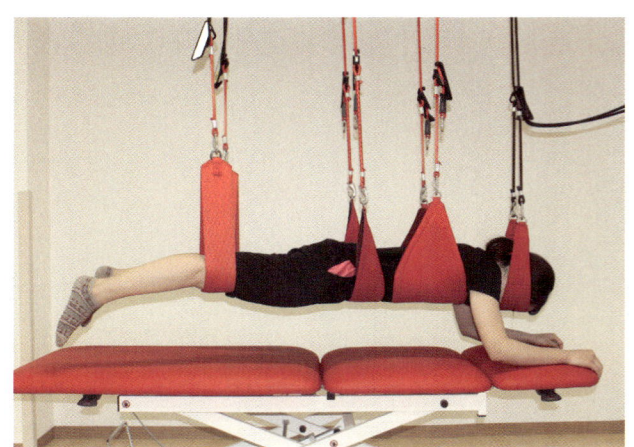

腹臥位　トリートメント（p.50 より）

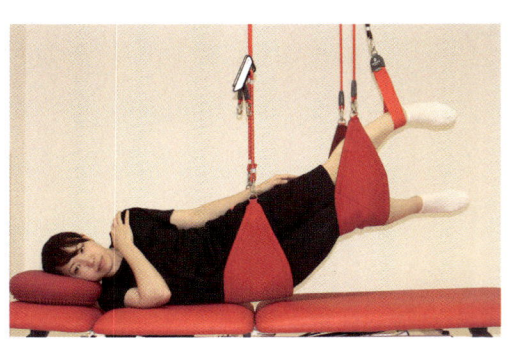
a

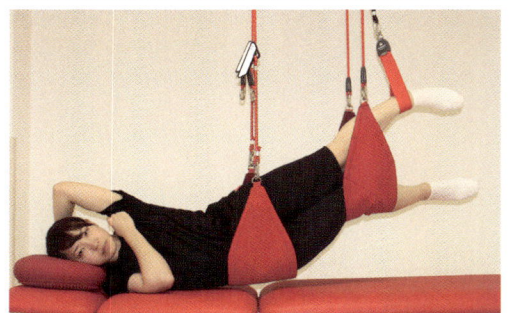
b

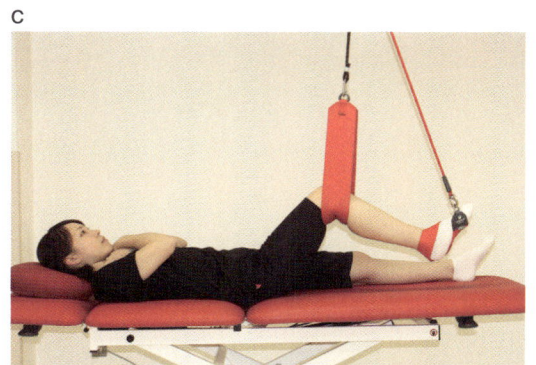
c

膝関節伸展　エクササイズ（p.60 より）

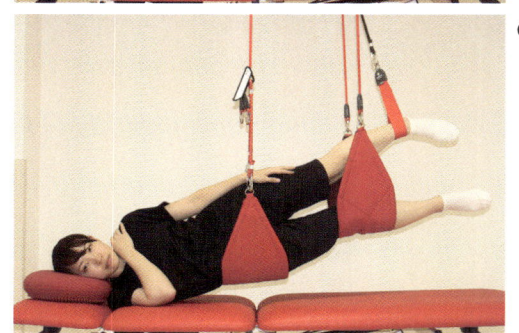
c

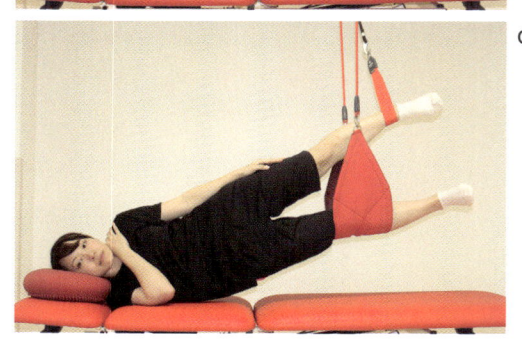
d

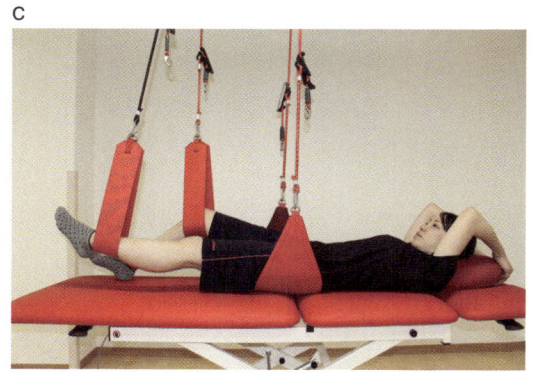
c

ブリッジ　スタートポジション（p.61 より）

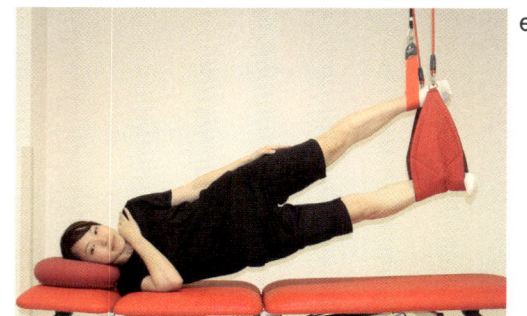
e

側臥位での股関節外転　ウィークリンクテスト
（p.70 〜 71 より）

xii

## 口絵カラー④

a
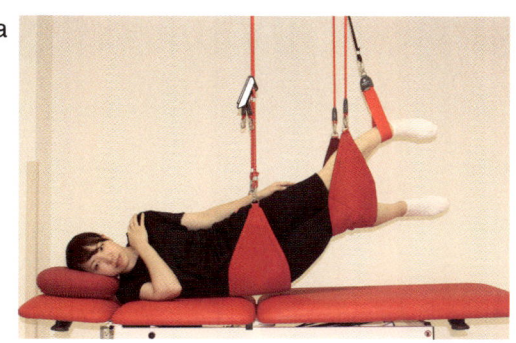
スタートポジション

b
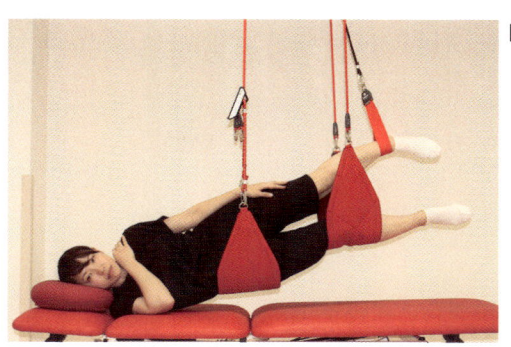
骨盤サポート＋骨盤挙上

c
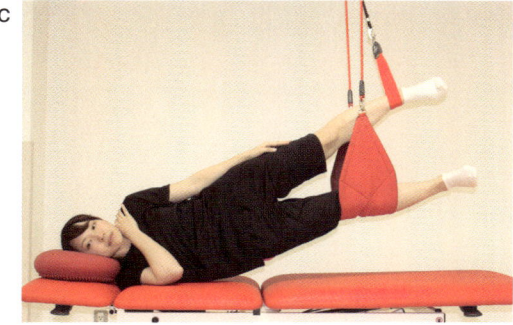
骨盤サポートなし

d
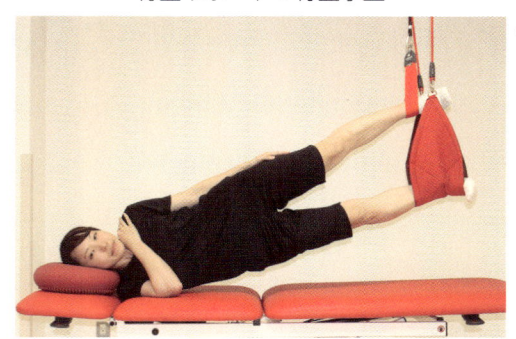
レバーアームの延長

e
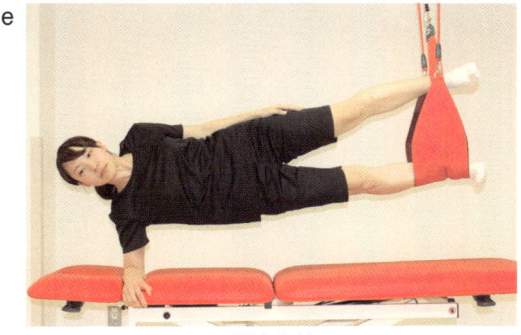
前腕支持

f
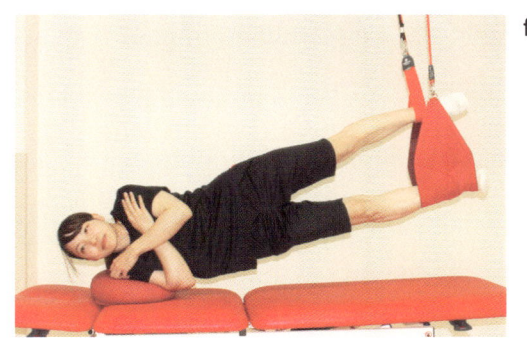
クッション使用

g
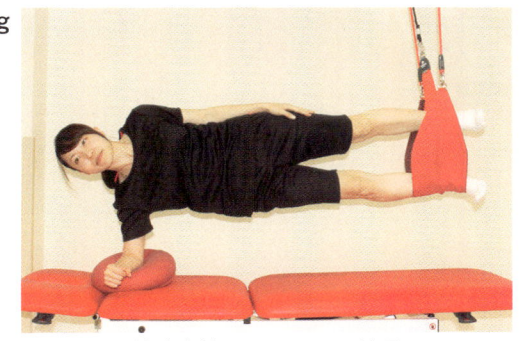
前腕支持＋クッション使用

側臥位での股関節外転　トリートメント
（p.72 より）

## 口絵カラー⑤

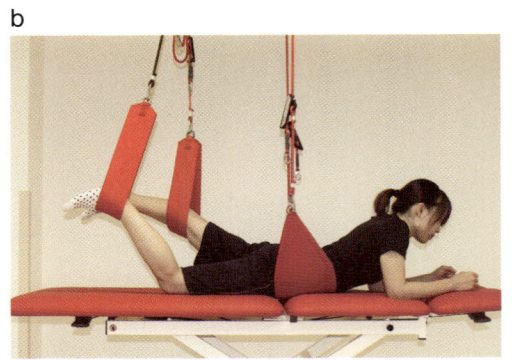

b

腹臥位での股関節屈曲　スタートポジション
（p.78 より）

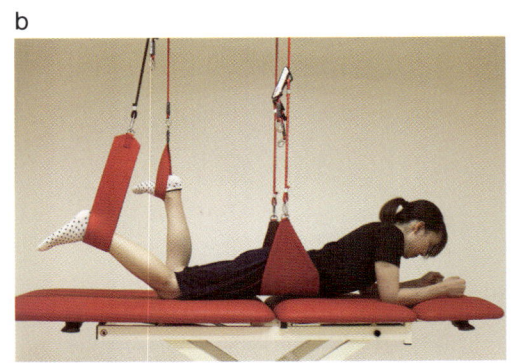

b

腹臥位での膝関節伸展　スタートポジション
（p.86 より）

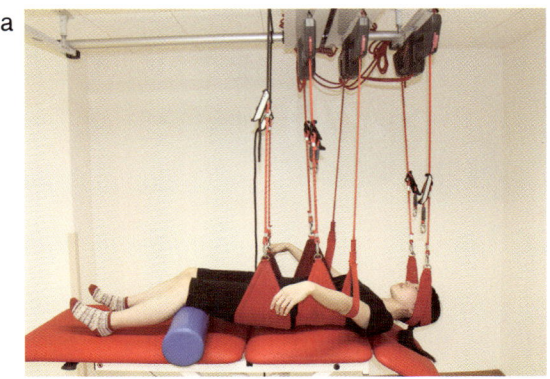

a

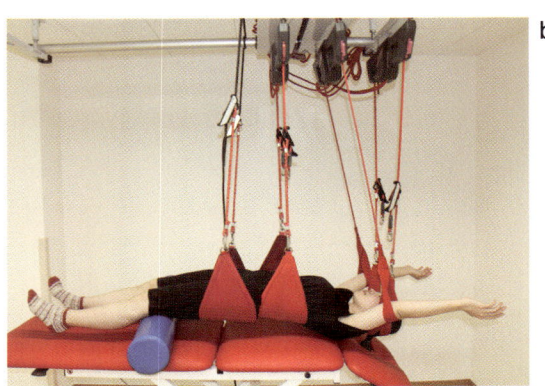

b

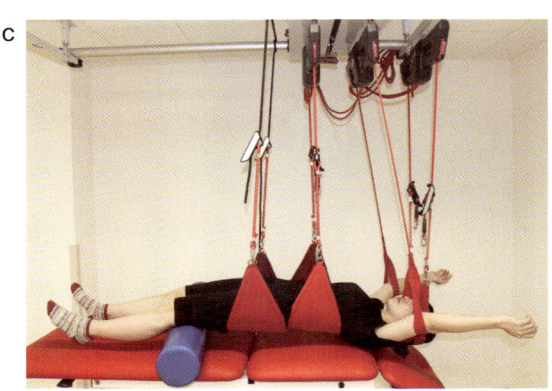

c

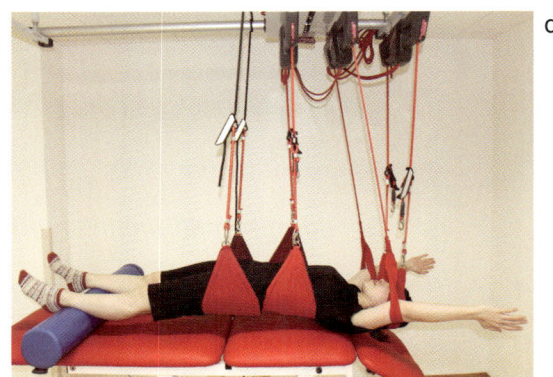

d

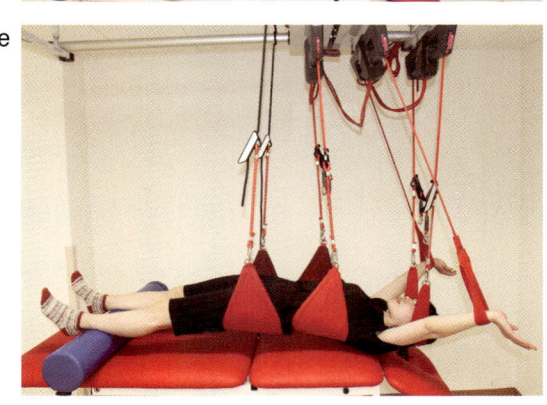

e

背臥位での肩関節外転　ウィークリンクテスト
（p.117 〜 118 より）

## 口絵カラー⑥

a
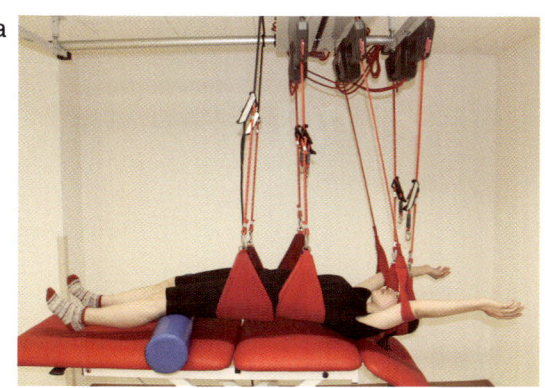
サポートあり

b
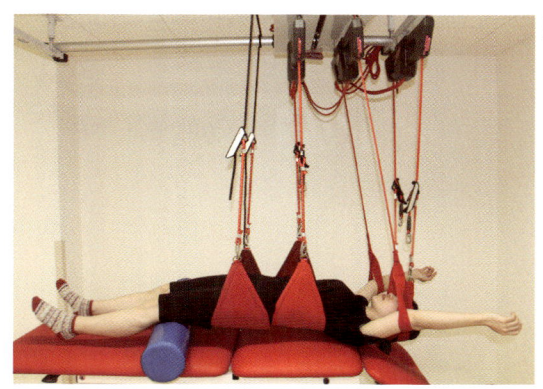
サポート軽減

c
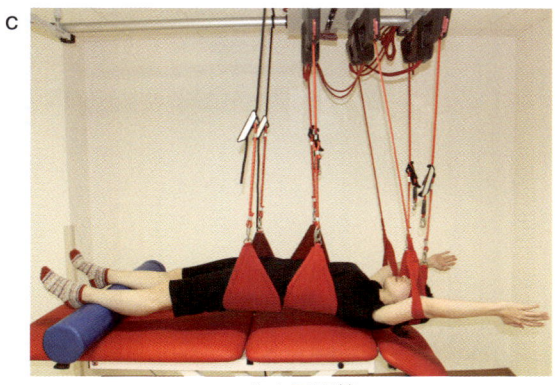
ロールを足関節へ

背臥位での肩関節外転　トリートメント
　　　　　　　　（p.119 より）

# Suspension Exercise

# I
# サスペンション・エクササイズの概要

# 1 サスペンション・エクササイズの歴史

　レッドコードと呼ばれる機器を使用した治療の原点は，1992年，ノルウェーのノルディスクセラピー社から発売された「セラピーマスター」という機器のリリースからである．この機器が初めて日本で紹介されたのは1995年で，その2年後の1997年に数名の日本人理学療法士がノルウェーに渡り，セラピーマスターを使用して四肢を吊り上げることで重力の影響を調節する「スリングセラピー」という新しい治療技術を学んだ．ここで経験した斬新な治療法に賛同した数名が世話人会を発足させ，現在の一般社団法人リーディングパフォーマンス協会の一部門である日本レッドコード研究会の原点となる「日本スリング・セラピー研究会」を立ち上げた．

　スリングセラピーを進める際の治療概念は，「重力を免荷し，適切な動きを獲得するために身体の重さを軽減させ，目的とする動作を獲得する」というものであった．ロープによって手足を吊り上げる位置を変化させ，利用者にとって適切な負荷量を調整し，治療者の負担を軽減させることから，治療者にとって"第3の手"（図1-1）として，治療アプローチの幅を広げる役割も担っていた．

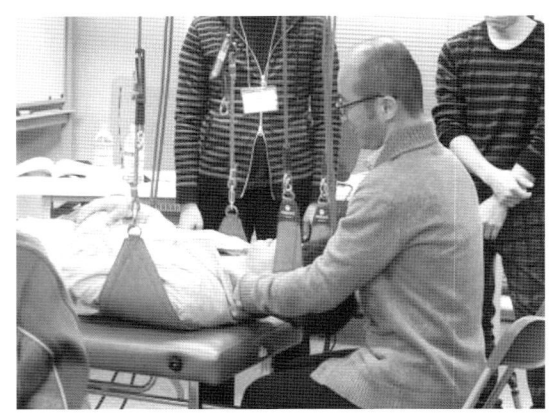

図1-1　第3の手

　簡単な機器によって進められる治療方法は，治療者の様々な取り組みを促し，時代とともに方法論や取り巻く環境も進化していった．機器の開発・生産を行う「ノルディスクセラピー社」は「レッドコード社」へ，その機器名である「セラピーマスター」は「レッドコードトレーナー」へ，治療技術名である「スリングセラピー」は「レッドコードニューラックエクササイズ」「レッドコードエクササイズ」へと，治療内容の進化に伴って名称も変化させていった．そして，日本国内における技術講習会および全国学会活動の中心を担っていた「日本スリングセラピー研究会」は「日本レッドコード研究会」へと改称し，公益な教育と対外的な交渉を円滑に行うため，一般社団法人リーディングパフォー

マンス協会を設立し，その一部門に位置づけた．当法人とノルウェーレッドコード社との綿密な検討を繰り返しながら，全国学会や技術講習会で最新の情報を紹介している．

日本スリングセラピー研究会設立当初の講習会では，理論的な内容を多く取り入れ，重力の影響を受けにくい開放性運動連鎖（open kinetic chain：OKC）を利用した手技や，利用者およびセラピストの身体上の負担を軽減する第3の手としての手技を中心に紹介していた．しかし，ノルウェーの理学療法士や医師を中心に，各国のインストラクターの使用実績を蓄積した結果，従来の内容に加え「レッドコード・ニューラック・エクササイズ」という新しい治療概念を発表し，それに伴い世界レベルで講習会内容が改変され統一された．

「ニューラック（Neurac）」とは，ノルウェーの理学療法士 Gitle Kirkesola が提唱し，「Neuromuscular-activation」をつなぎ合わせた造語である．これまでの OKC を主体としたエクササイズのほかに，閉鎖性運動連鎖（closed kinetic chain：CKC）や振動刺激を利用し，自重（重力）を抵抗として運動中に作用させることで，機能的な神経筋エクササイズとしてパフォーマンスの向上をもたらす効果的な方法論として位置づけられた．そして，現在も機能的な神経筋エクササイズ，スポーツパフォーマンスの向上，リハビリテーションの治療法として，革新的な成果に裏づけされ発展している．

この治療方法の対象者は，小児から高齢者，スポーツ選手と多岐にわたる．国内におけるレッドコード導入施設は全国で1,500カ所以上，2008年から開始したレッドコード技術講習会の参加者は延べ4,000人にのぼった（2014年現在）．また，2015年で18回目を迎えた全国学会の開催（第15回学術大会は設立15周年記念を祝い，国際学会として開催）や，研究会学術誌である『レッドコードサイエンス』の刊行は，日本のみならず世界に向けて最新情報を発信し，エビデンス構築のために今後も積極的な意見交換がなされる場として継承され続けていく．

日本で展開される治療・トレーニング技術は海外から導入されたものが多く，多彩なリハビリテーションやトレーニング・エクササイズを展開してきた背景がある．しかし，その技術講習会は伝達講習会のスタイルをとっているため，伝達する側の正確性が重要なポイントとなる．また，正確に伝達することが講師にとって強い縛りとなり，時として国内の実情から逸脱する可能性がある．

現在まで本研究会所属の国際インストラクターはノルウェーより講師認定を受け，各地で講習会を展開してきた．技術講習会を進める中で，各インストラクターが感じる気づきや受講者の声，講習会終了後の受講者の実践報告などから，各インストラクターが成熟した内容を構築することができるようになってきた．今後は各国と連携を保ちつつ，発表される最新の研究結果を取り入れ，最前線の知識・技術を提供していくことが，これからの使命と考えている．

# 2 機器の説明と使用方法

## レッドコードワークステーションの構成

　レッドコードワークステーション（図1-2）は，サスペンション・エクササイズを行うための必須機器である．このワークステーションを使用することで，様々な対象者に適応可能であり，対象者に合わせて使用機器を変えることができるが，本書では病院などでの治療を想定した組み合わせや，スポーツ選手への使用方法を中心に紹介する．

　可動式天井フレームにレッドコードを取り付け，様々な装備品（図1-3）や，バランスクッションなどを使用して，ウィークリンクテストやサスペンション・エクササイズなどを行う．

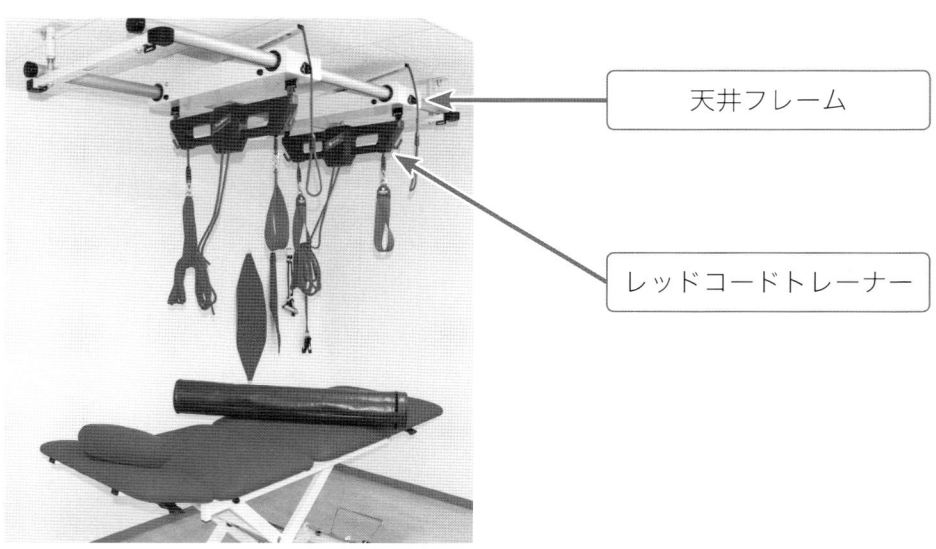

図1-2　レッドコードワークステーション

## 使用方法

### 1｜可動式天井フレームの安全確認

　本治療法は機器を使用するため，まずは治療前に機器の安全を必ず確認する．設置されているレッドコードは，天井フレームによって固定されている．天井フレームのレッ

2 機器の説明と使用方法

I サスペンション・エクササイズの概要

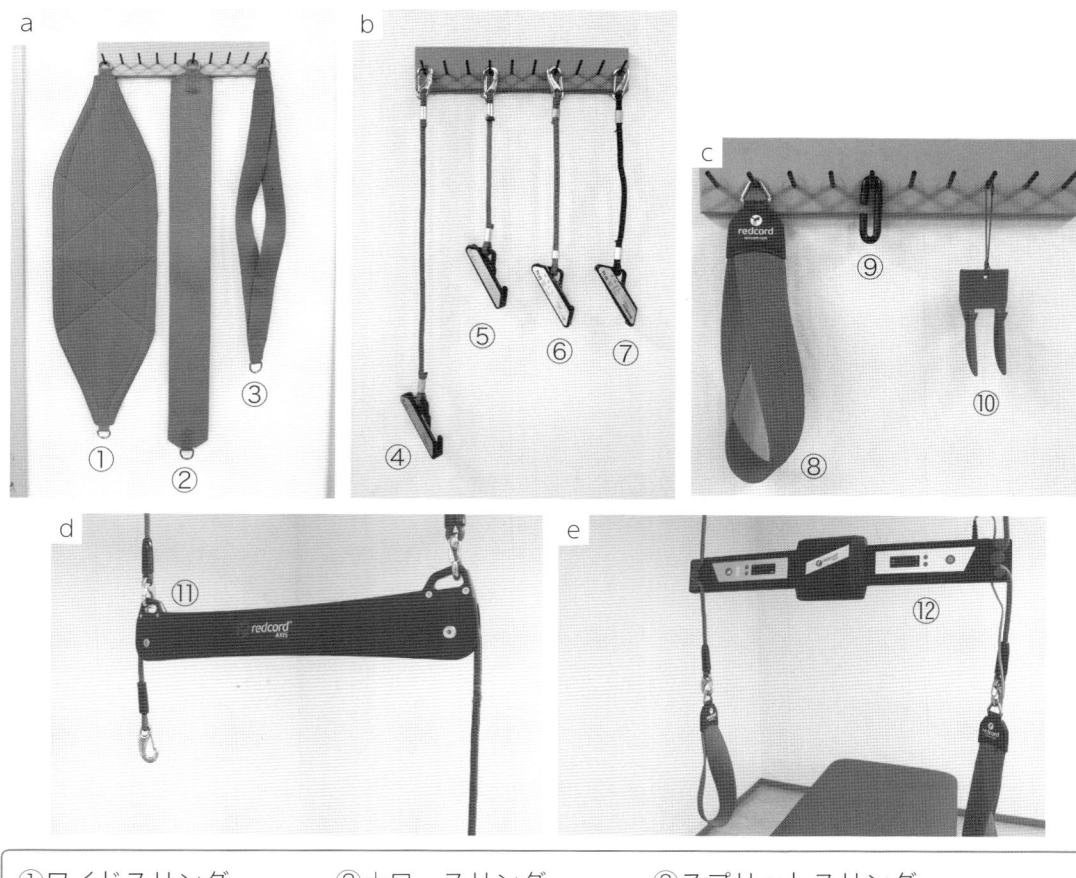

①ワイドスリング　②ナロースリング　③スプリットスリング
④ロングロープ　⑤ショートロープ　⑥エラスティックコード（赤）
⑦エラスティックコード（黒）　⑧ストラップ　⑨ロープクリップ
⑩ロープリリース　⑪レッドコードアクシス　⑫レッドコードスティミュラ

図 1-3　各種装備品（口絵カラー①参照）

ドコードの位置は，使用方法や対象者に合わせ自由に可動することができる．可動の際は図 1-4 のように，a の部分を下方に引きロックを解除する．使用する際は必ずロックし（b）可動しないようにする．ロックのかけ忘れは重大な事故につながるため，必ずロックしたことを確認してから使用する．

5

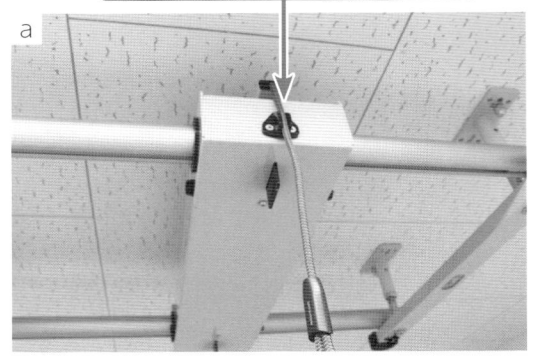
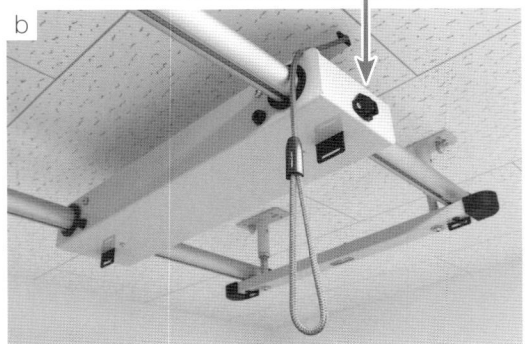

安全ロックが外れた状態．トレーナーの水平移動時に．

安全ロックがかかった状態．この状態で使用する．

図 1-4　安全確認

## 2 ｜ レッドコードトレーナーのロープの長さ調整

### ■ 座位または立位でのロープの長さ調整

　レッドコードトレーナーは，図 1-5 のようにロープの長さ決め，その位置でロックしたり解除したりすることが可能である．ロープのロックを解除する時は一方の手で中央のロープを持ち，図 1-6 のように手前に引きながらストラップ側のロープの長さを調整する．長さが決定したら中央のロープを元の位置に戻し，ストラップ側のロックがかかったことを確認する．

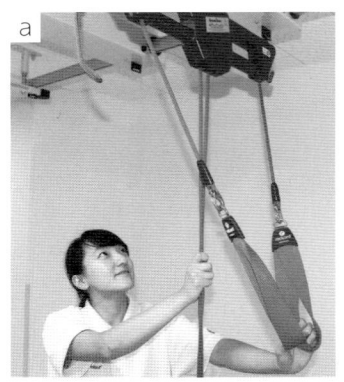
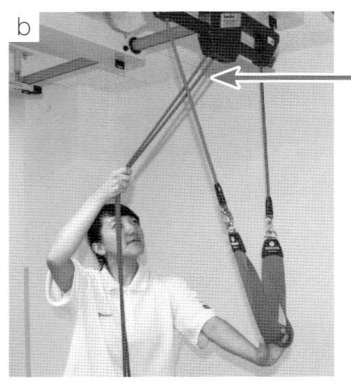

中央のロープを手前（写真右手）に引きながらロックを解除する．
ストラップ側を短くしたい時は中央ロープを下方に引き，長くしたい時はストラップ側のロープを下方に引く．

図 1-5　ロープの長さの決定

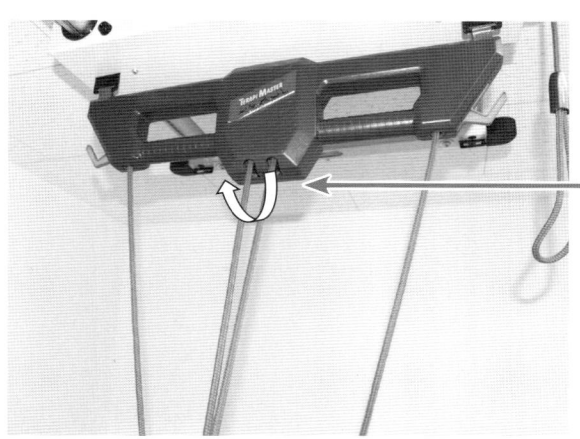

図 1-6　ロープのロック解除

←の方向にロープを引きロックを解除する．
長さが決まったら←と逆方向に引きロックをかける．

### ■ 背臥位でのロープ調整（図 1-7，1-8）

図 1-7 のように，ロープのロック・解除を行う側に頭部がくるように背臥位になる．中央のロープを頭部側に引いてロックを解除し，目的とするストラップの位置に合わせる．長さが決まったら中央のロープを足部側に離す．

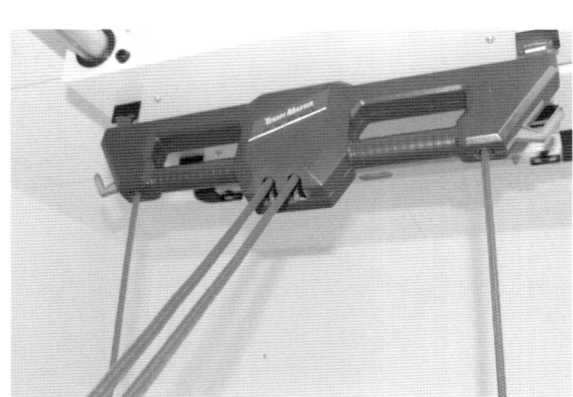

ロープのロック・解除を行う側に頭部がくるようにする．

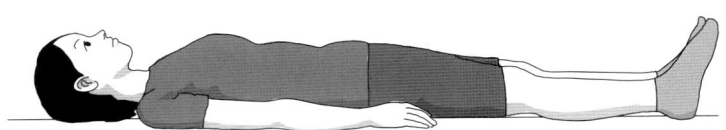

図 1-7　レッドコードに対する背臥位の位置

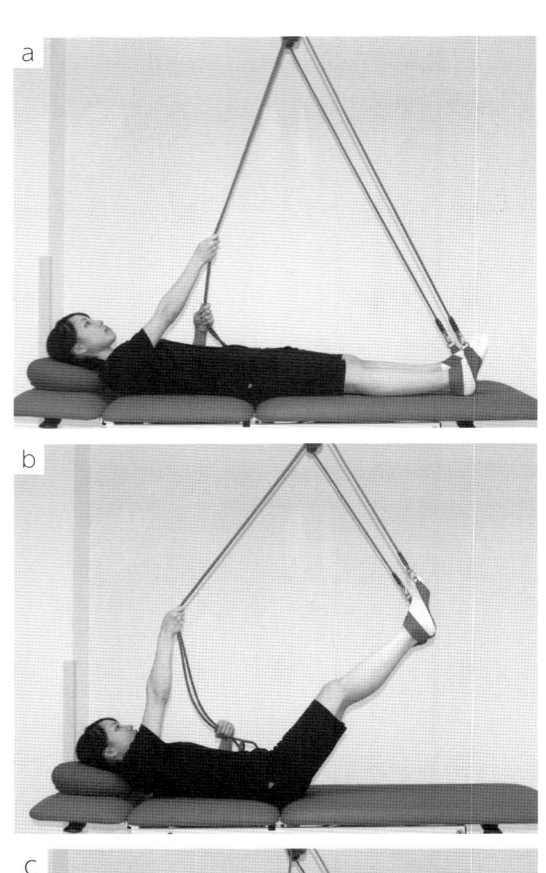

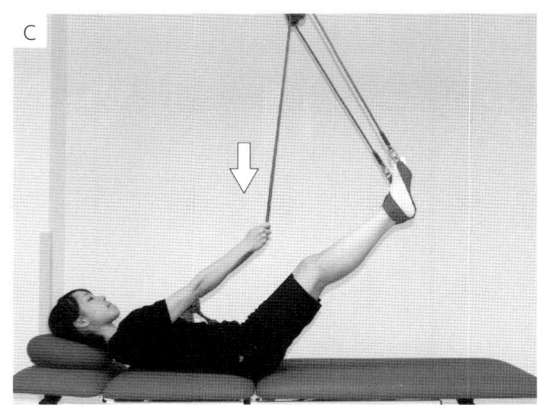

使用中または使用後にロックを解除する際，ロックが強くかかり解除しにくいことがある．その際は，Cのように中央ロープを手前に引く前に，軽く下方に引いてから手前に引くことで容易に解除できる．

図1-8 背臥位でのロープコントロール

## 3 | フックの取り付け方

フックを取り付ける際には，aのように丸の部分を上にして，下から上にかける．

| 丸の部分を上にする | 下側から上側に取り付ける |

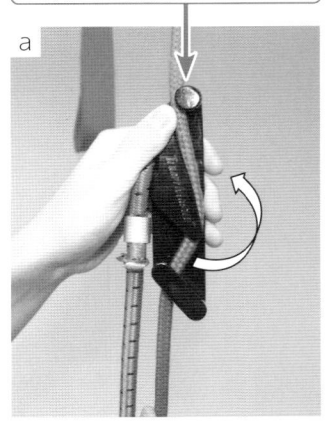 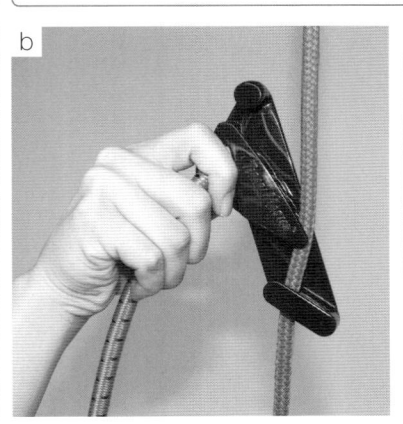 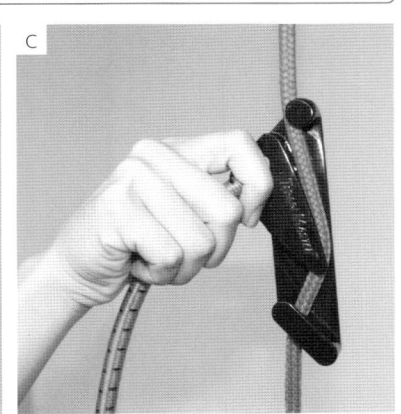

## 4 | ストラップの通し方

■ 手部への通し方

| ストラップの幅の狭い方から手を入れる． | 手首にストラップをかけ第1指と第2指の間に挟み込み，回して軽く握る． |

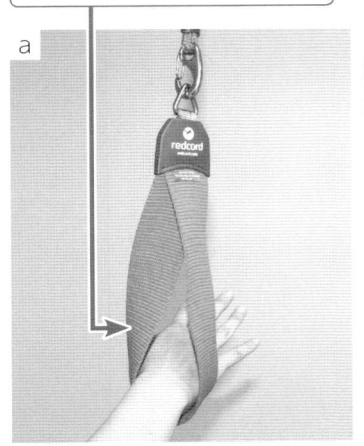 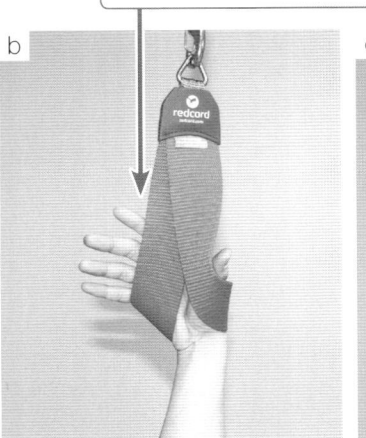 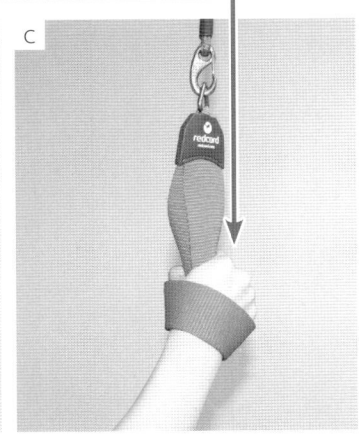

■ 足部への通し方

【その1】

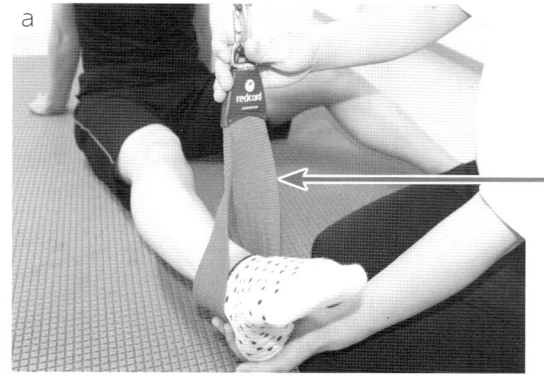

ストラップの幅の狭い方から足を入れる．

【その2】

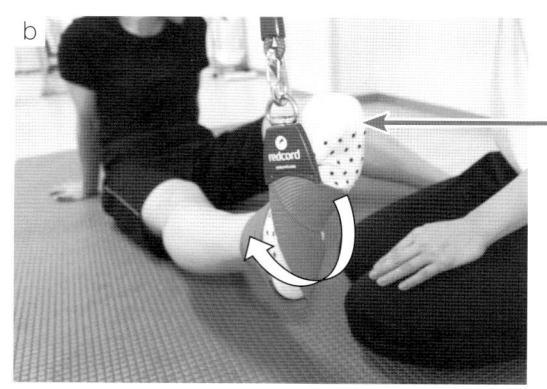

足底の内側から外側にストラップを回し，固定させる．

【その3】

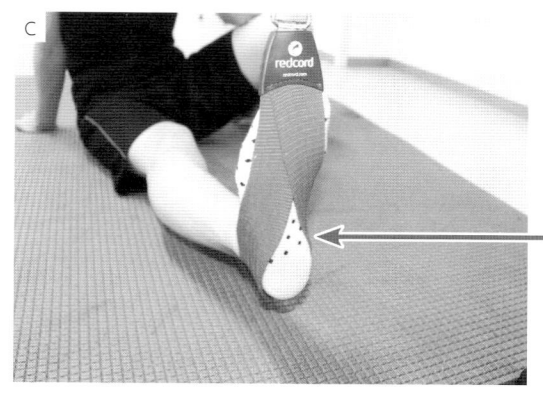

ストラップの幅の広い側をかかとに通し，足底を支持するように固定させる．

## 5 | 使用方法の例：腰部リラクゼーション

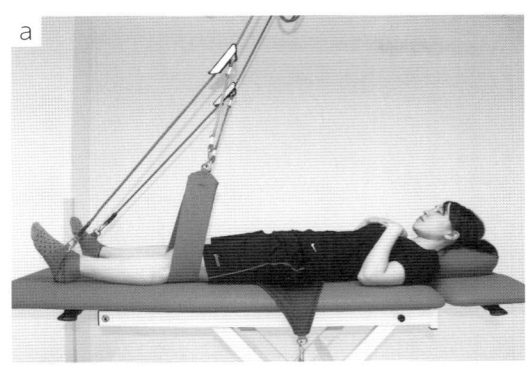

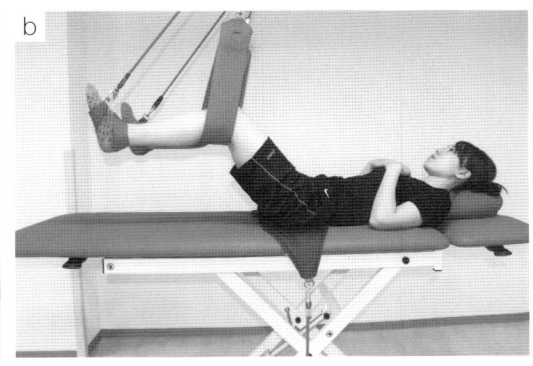

背臥位となり，腰部をロングロープを付けたワイドスリングで，下腿部をショートロープを付けたナロースリングで，足部をストラップで支持する．

ナロースリングを付けたロープを，膝関節が90°になるまで持ち上げる．

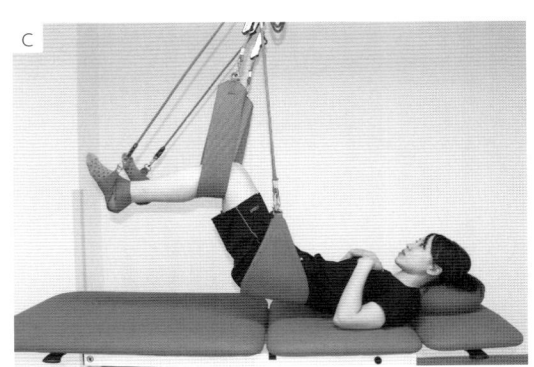

ワイドスリングを付けた腰部を，快適な高さまで持ち上げる．昇降ベッドを使用している時はベッドを下げる．腰部挙上後はそのまま安静にしたり，他動的・自動的に腰部を揺らしてもよい．

# 3 基本原理（基礎バイオメカニクス）

## サスペンションポイントと運動メカニズム

サスペンションポイント（図1-9）とは，レッドコードからロープが出ている箇所の外側の位置を指す．サスペンションポイントは，天井フレームに固定されているレッドコードの位置を変化させることによって，または対象者の位置を変えることで，運動の特異性を引き出すことが可能となる．以下にその特徴を説明する．

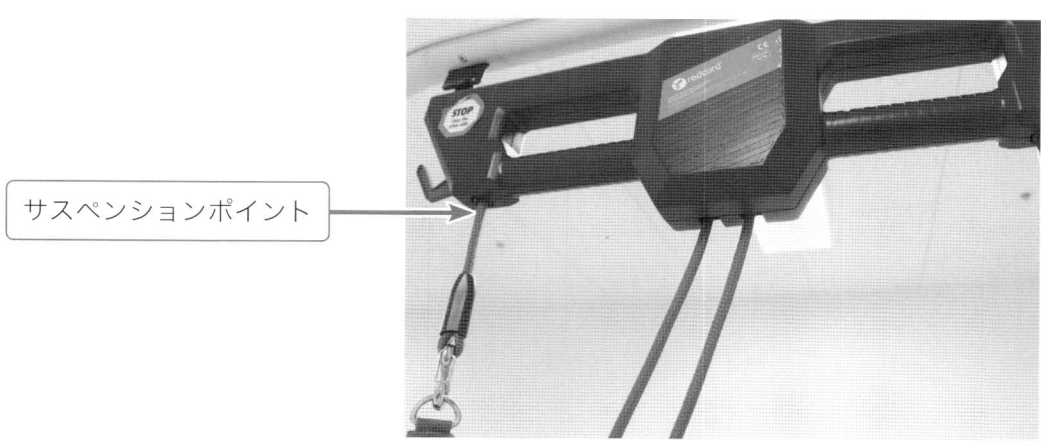

図1-9　サスペンションポイント

### 1 | 股関節屈伸運動時のサスペンションポイント

■ 関節軸上にあるサスペンションポイント

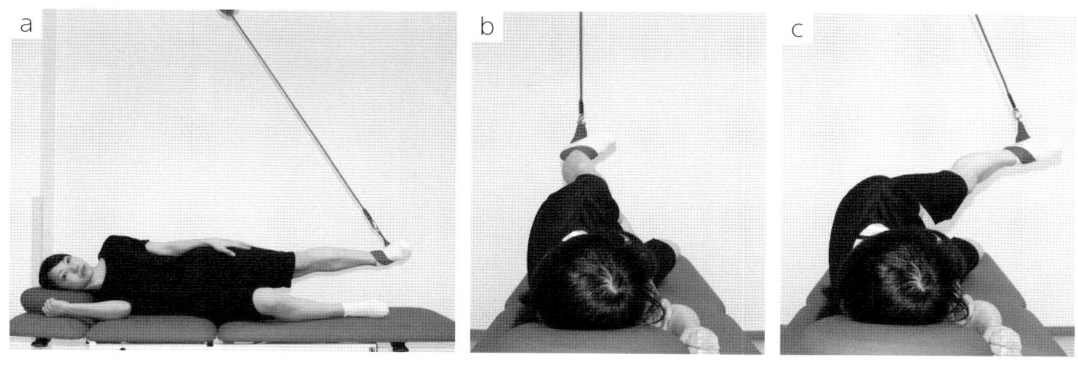

レッドコードの示す軌跡は，水平面上で平らな軌道を描き，股関節屈曲・伸展ともに同程度の抵抗となる．

## ■ 頭側にあるサスペンションポイント

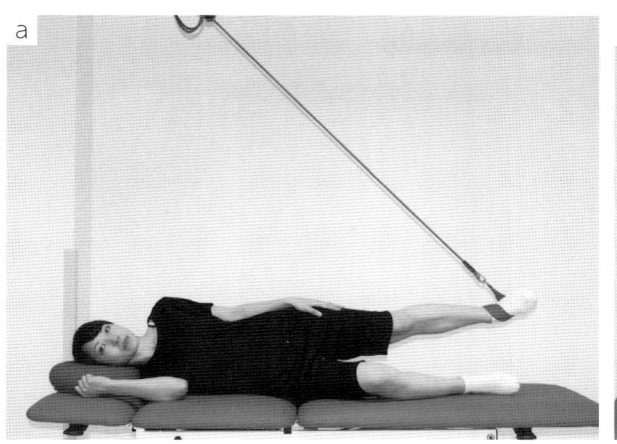
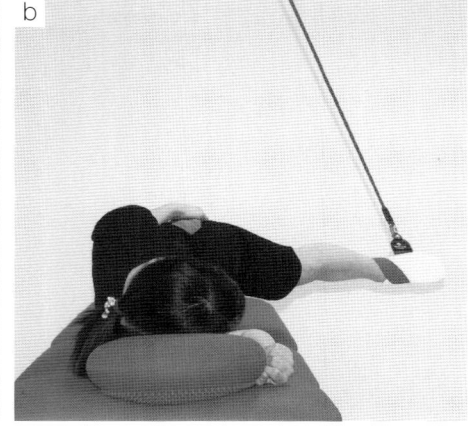

レッドコードの示す軌跡は凸の軌道で，股関節屈曲・伸展 0°位置で負荷が増加し，股関節屈曲・伸展最終域方向への運動で負荷は減少する．

## ■ 尾側にあるサスペンションポイント

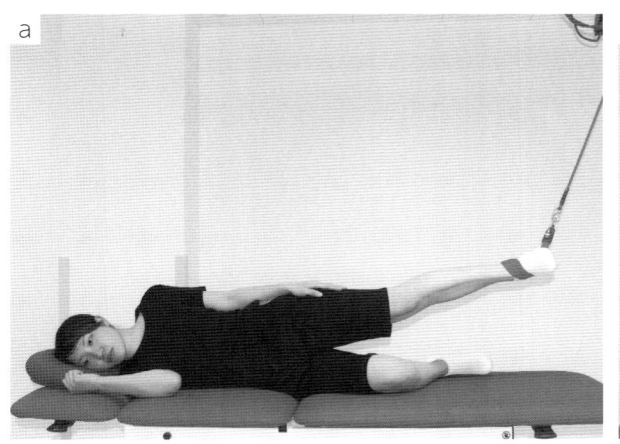
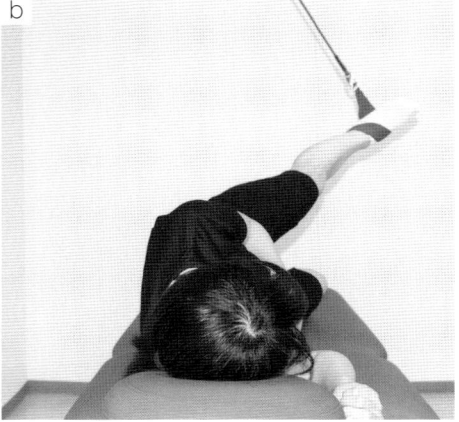

レッドコードの示す軌跡は凹の軌道で，股関節屈曲・伸展 0°位置で負荷が減少し，股関節屈曲・伸展最終域方向への運動で負荷は増加する．

## ■ 内側にあるサスペンションポイント

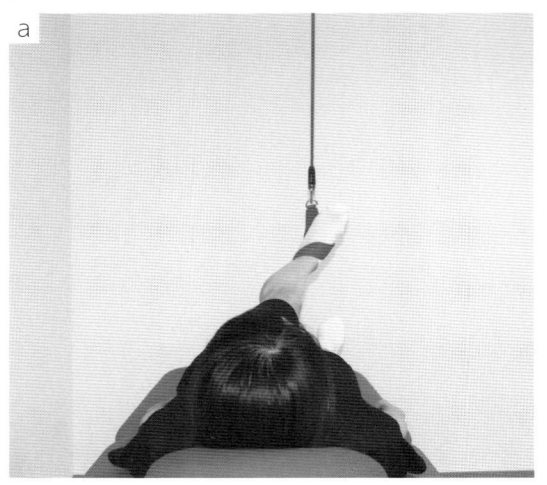 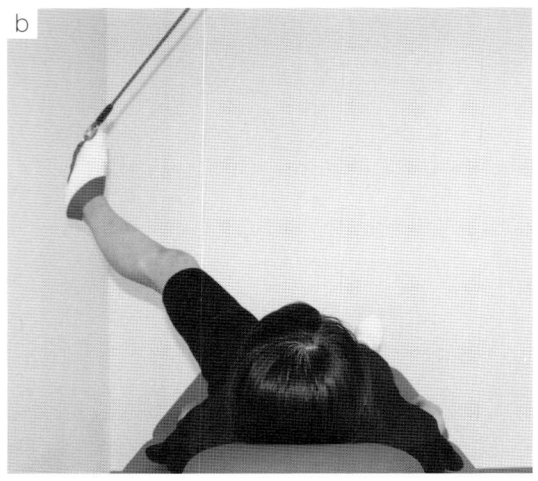

股関節内転運動に対しては介助運動, 股関節外転運動に対しては抵抗運動となる.

## ■ 外側にあるサスペンションポイント

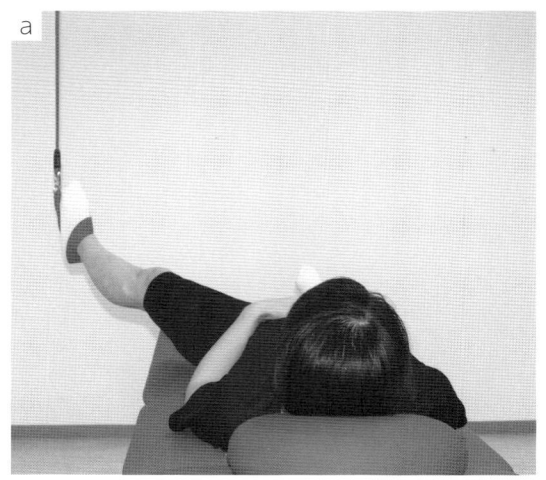 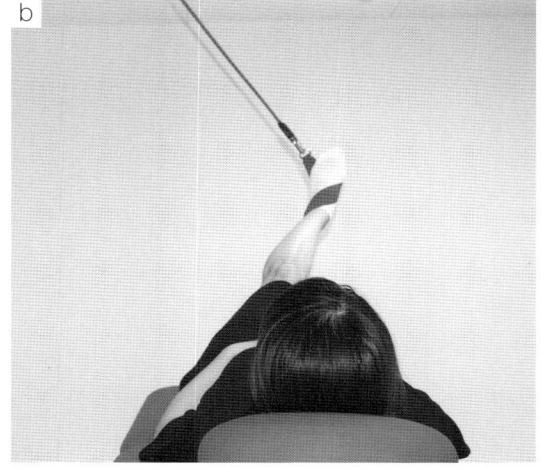

股関節外転運動に対しては介助運動, 股関節内転運動に対しては抵抗運動となる.

## 2 | 臨床例におけるサスペンションポイントの位置関係

### ■ 端座位姿勢が左に傾いてしまう場合

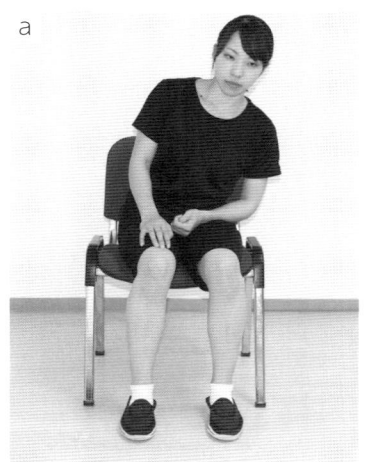
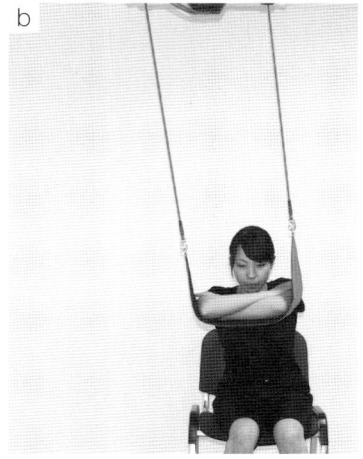

サスペンションポイントの左側に座ることで，右側に戻ろうとするロープの張力を利用し，姿勢矯正を行う．

### ■ 立ち上がり時に前方への重心移動が困難な場合

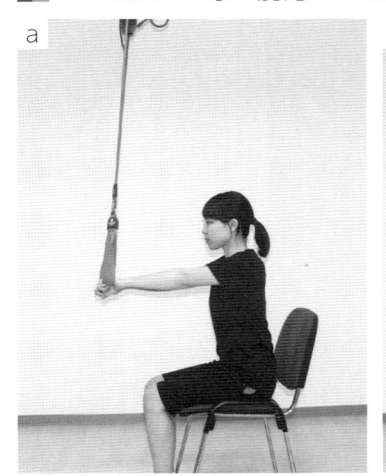
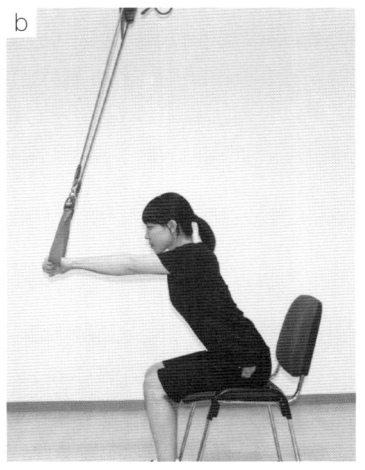
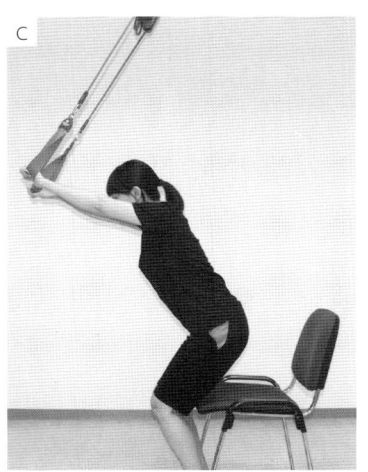

サスペンションポイントの後方に座ることで，前方への重心移動訓練を行ってから立ち上がりを行う．この際も，ロープの前方への張力を利用できる．

■ 張力に抗した姿勢保持

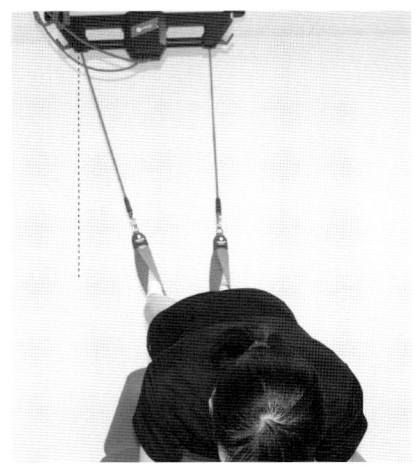

腹臥位での体幹筋エクササイズで，サスペンションポイントの左側に位置し，右側への張力に抗して姿勢保持をする．

# 開放性運動連鎖（OKC）と閉鎖性運動連鎖（CKC）

運動様式として，開放性運動連鎖（open kinetic chain：OKC）と閉鎖性運動連鎖（closed kinetic chain：CKC）という概念がある．この定義の由来は，機械工学のコンセプトを基本としているが，1955年にSteindlerがリハビリテーション分野でのOKCとCKCについて，「OKCは，連動する関節のうち遠位部関節が自由に動くことができる運動で，CKCは，遠位部関節が外力により制限されているような運動」と定義した．1990年代には，膝関節靱帯損傷のリハビリテーションなどでOKC・CKCは頻繁に用いられるようになったが，表現方法によって解釈の相違につながり，混乱を招くことが多くなった．

そのため，2009年のレッドコード国際インストラクター会議では，OKCを「遠位肢節が非荷重の状態とし，個別筋群へのアプローチを通して主動作筋・補助筋の活性化がなされるもの」とし，CKCを「遠位の体節が，全体重またはその一部を支持している状態であるもので，関節周囲の主動作筋，補助筋，拮抗筋に加えて運動連鎖上にあるほかの筋群を動員するもの」と定義づけた．

動作や運動の学習には，このOKCとCKCを組み合わせて行うことが統合的な神経筋コントロールの再構築に有効であり，OKCの単関節の動きとCKCの複合的な動きの両面に着目することが重要であるとしている．さらに，固定ロープとエラスティックコードを使い分けることにより，OKCでは個別筋の求心性・等尺・遠心性の学習が可能となり，CKCでは支持している遠位部分がより不安定になることで，より負荷の高いトレーニングが可能である．

## 1 | 肩関節伸展のOKCとCKC

### ■ OKCエクササイズ

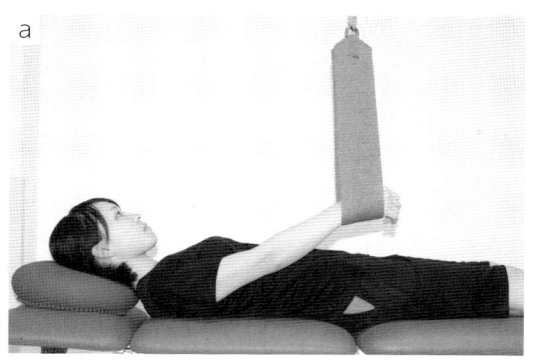
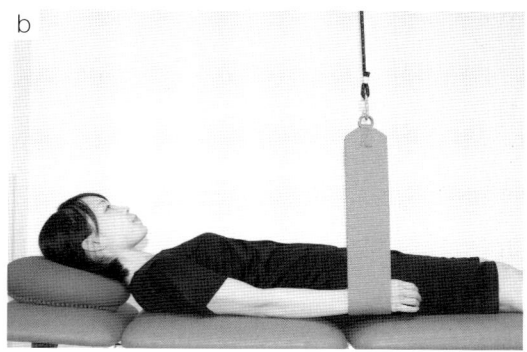

背臥位で，ナロースリングをエラスティックコードに付け手関節に通し，肩関節を伸展させる（床面に押し付ける）．

### ■ CKCエクササイズ

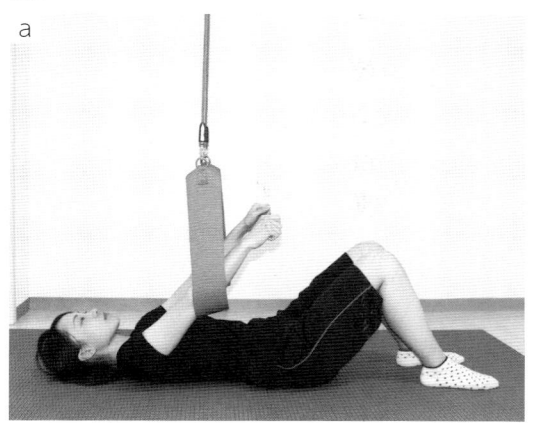
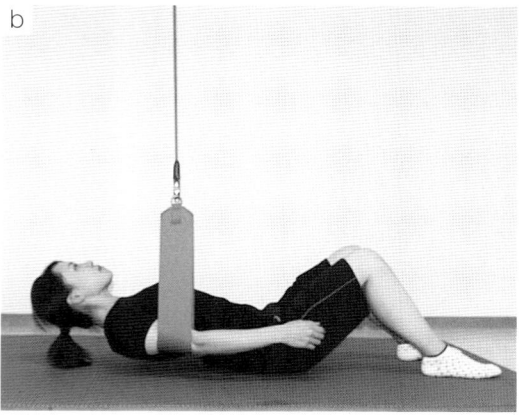

背臥位で，ナロースリングをロープに付け前腕に通し，肩関節を伸展させながら上部体幹を床面から持ち上げる．

## 2 | 膝関節屈曲の OKC と CKC

### ■ OKC エクササイズ

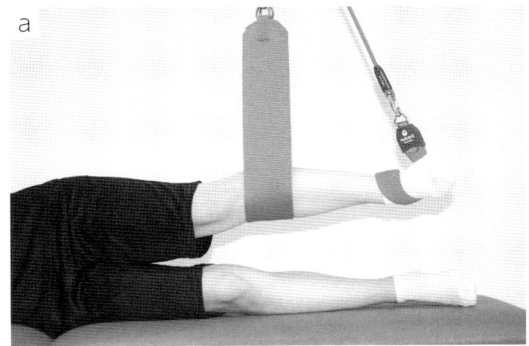
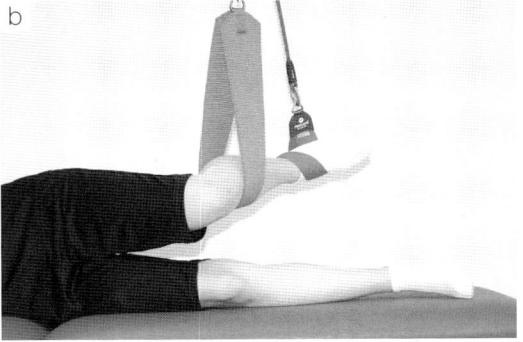

側臥位で，下腿にナロースリング，足部にストラップを通し，膝関節を屈曲させる．

### ■ CKC エクササイズ

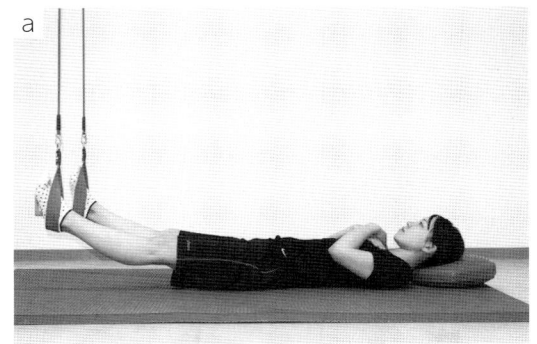
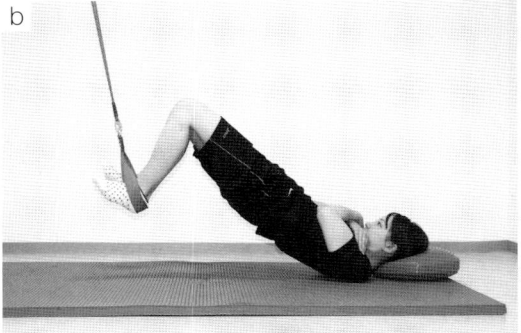

背臥位で両足部にストラップを通し，膝関節を屈曲させながら骨盤を挙上させる（股関節は 0° 保持）．

## 3 | 股関節外転の OKC と CKC

### ■ OKC エクササイズ

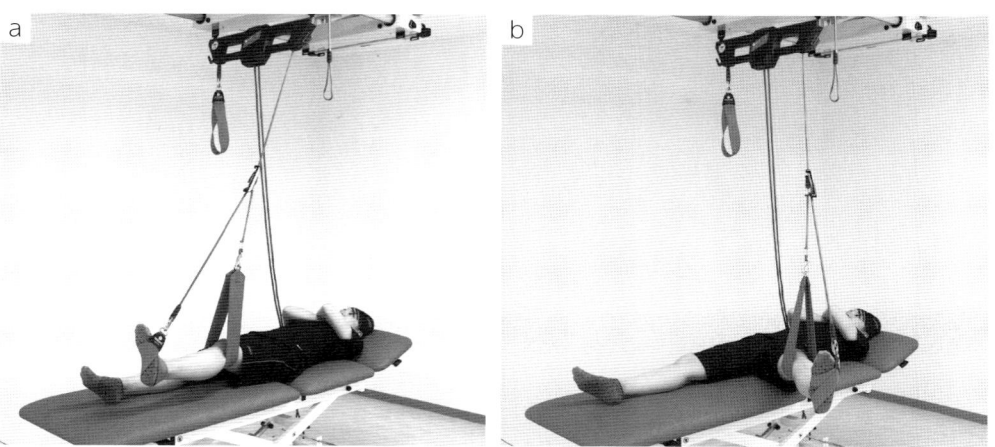

背臥位で，膝にナロースリング，足部にストラップを通して支持し，股関節を外転させる．

### ■ CKC エクササイズ

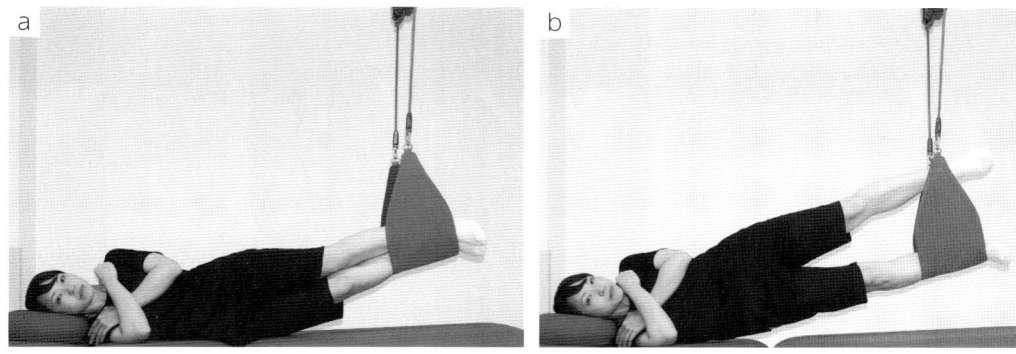

側臥位で，足部をワイドスリングで支持する．下側の下肢をワイドスリング内で下方に押し，骨盤を挙上させる．

## 運動負荷量のコントロール

　エクササイズにおけるCKCでの運動負荷は，段階的負荷方法（progression ladder）という負荷量設定方法（図1-10）に沿って実施される．この負荷量設定方法は，目的とする運動が円滑で効率的に遂行されることが重要である．

　身体運動では，運動にかかわる筋群が協調して適切に働くことで，円滑で効率的な運動が遂行される．単一の筋群のみの働きだけでは，運動を正確に遂行・保持することはできないのである．体幹と四肢の協調性，主動作筋・補助筋・拮抗筋の協調性などが必要とされる．

　また，運動の協調性を回復するには，神経筋再教育が必要であり，これは感覚運動系を刺激することによって神経筋系を再活性化し，運動プログラムが再編されると考えられている．運動の協調性を改善するためには，適切な課題が重要であり，運動負荷量が大きすぎると過剰の随意努力が必要となり，その結果，代償運動が出現する．代償運動が出現すると，運動にかかわる複数の筋は協調して働くことができなくなる．難しすぎる課題は非協調的な運動となり，協調性の改善にはならない．

　高負荷の課題とは，正確に動作ができるギリギリの負荷量の設定で行われる運動であり，正確に動作ができなくなった時点をウィークリンクという．したがって，段階的負荷方法で大切なのは，この正確に動作できるギリギリの負荷量を見極めることにある．このポイントを押さえてアプローチすることによって，筋ならびに神経筋系にCKCの刺激を最大限与えることができる．

　過剰な負荷量や痛みを伴う負荷量設定では，代償運動や逃避運動を助長し，適切な神経筋再教育の妨げになる．適切な運動負荷量とは，目的とする運動が正確に実施できる最大負荷量であり，対象者の運動能力が変化すれば，負荷量もそれに合わせて段階的に増やしたり減らしたりと変化させる必要がある．この負荷量設定には図1-10をはじめ，以下のような，いくつかの調整方法が用意されている．

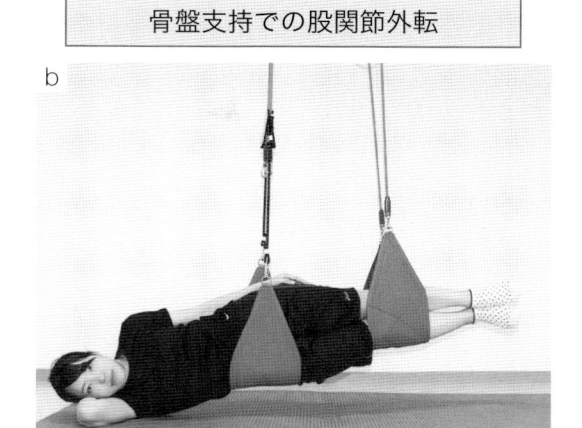

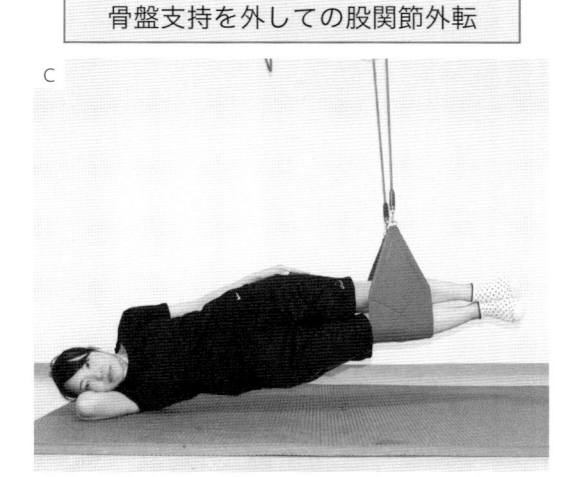

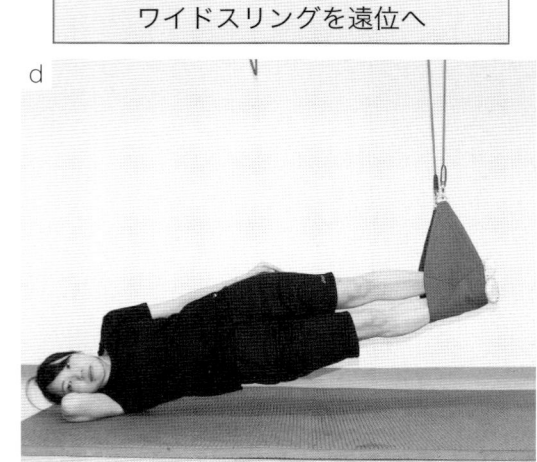

図 1-10 股関節外転の負荷量のコントロール（口絵カラー①参照）

a　スタートポジション
b　骨盤支持での股関節外転
c　骨盤支持を外しての股関節外転
d　ワイドスリングを遠位へ

## 1 ｜ サスペンションポイントを変えることによる負荷量のコントロール

### ■ 立位でのコアエクササイズ

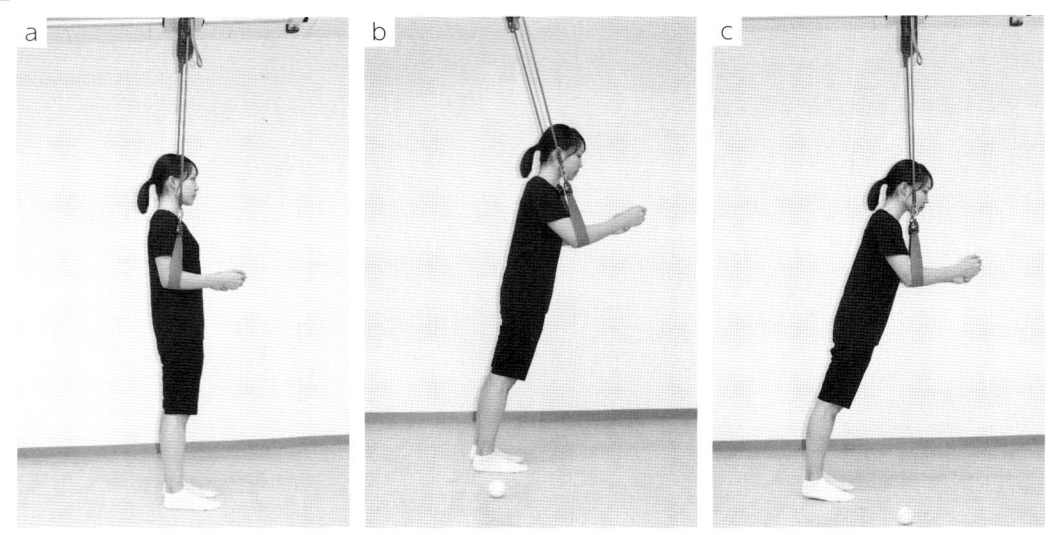

サスペンションポイントの真下に立って体幹を前方に傾斜させた時と比べて，後方に立って同様に体幹を前方に傾斜させたほうが負荷量は上がる．

## 2 ｜ ロープの長さを変えることによる負荷量のコントロール

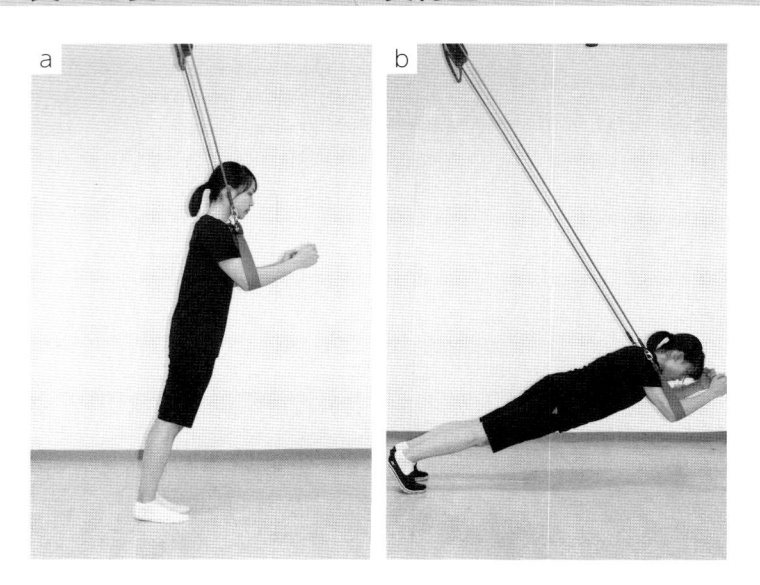

サスペンションポイントの位置を変えずにロープを長くすることで負荷量が増す．

## 3 | レバーアームを変えることによる負荷量のコントロール

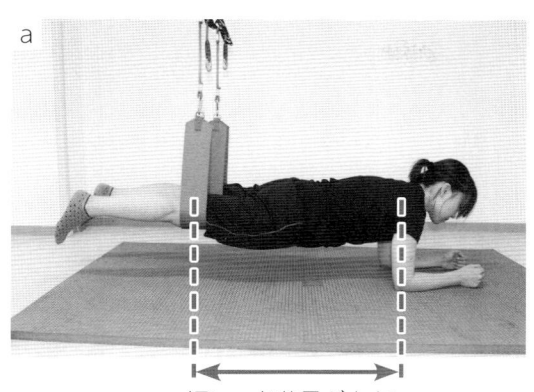

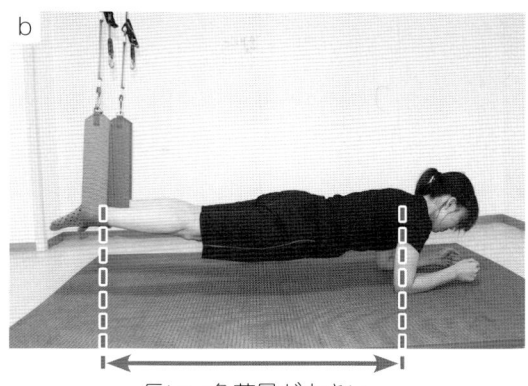

短い＝負荷量が小さい　　　　長い＝負荷量が大きい

レバーアームとは，支点からサスペンションポイントまでの距離をいう．この距離を変化させることで，運動を遂行するための身体活動が変化する．ナロースリングを膝から足部に移動させることで，レバーアームは長くなる．よって，左右の肢位で同じ姿勢を保持するためには，bのほうが体幹や肩関節周囲に要求される力が増える．

### ■ 股関節内転のOKCトレーニングでのレバーアームと負荷量

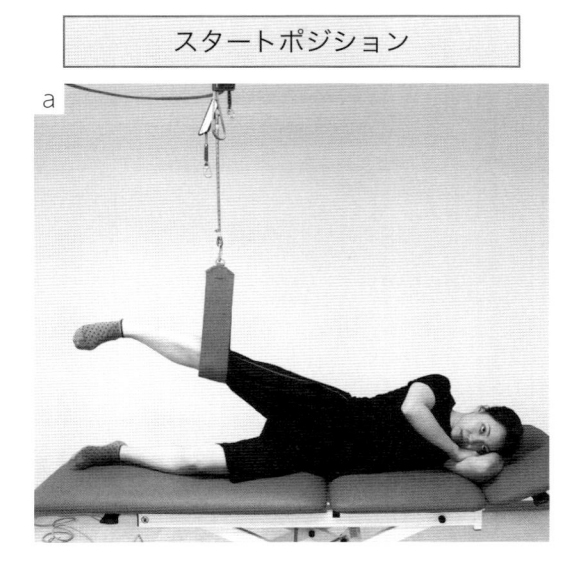

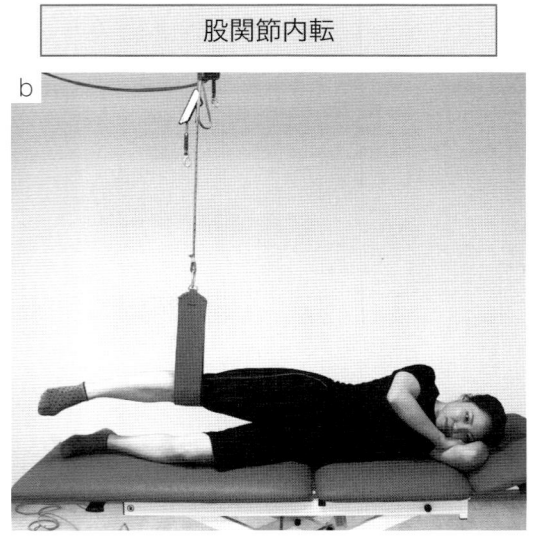

スタートポジション　　　　股関節内転

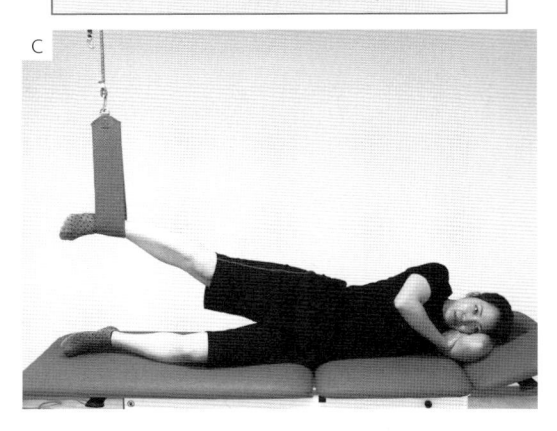

| ナロースリングを遠位へ | 股関節内転の負荷量が増す |

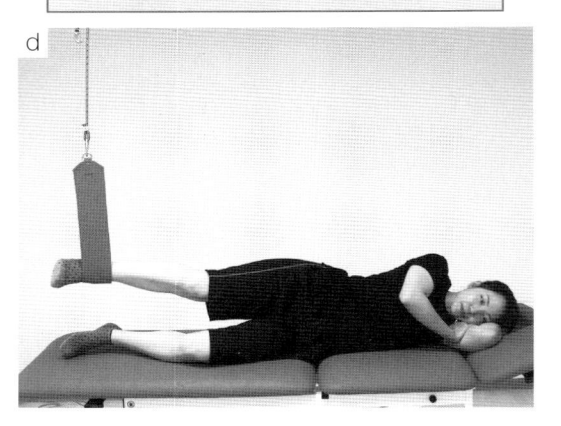

ストラップの位置を膝から遠位に移動させることでレバーアームが長くなり，負荷量が増加する．

## ■ 股関節内転の CKC トレーニングでのレバーアームと負荷量

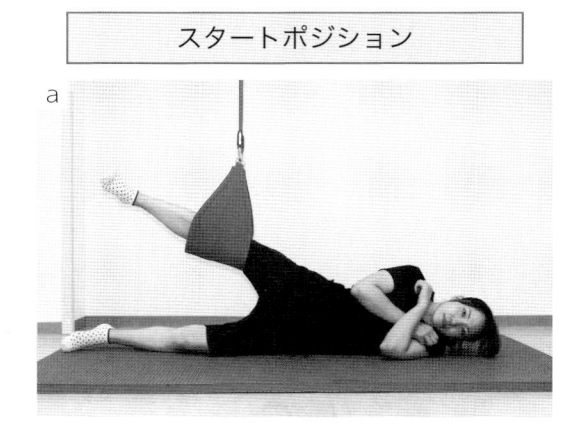

| スタートポジション | 股関節内転 |

| ワイドスリングを遠位へ |

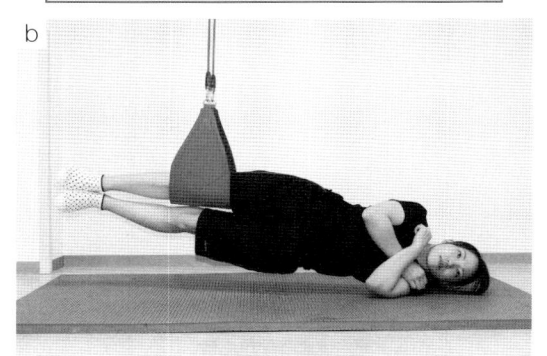

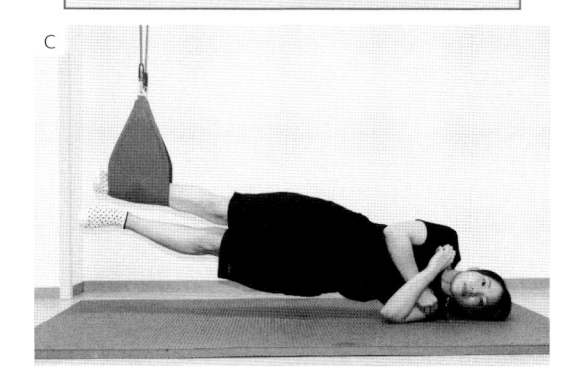

ワイドスリングの位置を膝から遠位に移動させることでレバーアームが長くなり，負荷量が増加する．

## 4 | 不安定な支持面の設定

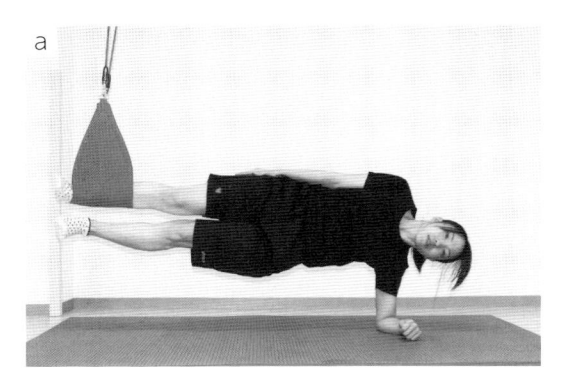

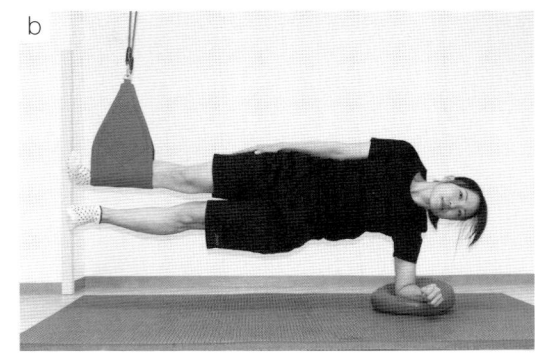

クッションを用いて不安定な支持面を設定すると，姿勢を保持するために各筋肉は高速で反応するので，より高度な協調運動を提供することができる．

# サスペンション・エクササイズにおける local muscles と global muscles

　サスペンション・エクササイズでは，治療やトレーニングの目標を「スタビリティ（安定性）とモビリティ（運動性）とを兼ね備えた動作の獲得」としている．この安定性と運動性を司る筋群について，Bergmark[1]は脊柱筋のそれぞれの機能に応じて，local muscles と global muscles に区分している．local muscles は脊柱近傍の比較的深層に起始・停止をもち，脊柱運動の制御と剛性を与え，力学的安定性の維持に作用するものである．脊柱の分節間を連結し，可動性を制御する働きをもつことから，脊柱の安定化に作用すると報告している．また Crisco ら[2]は，腰部多裂筋のように，隣接する腰椎と仙骨を連結する多分節筋群は，効率よく脊椎分節を安定させる能力があると指摘している．さらに，腹横筋も同様に，分節的安定性に貢献していると報告している（図1-11）．

　一方，global muscles は骨盤と胸郭を結び，力を直接伝達させ，体幹運動を司る役割をもつ．もちろん global muscles も，体幹の姿勢と脊椎の支持・制御に不可欠であるが，local muscles に比べると，脊椎の分節的支持には限界があるとされている．

　近年では，local muscles と global muscles が協調的に活動する重要性が説かれ，特に local muscles を活性化させることが重要であると考えられている．Richardson ら[3]は，local muscles を活性化させ脊柱の安定性を高めることが，障害予防や運動パフォーマンスの向上につながると報告している．この背景には，主に整形外科疾患である腰痛に対する予防との関連において，その重要性が指摘されている．

　従来の考え方として，脊柱の安定性には主に表層に存在する筋群が重要であるとし，

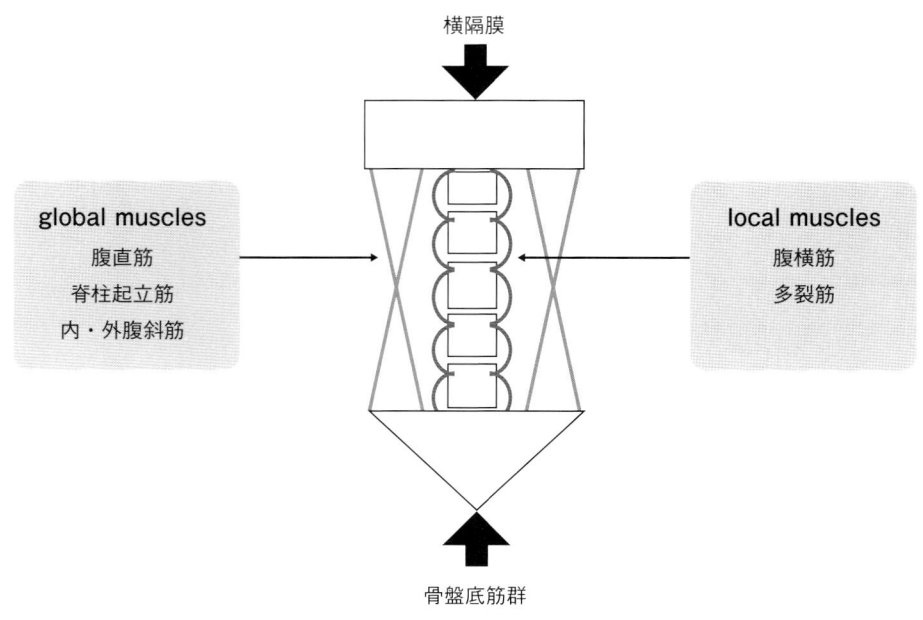

図1-11 腰椎の安定メカニズム

この global muscles の筋力や筋持久力の向上が腹腔内圧を上昇させ，腰椎前弯を減少させることにより，結果として腰痛治療および予防に役立つとされていた[4]．しかし，Cresswell の研究[5]により，表層にある筋群を活性化させても腹腔内圧は上昇せず，深部筋の活動によって腹腔内圧が上昇することが確認されたことから，腰痛対策として local muscles へのアプローチが注目されはじめた．

また，local muscles である腹横筋と腰背筋群は腰背筋膜を介して連絡があり，腰痛対策のターゲットには前面にある腹横筋（local muscles）の活性化が重要であると考えられている[1]．

図1-12は，上肢の運動と体幹筋の連動を示したものである．図1-12aの健常者では，上肢のどの方向の運動でも腹横筋の活動が先行している．しかし，図1-12bの腰痛者では，主動作筋が腹横筋に先行して反応している．

また，外乱に対する体幹筋の反応について Cresswell ら[7]は，腹部屈筋群や脊柱起立筋群が活動する前に，local muscles である腹横筋が活動していることを報告し，腹横筋が脊椎安定性に関与していることを示した．腹横筋は，あらゆる体幹・上肢・下肢のすばやい動きの際，動きを生み出す筋群の活動に先行して収縮するとする Cresswell や Hodges らの報告[8〜10]からも，腹横筋の活動が体幹を安定させさるのに大きく関与していることがわかる．

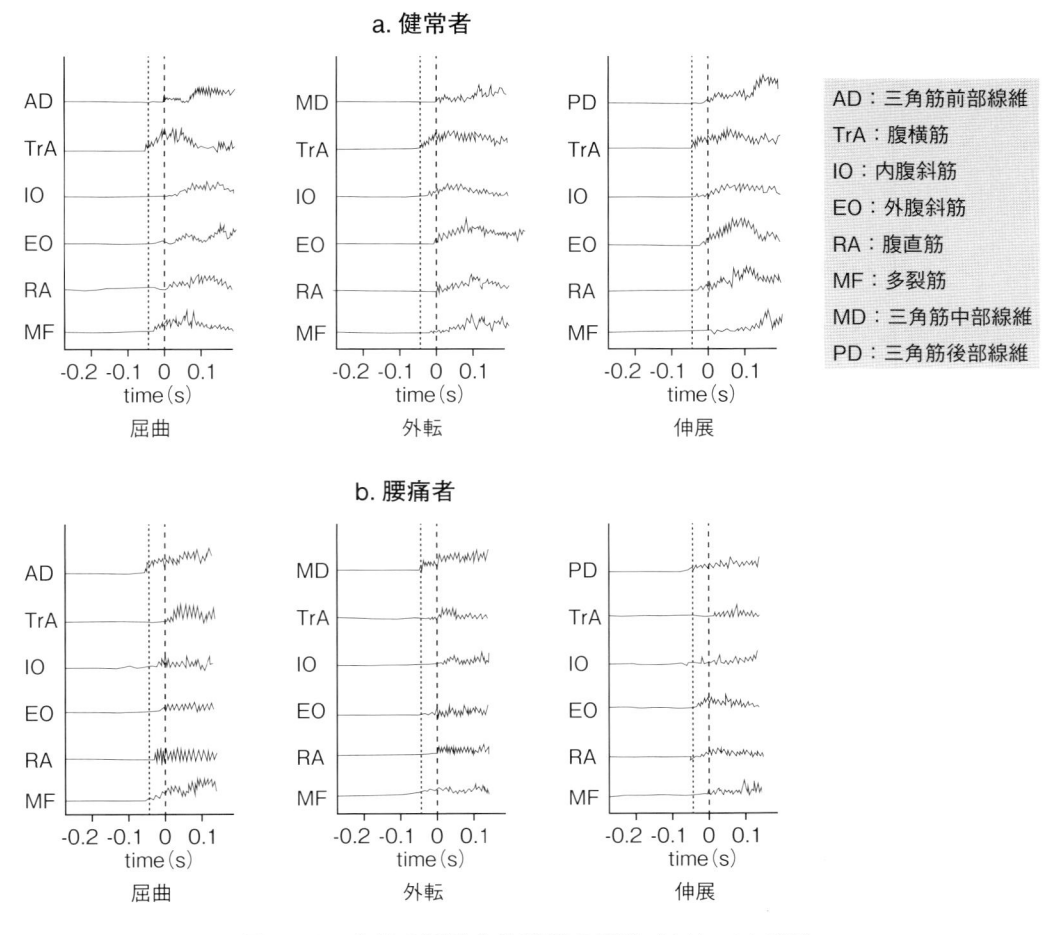

図 1-12　上肢の運動と体幹筋の連動 (文献6より引用)

## 感覚運動システム (sensory motor system)

　人間の行動の基盤となる運動系，感覚系および中枢神経系の情報処理について，感覚運動システム (sensory motor system：図 1-13) や感覚運動機能 (sensory motor function) という用語を用いて説明している．

　体性感覚からの入力情報は，視覚や前庭覚などの身体位置情報と一緒に中枢で統合される．統合・解釈された情報により，中枢からの運動命令で身体位置の補正・修正が行われる．さらに，そこで起きた補正・修正情報は，再度中枢で統合と解釈が行われ，これを繰り返すことで姿勢や運動が適切に制御されている．このサイクルが，何らかの原因で適切に行われなくなると，運動の拙劣さや筋力低下，神経筋制御の低下が出現する．例えば，末梢から正しい情報が入力されない状態であれば，誤情報が中枢で解釈され，補正・修正も誤った出力となり，さらに誤った情報が末梢から入力されるという悪循環

を招くこととなる．これが，慢性的な機能異常や代償動作を誘発するものと考えられる．

　サスペンション・エクササイズは，この繰り返される情報処理を利用し，より多くの入力と出力の補正・修正を行わせるために，適切な刺激を身体に与えることを目的としている．つまり，サスペンション機器は，個人の身体能力を超えて制御不能な代償運動を起こさない範囲での最大限の不安定な状況を設定し，sensory motor system を最大限に活性化させ，目的とする運動を効率よく遂行できるようにするためのツールであるといえる．

　例えば，腕立て伏せを行う際に，床に手を置いて行う時と，両手をサスペンションすることにより身体を空中で維持して行う時を比較すると，後者のほうが明らかに不安定な状態であり，より多くの情報を処理する必要がある．これは，動作を遂行するために必要な主動作筋のみならず，拮抗筋や運動に関連したすべての筋群の補助筋の活動が不可欠であることを示している．このように，sensory motor system を意識し，治療・エクササイズ・トレーニングを行うことで，より高いレベルでのパフォーマンスを獲得することが可能となる．

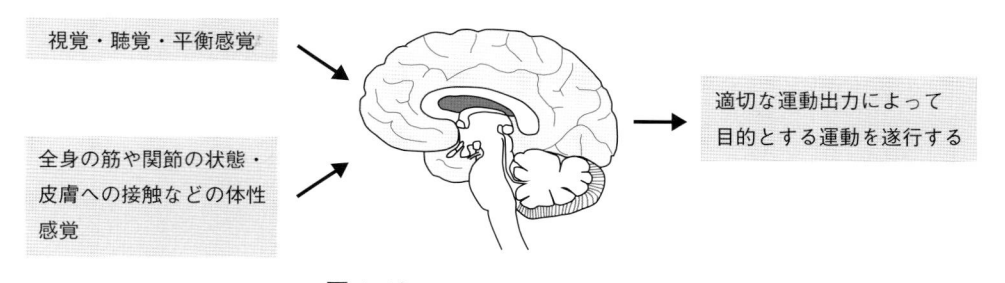

図 1-13　sensory motor system

# フィードバックとフィードフォワード

　フィードバックとは，動作や動きに対する四肢の位置情報について，感覚系を通じて運動のコントロールを行うことをいう．これは，目的とする運動が正しく行われているかを，体性感覚の情報を基に，関節などに加わった力に対する反応や視覚によって確認するものである．

　特にゆっくりとした運動においては，感覚と運動のずれを即時に修正しながら遂行することができる．例えば，グラスいっぱいに入った水をこぼさないように慎重に運ぶことがこれに当たる．水面の揺れを視覚情報として，手に伝わる圧変化を末梢からの情報として中枢に入力し，水がこぼれないように身体の筋活動を調整している．

また，動作中や動作終了後に動作が正しく行えているかを指導することもフィードバックといい，新たに行う運動学習などで確認できる．サスペンション・エクササイズでは，四肢をロープで吊った不安定な状況下で目的とする運動を完成させる際に，このフィードバックの要素を活用している．

　一方，フィードバックで制御できないような速さの動作に対しては，フィードフォワード制御が必要となる．フィードフォワードとは，運動が遂行される前に予測的にこれから起こりうる動作の状況を察知することをいう．一般的には，小脳での運動制御として知られ，動作開始前や体重移動に際してあらかじめ準備された筋活動として確認できる．

　本書では，フィードフォワードに関与すると考えられる頸部・体幹の local muscles の機能を重要視している．頸部における頭長筋・頸長筋，腰部の多裂筋や腹横筋などがこれに当たり，脊柱安定性に寄与している[2]．これら local muscles は，四肢の動作に関与する主動作筋に先行して活動し，深部安定化システムに関与するとされ，目的とする動作を正確かつ効率的に行う際に重要であると考えられている[11,12]．

　しかし，これら local muscles に機能低下（筋力低下，筋萎縮，痛み）がある場合は，身体反応としてフィードフォワード制御の司令発動がなされても，local muscles が活動せず動作が開始してしまうことになる．これは，脊柱の深部安定性を得られないまま動作を開始することであり，脊柱支持の低下や損傷の原因となり，不適切な代償動作を誘発する要因となる．さらに，四肢の運動は身体中枢部の安定性を欠くことにより，不均等な動作を強いられ，脊柱と同様に代償動作や損傷を引き起こしやすく，慢性的な痛みや異常動作を繰り返すこととなる．

　このような問題に対して，適切なフィードフォワード制御とフィードバックを伴った動作を獲得するために，サスペンション・エクササイズを実施し，sensory motor system を活性化させることが重要となる（図1-14）

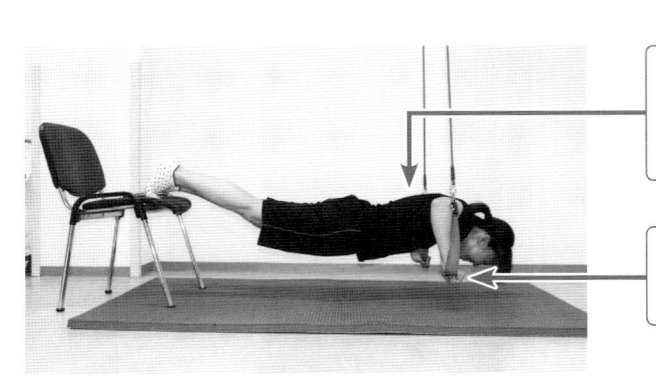

動作開始前に深部脊柱を安定させ動作を遂行しやすくする（フィードフォワード）

運動しながら上肢の振動を最低限にコントロールする（フィードバック）

図1-14　フィードバックとフィードフォワード

## 機能的安定性の獲得

脊椎の安定性について Panjabi[13,14] は，①神経系（neural control subsystem），②筋系（active subsystem），③骨・靭帯系（passive subsystem）の3つの要素が関与することを報告している（図 1-15）．

骨・靭帯系は，関節の最終域や中間域での骨，関節構造と文節運動の制御に関与する．筋系は，力の生産や末梢からの感覚性の情報を伝えるものであり，脊椎文節を安定化する能力を供給する．この筋系を制御するのが神経系である．つまり，機能的な安定性には，筋から末梢の情報を受け取り，機能的安定性に必要な条件を特定し，安定性を確保するという一連の流れが重要である．

この流れが何らかの理由で途絶えた場合，ほかの要素が代償することが重要であるが，この流れを再構築または新たに構築するための一手段として，サスペンション・エクササイズは有効である．

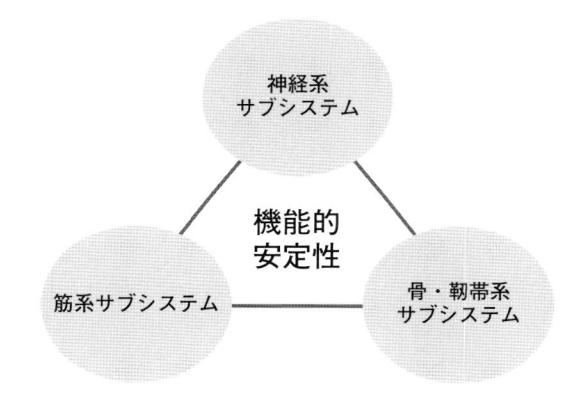

図 1-15　機能的安定性（文献 13，14 より改変引用）

## 痛みについて

サスペンション・エクササイズの重要な原則は，できるだけ痛みのない状態で実施することである．痛みを生じると，血圧上昇，心拍数増加，血管収縮，呼吸数増加，呼吸運動抑制，内分泌系ストレス反応などが起こる．血圧上昇や心拍数増加は，循環系にとっては大きな負担であり，呼吸数増加や呼吸運動抑制は呼吸系に悪影響をもたらす．

また，痛みがさらに別の痛みを生み出すことにもつながる．痛みにより交感神経が興奮すると，血管の収縮に伴う虚血痛や筋肉の攣縮痛，さらには血管から分泌される物質による炎症性疼痛が生じる．虚血状態は組織の酸素欠乏状態をもたらし，発痛物質や痛みに関連した代謝産物を蓄積させ，痛みを増幅させる．

また，Moseley ら[15] は，実験的に加えた疼痛と姿勢制御のための体幹筋活動との関

係についての検証を行っている．これは，上肢挙上時の三角筋と外腹斜筋，腹横筋の活動について，痛みのない状況では三角筋の活動前に腹横筋が活動し，その後に三角筋が活動したが，実験的に痛みを加えると，三角筋の活動後に腹横筋が活動しはじめることを明らかにした．また，痛みにより腹横筋の活動が遅れ，外腹斜筋の活動が早まることを示し，上肢挙上時の姿勢制御に変化が生じたことを明らかにした．さらにこの報告では，痛みを除去してもしばらくの間は腹横筋の活動が遅れることを示し，痛みによって新しい姿勢制御ストラテジーが生じたことを示唆した．

このように，痛みが筋活動を抑制し，目的とする動作獲得の妨げにならないよう，サスペンション・エクササイズでは痛みのない運動を提供するよう配慮する必要がある．

# ウィークリンク，ウィークリンクテスト

効率的な運動とするためには，運動に参加する筋が適切なタイミング，適切な強度で力を発揮することが重要である．しかし，痛みなどで筋群の連鎖が不十分であったり弱体化している場合は，効率的でない運動を引き起こすことが考えられる．

図1-16のチェーンは一部だけ細くなっており，チェーンの連結が不十分である．この状態で強い負荷がかかった場合，チェーンとしての十分な働きは期待できず，切れてしまうことが予測できる．ヒトの身体も同様で，このような脆弱な部分がある場合，十分な機能は発揮できない．

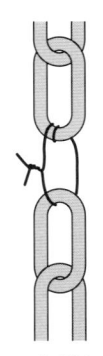

図1-16 ウィークリンクのイメージ

こうした現象をウィークリンクと呼び，「生体力学的連鎖内の不完全箇所が引き起こす現象で，神経系制御の低下，安定性の障害，筋力の障害，筋骨格系の機能障害を引き起こす痛みに対する不安逃避などの形で表出される」と定義する．ウィークリンクの陽性徴候は，

①パフォーマンスの不正確さ
②疼痛の発生
③左右非対称性の出現

の3点に大別される．なお現在，ウィークリンクをNeurac testと呼び，Neurac testは，姿勢保持能力評価であるNeurac motor control testと，動的能力評価であるNeurac myofascial chain testとに分けて使用していることもある．しかし，言葉の使い方や内容については世界標準ではないと考え，混乱を招くという理由で，本書ではウィークリンクテストとすることにした．

従来，ウィークリンクテストを実施する際は，CKCで行えるテストを選択し，対象者が動作を正確に痛みなく行えるレベルから実施していた．姿勢保持能力評価である．テスト結果は，徐々に負荷を上げていった際に動作が正確にできなくなったレベルを記録し，記録したレベルは，再テスト時の基準ととらえられた．しかし，この方法は記録方法の不統一や，陽性の判断基準が検者によってばらつきがあることが問題だった．

一方で動的能力評価も行っていため，整理したと考えられるが，動的能力評価については，2009年に新しいテスト方法が決定され，レベルごとに点数化し評価基準を統一した（p.33，図1-18参照）．それぞれの評価は，レベルⅠ～Ⅴまでの段階付けが基準化されたが，この判断基準についてもばらつきがあるのが現状である．

## 1│姿勢保持能力テスト（保持時間の評価）（図1-17）

本書では，腰部セッティングおよび頸部セッティングがこれに当たる．両セッティングテストは，深部安定化システムに対してニュートラルゾーンにおける姿勢保持時間がポイントである．具体的には，ニュートラルポジションで姿勢保持が可能かどうかを評価する．疲労や痛み，姿勢の崩れなど姿勢保持が不可能となった時間を測定し，保持ができない時は深部安定化システムの機能低下サインとみなす．

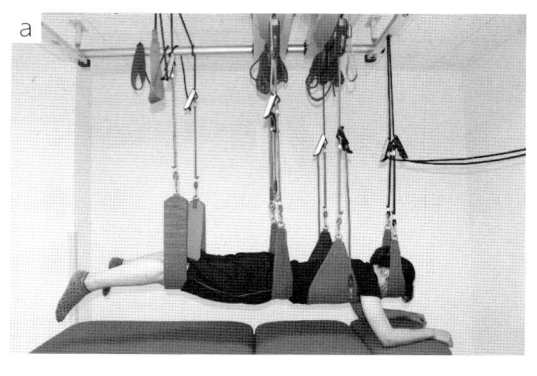

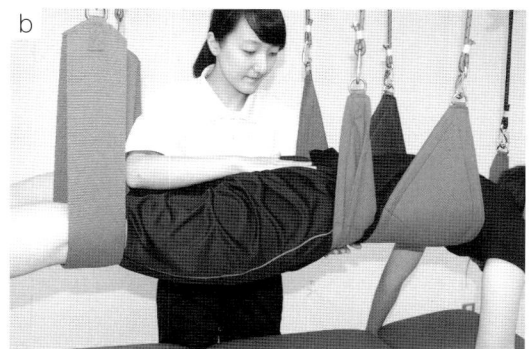

腹臥位での腰部セッティング：腰椎前弯を減少させたニュートラルポジションで保持させる．

**図1-17　姿勢保持の評価（口絵カラー①参照）**

## 3 基本原理（基礎バイオメカニクス）

### 2 | 動的能力テスト（目的とする動作を評価）

本書では，セッティング以外のテストがこれに当たる．各レベルのチェックポイントを以下に示す（図1-18）．

> レベルⅠ：エラスティックコードによるサポートを行っても動作ができない．
> レベルⅡ：エラスティックコードによるサポートを行えば動作が行える．または，レベルⅢで痛みが生じたりⅢの動作が不可能だった場合．
> レベルⅢ：エラスティックコードによるサポートなしで動作が可能．
> レベルⅣ：段階的負荷法に基づき，負荷をかけた状態で動作が可能．
> レベルⅤ：段階的負荷法に基づき，最大の負荷をかけた状態で動作が可能．

**例）腹臥位でのブリッジテスト**

【スタートポジション】
a

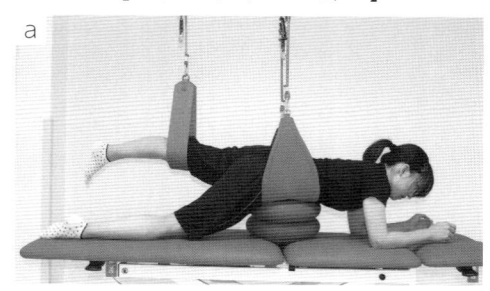

【レベルⅠ・Ⅱ】　　　【レベルⅢ】
b　　　　　　　　　　c

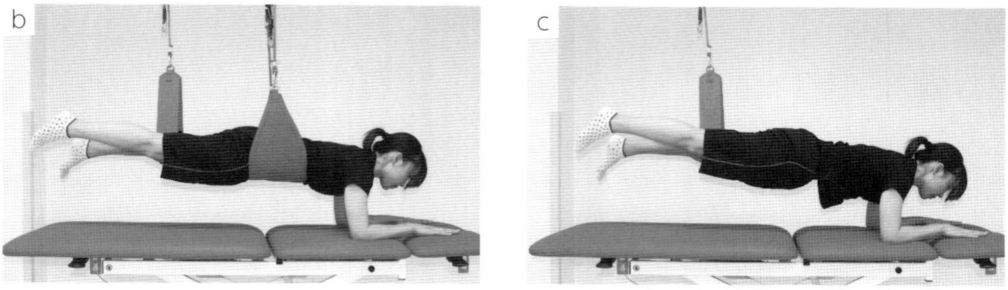

【レベルⅣ】　　　　【レベルⅤ】
d　　　　　　　　　　e

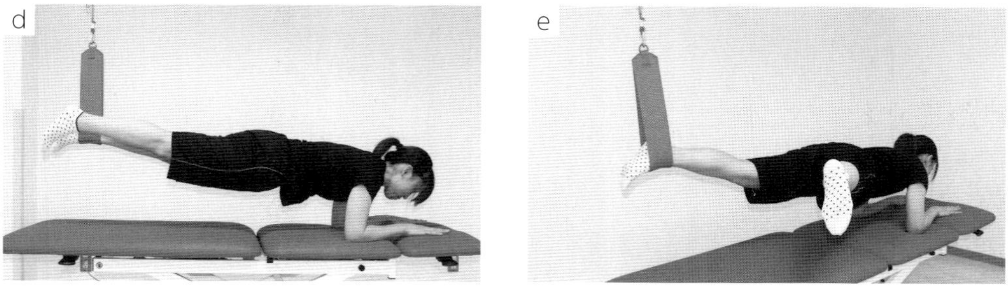

図1-18　動的能力テスト

# サスペンション・エクササイズを進めるにあたって

　サスペンション・エクササイズは，CKCや振動刺激を利用し，自重を抵抗として運動中に作用させることで，機能的な神経筋エクササイズとしてパフォーマンスの向上をもたらす効果的な方法論であり，次のようにトリートメントを進めることを提示している（図1-19）．

①サスペンション機器を使用した個別アプローチである．
②ウィークリンクテストやニュートラルポジションでの保持テスト後に実施する．
③ウィークリンクテストスコアを基に，陽性徴候が出現したレベルより少ない負荷で実施する．
④トリートメントは再テストを頻繁に実施し，その効果を判定することが重要である．事前に行ったファンクショナルテストと比較し，トリートメント効果の判定を行うことも重要である．

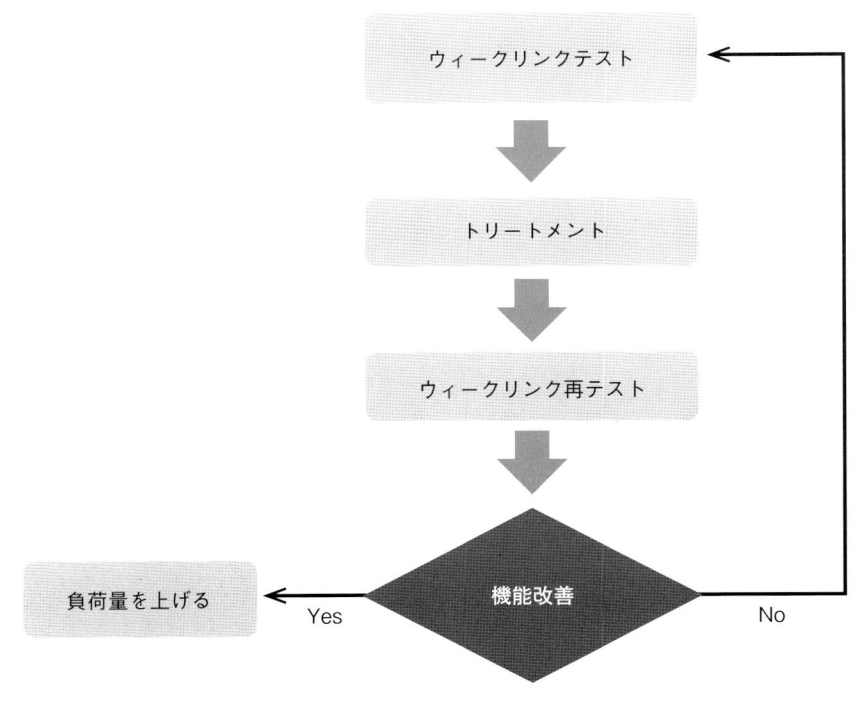

図1-19　トリートメントの進め方

## 1 | 股関節外転筋群のウィークリンクテストとトリートメントの流れ（口絵カラー②参照）

ファンクショナルテスト
片足立ち：右60秒，左15秒

↓

股関節外転テスト

①スタートポジション　②レベルⅠ・Ⅱのテスト→OK　③レベルⅢのテスト→痛み出現

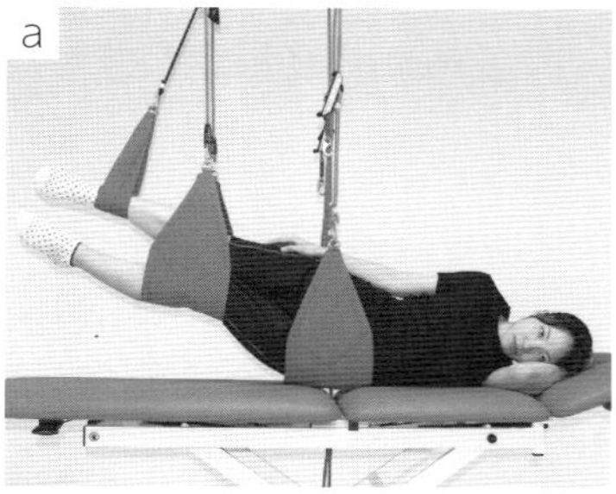

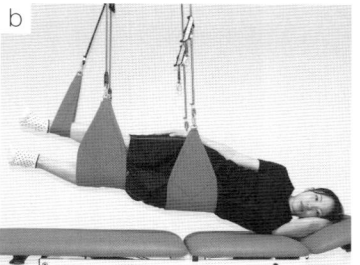

a　b　c

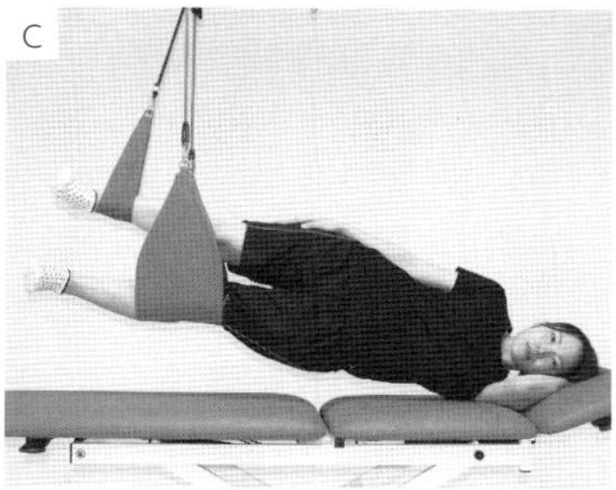

レベルⅢのテストで骨盤帯のサポートを外すと痛みが生じたことから，テスト結果はレベルⅡとする．トリートメントはレベルⅡから実施する．

↓

トリートメント開始

①レベルⅡのポジションで実施　②再テスト→レベルⅢ OK

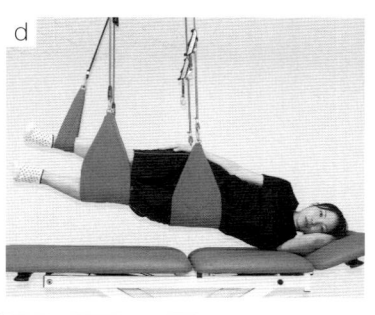

d　e

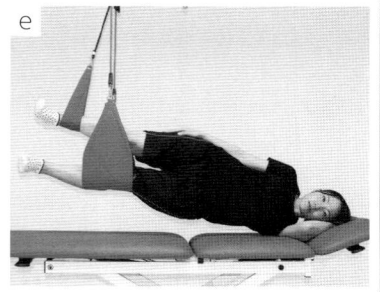

↓

ファンクショナルテストの再実施
片足立ち：右60秒，左35秒

↓

トリートメントの負荷量を上げる

## ●文　献

1) Bergmark A：Stability of the lumber spine. A study in mechanical engineering. *Acta Orthop Scand* **230**：1-54, 1989
2) Crisco JJ, Panjabi MM：The intersegmental and multisegmental muscles of the lumbar spine. A biomechanical model comparing lateral stabilizing potential. *Spine* **7**：793-799, 1991
3) Richardson C, et al：Therapeutic Exercise for Lumbopelvic Stabilization −A Motor Control Approach for the Treatment and Prevention of low back pain, 2nd ed. Edinburgh, Churchill Livingstone, pp31-57, 2004
4) 伊藤俊一, 隈元庸夫：腰部脊柱安定化エクササイズによる腰痛治療と再発予防. *Orthopaedics* **21**：49-56, 2008
5) Cresswell AG：Responses of intra-abdominal pressure and abdominal muscle activity during dynamic trunk loading in man. *Eur J Appl Physiol Occup Physiol* **66**：315-320, 1993
6) Hodges PW, Richardson CA：Inefficient muscular stabilization of the lumbar spine associated with low back pain. A motor control evaluation of transversus abdominis. *Spine* **21**：2640-2650, 1996
7) Cresswell AG, Oddsson L, Thorstensson A：The influence of sudden perturbations on trunk muscle activity and intra-abdominal pressure while standing. *Exp Brain Res* **98**：336-341,1994
8) Cresswell AG, Grundstörm H, Thorstensson A：Observation on intra-abdminal pressure and patterns of abdominal intra-muscular activity in man. *Acta physiol Scand* **144**：409-418, 1992
9) Hodges PW, Richardson CA：Delayed postural contraction of transversus abdminis in low back pain associated with movement of the lower limbs. *J Spinal Disoed* **11**：46-56, 1998
10) Hodges PW, Richardson CA：Feedforward contraction of transversus abdominis is not influenced by the direction of arm movement. *Exp Brain Res* **114**：362-370, 1997
11) Hodges PW, Richardson CA：Contraction of the abdominal muscles associated with movement of the lower limb. *Phys Ther* **77**：132-142, 1997
12) Hodges PW, Richardson CA：Altered trunk muscle recruitment in people with low back pain with upper limb movement at different speeds. *Arch Phys Med Rehabil* **80**：1005-1012, 1999
13) Panjabi MM：The stabilizing system of the spine. Part I. Function, dysfunction, adaptation, and enhancement. *J Spinal Disord* **5**：383-389, 1992
14) Panjabi MM：The stabilizing system of the spine. Part II. Neutral zone and instability hypothesis. *J Spinal Disord* **5**：390-396, 1992
15) Moseley GL, Hodges PW：Are the changes in postural control associated with low back pain caused by pain interference? *Clin J Pain* **21**：323-329, 2005

# Suspension Exercise

# II

## サスペンション・エクササイズの基礎

# 1 体幹に対するアプローチ

## モビリティー・エクササイズ（OKC）

### 1 | 体幹の屈曲・伸展

**スタートポジション**

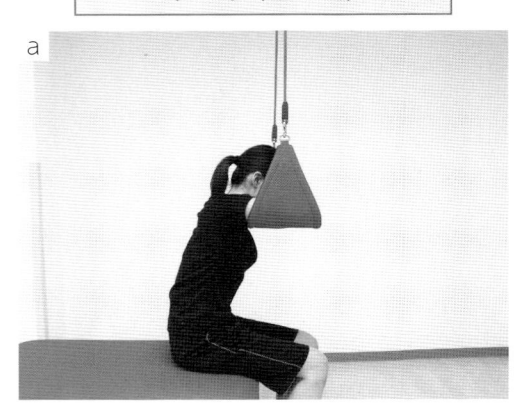

a

サスペンションポイントの真下で座位をとり，サスペンションポイントの直下にあるエラスティックコードを付けたワイドスリング内に前腕を入れる．

**エクササイズ**

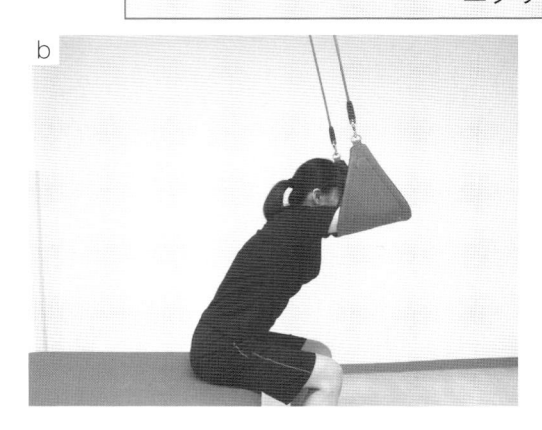

b

ワイドスリング内に体重をかけて，そのまま体幹を伸展させる．その後，体幹を屈曲させながらスタートポジションに戻る．このエクササイズは，自動的またはセラピストの補助で他動的に実施してもよい．

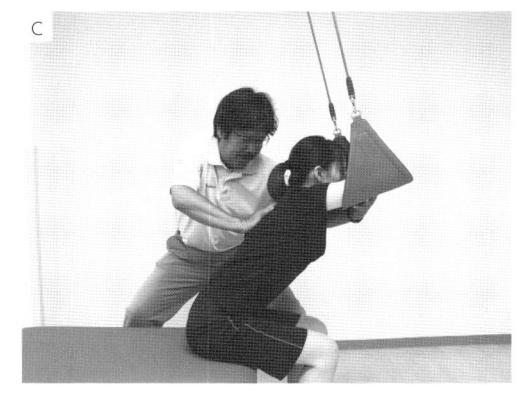

c

ロープの長さにより，脊柱の異なった部位へのアプローチが可能となる（上部体幹や下部体幹に対して）．

## 2｜体幹の側屈

スタートポジション

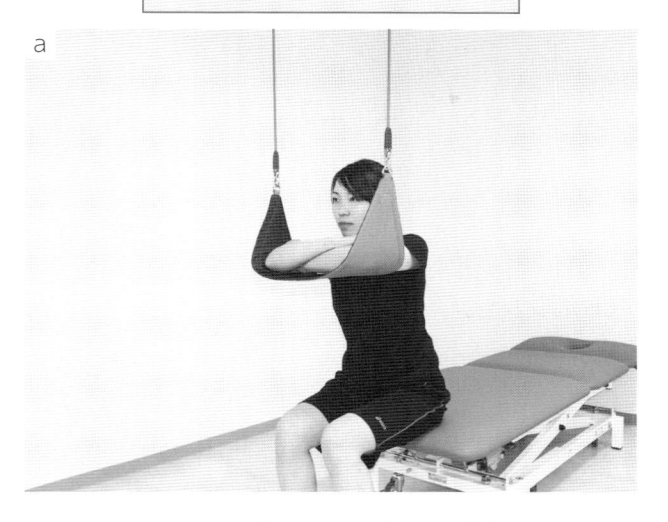

a

サスペンションポイントの真下で座位をとり，エラスティックコードを付けたワイドスリング内に前腕を入れ，前方にもたれかかる．

エクササイズ

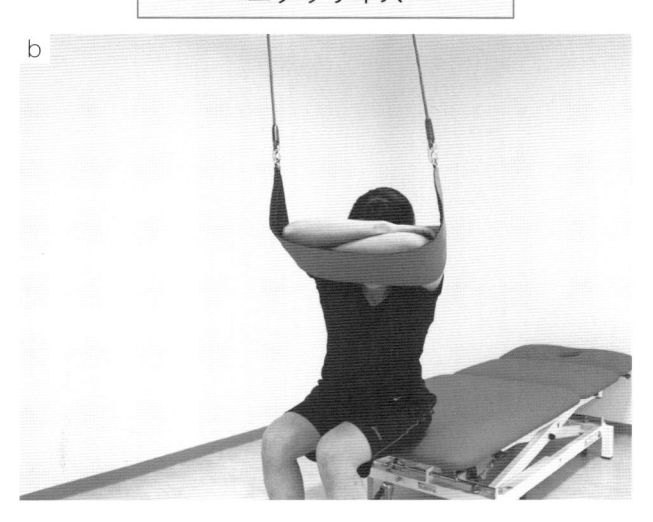

b

体幹の側屈を意識しながら上部体幹を横へ移動させる．このエクササイズは，自動的またはセラピストの補助で他動的に実施してもよい．

## 3 | 体幹の回旋

スタートポジション

a

エクササイズ

b

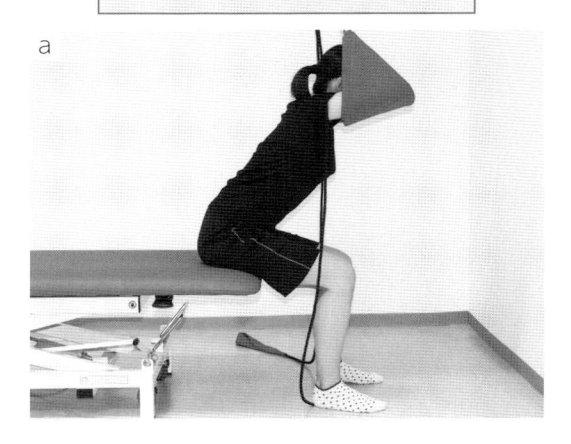

サスペンションポイントの真下で座位をとり，天井フレームのプーリー内に通したロープにワイドスリングを付ける．ワイドスリング内に前腕を入れ，前方にもたれかかる．

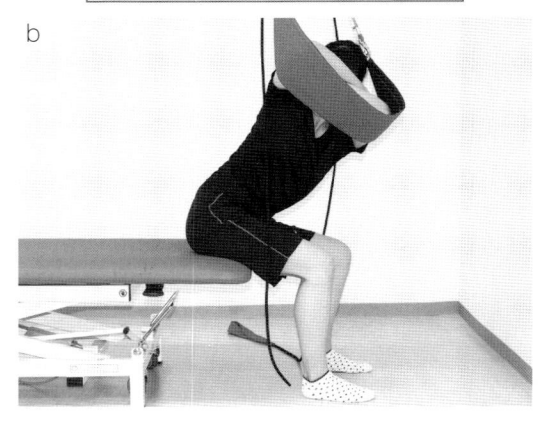

体幹の回旋を意識しながら体幹上部を回旋させる．このエクササイズは，自動的またはセラピストの補助で他動的に実施してもよい．

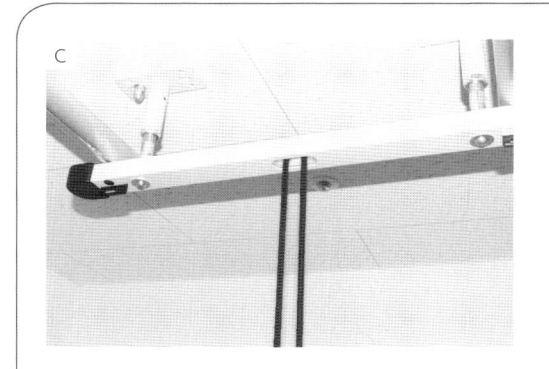

c

天井フレームにあるプーリー

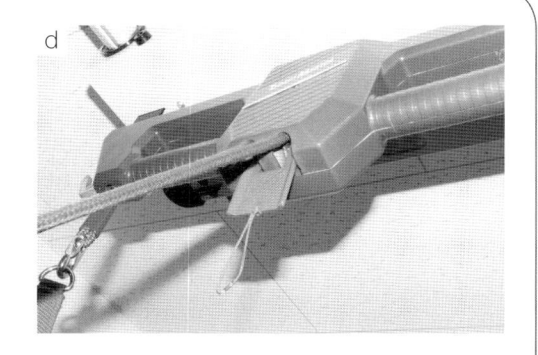

d

プーリーがない場合は，レッドコードトレーナーにロープリリースを付けてロックを解除する．

# 腹筋群の強化（OKC）

### スタートポジション

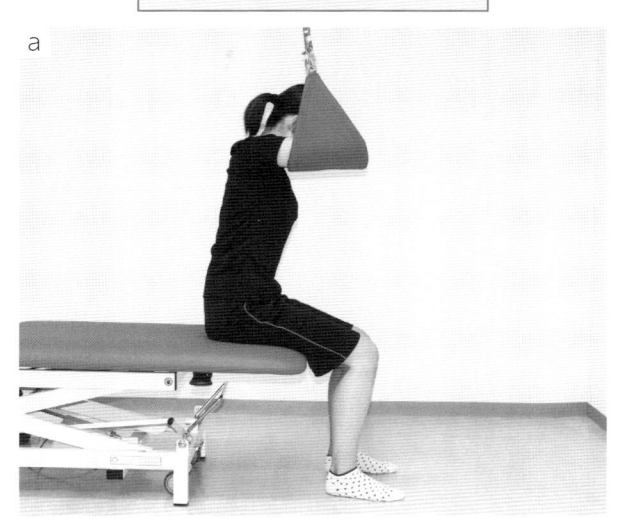

a

サスペンションポイントの真下で座位をとる．エラスティックコードを付けたワイドスリング内に前腕を置き，その上に頭を置く．

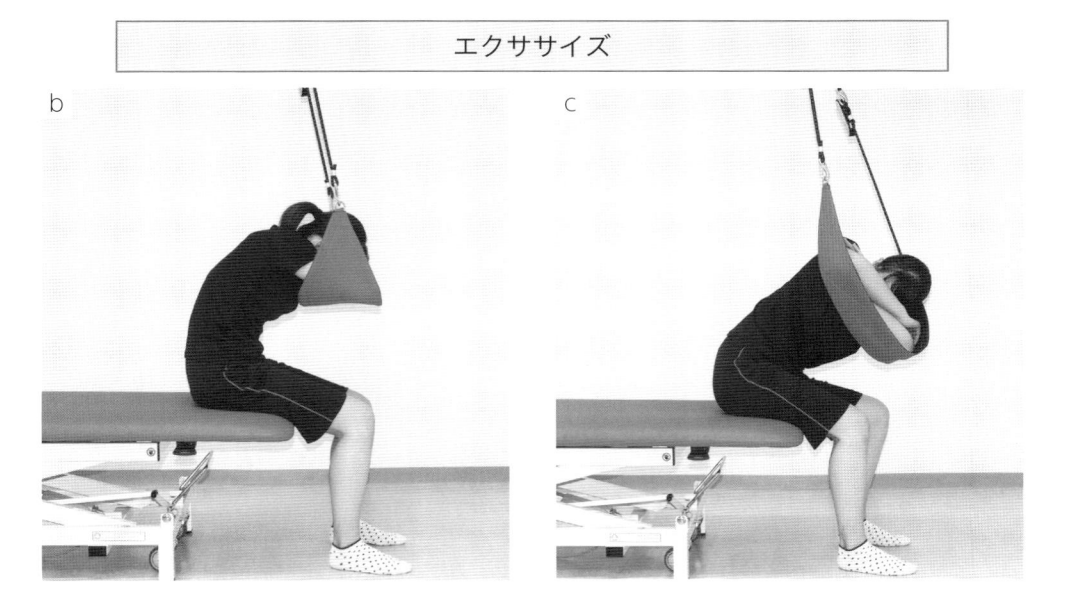

### エクササイズ

b

c

ワイドスリングを下方に押すように体幹に力を入れる（背中を丸めるように）．
回旋の要素を入れて実施してもよい．

# 腹横筋の触診

## 1 | 腹横筋の収縮を促す

　腹横筋が体幹の安定性に関与していることは，すでに知られるところであるが，後に述べるニュートラルゾーンにおける運動制御に関与する重要な筋としても認識されている．

　腹横筋は，腹筋群の中で最も深層に存在している．解剖学的にみると，腹横筋の筋腹はほとんどの領域で内腹斜筋に覆われている．しかし，第10肋骨の内側付近には，内腹斜筋・外腹斜筋のどちらにも覆われていない領域があるとされている．また個人差があり，図 2-1 のように，内腹斜筋下からさらに腹直筋に向かって存在する場合もあり，本書では腹横筋の触診部位を「上前腸骨棘（anterior superior iliac spine：ASIS）から中心に向けて 5 cm と，尾側に向けて 5 cm」としているが（図 2-2），この部位で腹横筋の単独収縮を確認することは難しく，内・外腹斜筋の収縮が出現することを最小限に抑えた方法で触診することとなる．

　腹横筋の収縮を促す方法として，「排尿を止めるように下腹部に力を入れる」または「肛門を締めるように力を入れる」という口頭指示を採用している．これは，骨盤底筋群の最大収縮時に深層腹筋群の同時収縮が認められたという Sapsford ら[1]の研究を基にしている．力を入れる際は，急激に力を入れると内腹斜筋の強い働きを伴ってしまうことがあるため，ゆっくりと力を入れるよう意識させる．この際，経験的に肛門を締めてしまうことがある．この時は腹横筋の反応ではなく，大殿筋や脊柱起立筋の反応がみられることがある．指示をする際に注意したい点である．

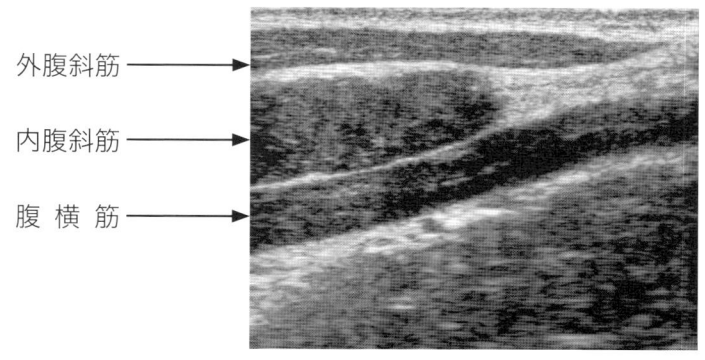

図 2-1　腹部筋の様子

臍部から左側 10 cm にリニアプローブを当てた時の腹部筋．腹横筋が最深部に存在し，内・外腹斜筋に覆われていることがわかる．

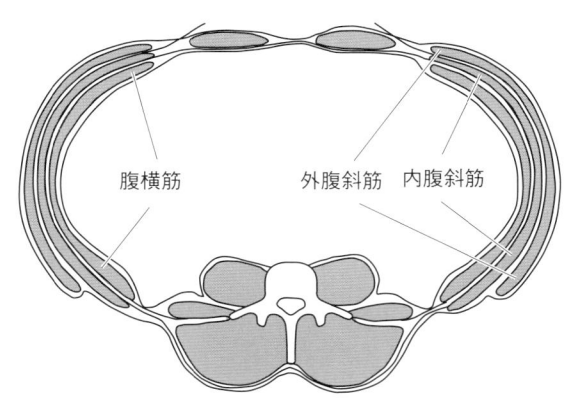

1 体幹に対するアプローチ

図 2-2 外腹斜筋，内腹斜筋，腹横筋の位置関係

体幹の最深層部にある腹横筋は，四肢・体幹のすべての運動において，ほかの筋に先行して収縮する．

## 2 わずかな姿勢変化に伴う腹部筋の変化

動作を通して腹横筋の収縮を促すこともできる．図 2-3 に示したように，わずかに前傾する動作によって，腹横筋をはじめとする筋厚の増加がみられる．小さな動きであるが，Crosswell[2,3] の報告を支持する内容である．

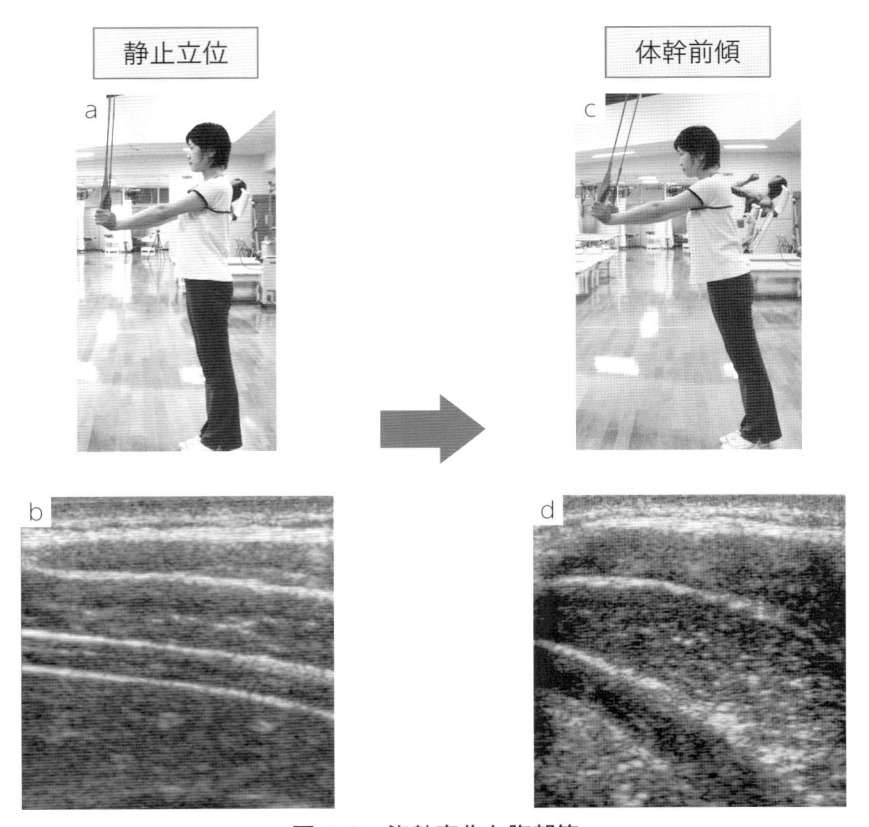

図 2-3 姿勢変化と腹部筋

## 3 | 意図的収縮時の腹部筋の変化

「排尿を止めるように下腹部に力を入れる」という口頭指示を行った場合の腹部筋の様子を**図 2-4** に示す．

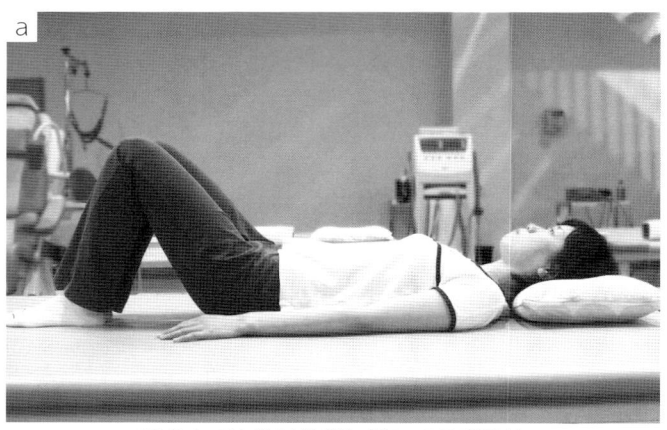

膝を立て上肢は体側に置いての背臥位

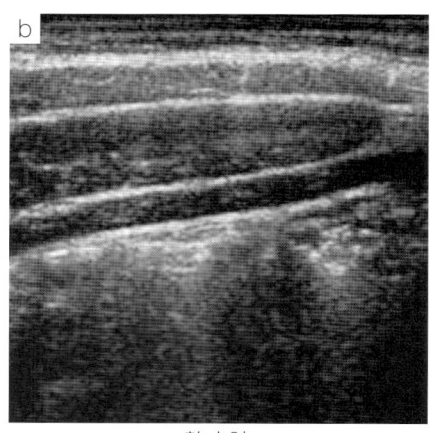

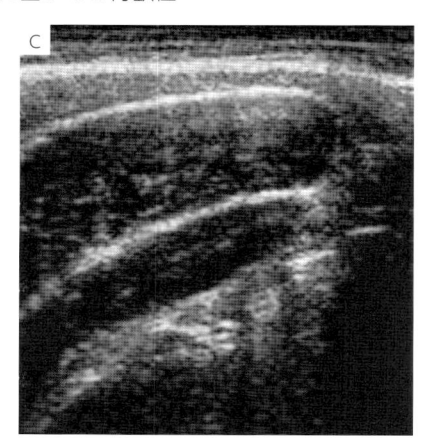

静止時　　　　　　　　　意図的収縮時

図 2-4　意図的収縮時の腹部筋

## 4 | 腹部筋の個人差

腹部筋は個人差があり，トレーニングを行う時は個人差が存在することを考慮しながら行う必要がある（図2-5）.

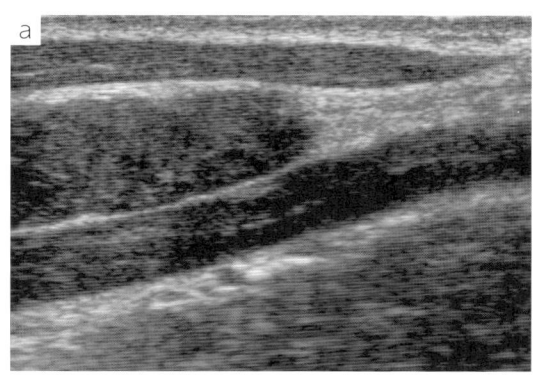

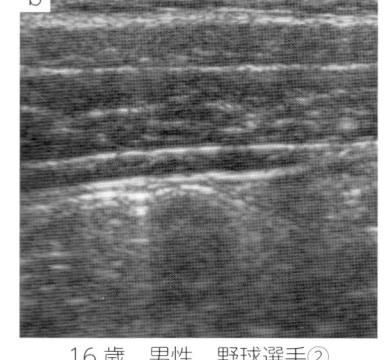

16歳，男性，野球選手① 　　　　16歳，男性，野球選手②

図2-5　腹部筋の個人差

## 5 | 同一人物での左右差

同一人物でも左右差が存在する（図2-6）．これは，普段の生活習慣やスポーツ特性からなるものであるが，ウィークリンクテストからこのような評価をすることができる．

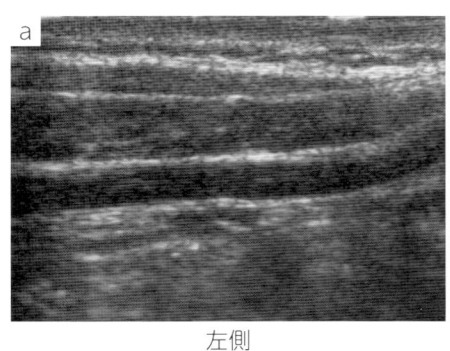

左側　　　　右側

図2-6　同一人物（17歳，女性）での左右差

## 6 | 腹横筋の触診の方法

スタートポジションは，膝関節を軽度屈曲した安楽背臥位とする．ASISから中心に向けて2横指のところと，尾側に向けて2横指のところに指を置く．手順全体を通して，触診している手の圧力を維持する．骨盤底筋を収縮させるように指示し（「排尿を止めるように下腹部に力を入れる」），収縮を保持する．

正常の場合，腹横筋が収縮し，ごくわずかな筋の緊張が確認できる．しかし，はっきりとした筋の緊張が確認された時は，腹斜筋が収縮している可能性が高いので注意する．

数秒後に下腹部の力を緩めると，わずかに感じていた筋の緊張が消失する．

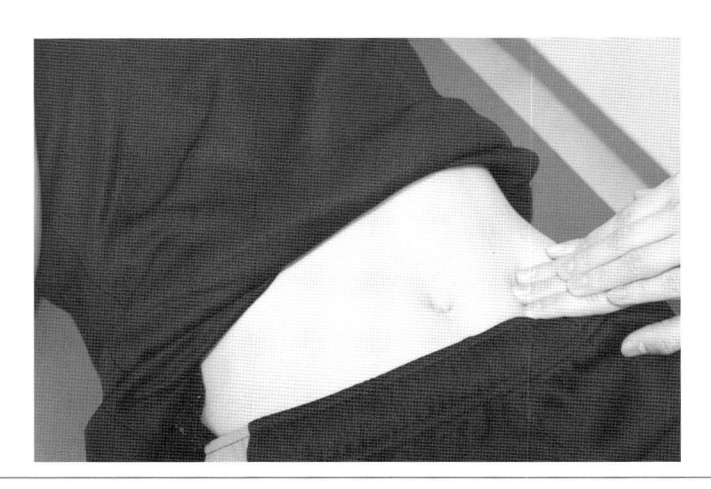

> 腹横筋触診のポイント
> ①セラピストは腹横筋の収縮を感じ取るために，強く深く触診しない．
> ②収縮を強く感じる時はglobal musclesが収縮している可能性が高いので，被検者に，ゆっくりと軽く下腹部に力を入れるよう指導する．
> ③左右の腹横筋を触診し，活動量にどのような違いがあるかを確認する．

# 腰部セッティング

## 1 | 膝立ち位

腰部セッティングは，腰部の深部安定化システムに対してニュートラルゾーンでの腰椎保持時間を測定し，評価・治療する方法である．ニュートラルゾーンとは，関節運動が出現する前の筋収縮のみが出現している状況での関節内ポジションをいい，動作を行う際の安定化に大変重要な役割を果たしている．

従来，脊椎不安定性は最終可動域における異常な運動としてとらえられてきた．しかし，Panjabi[4]による脊椎安定性に関与する3つのサブシステムに関する説明では，中間域における分節運動の制御が脊椎不安定性のパラメーターになるとしている．靭帯損傷や椎間板の切除などによる損傷では，ニュートラルゾーンが可動域よりも増加する場合があり，損傷発生の指標となることが示されている．このニュートラルゾーンの制御に関与するのは筋収縮あるいは筋緊張であり，靭帯や骨・関節構造は最終可動域の近くで支持するのみである．つまり，筋疲労や損傷などによる筋剛性の低下が，脊椎不安定性をもたらす一因と考えられる．

このことから，ニュートラルゾーンにおける運動制御に関与するのは，脊椎分節に近く，筋長が短く脊柱の分節運動を制御することができる local muscles であり，local muscles が脊柱の安定性に大きく貢献していることが考えられる．こうした研究から，ニュートラルゾーンでの姿勢保持時間を，深部安定化システムの評価・治療に用いている（図 2-7）．

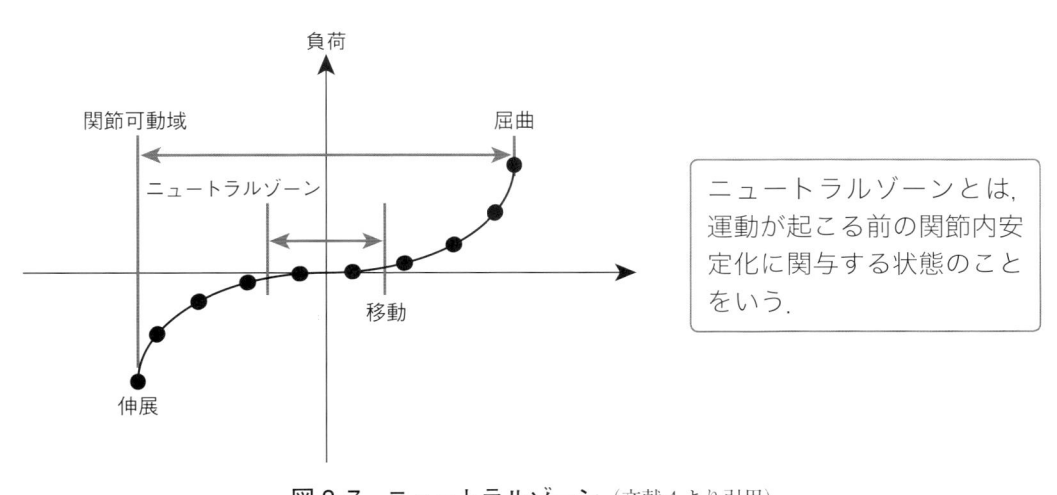

図 2-7　ニュートラルゾーン（文献 4 より引用）

また，次の3つの現象のうち1つでも起こった時は評価を中止する．
①**疲労を生じる**．
②**痛みを生じる**．
③**疲労も痛みもないが姿勢保持できない**．
この際の時間を記録し，トリートメントを行った際の変化基準として用いる．

■ ウィークリンクテスト

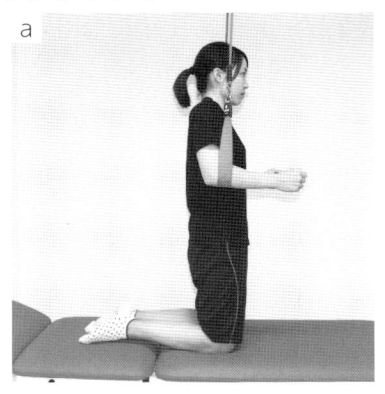

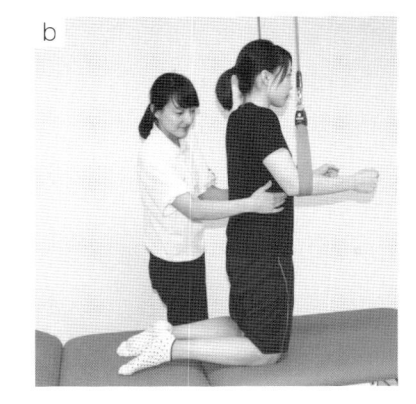

サスペンションポイントの真下で膝立ち位をとる．腰椎はニュートラルポジションとし，肘関節90°屈曲位で前腕近位部にストラップを通す．セラピストは側腹部から内・外腹斜筋を触診し，できるだけリラックスさせた状態から開始する．

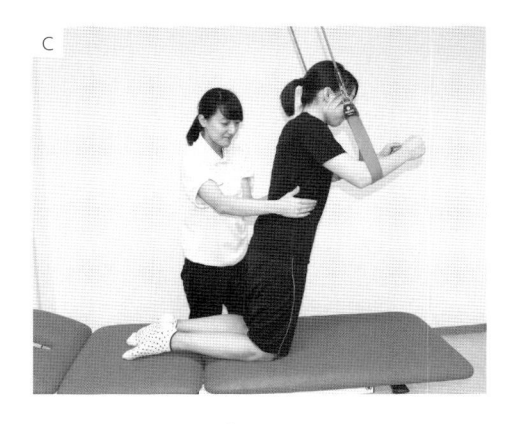

まずは腰椎のニュートラルポジションを維持しながら身体を前方へもたれかからせて，内・外腹斜筋の収縮を触診する．触診できたら身体をスタートポジションに戻させる．この手順を繰り返すが，最後は内・外腹斜筋の収縮を感じる前の位置で動作を止める．被検者は最小限の努力でこの位置を保持する．被検者が疲労を訴えたり，痛みが出現したりなど，姿勢保持ができなくなった時間を記録し，スタートポジションに戻す．

■ トリートメント

　ウィークリンクテストで実施した最小限の努力で保持できるポジション（ニュートラルポジション）を，できる限り長く保持させる．この際に，痛みを誘発させないことが重要である．3セットを目安に実施し，トリートメント間では30秒の休憩をとる．実施後はあらためてウィークリンクテストを実施する．

## 2 | 腹臥位

### ■ ウィークリンクテスト（口絵カラー②参照）

腹臥位でのウィークリンクテストでは，ポジションを次のように調整する．
① 被検者が前腕で体重を支持しない高さに調節する．
② 腰部が水平位になるよう，腹部のエラスティックコードの張りを調整する．
③ 被検者にとって痛みがなくリラックスした状態にする．

スタートポジション

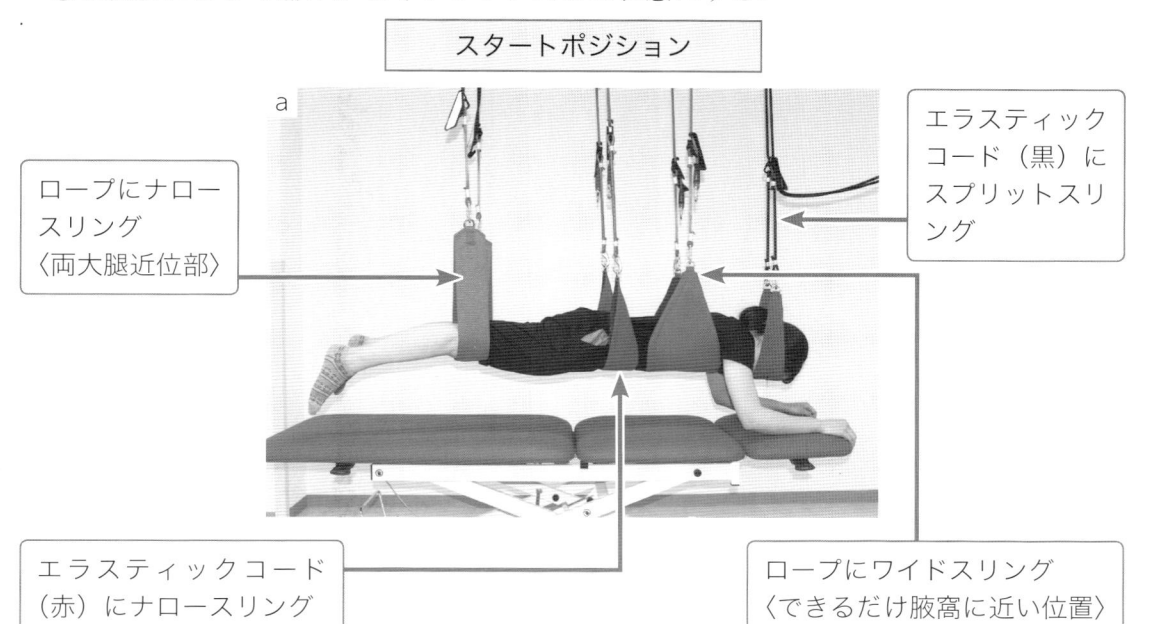

a
- ロープにナロースリング〈両大腿近位部〉
- エラスティックコード（黒）にスプリットスリング
- エラスティックコード（赤）にナロースリング〈ASISに触れない位置〉
- ロープにワイドスリング〈できるだけ腋窩に近い位置〉

腰部セッティング

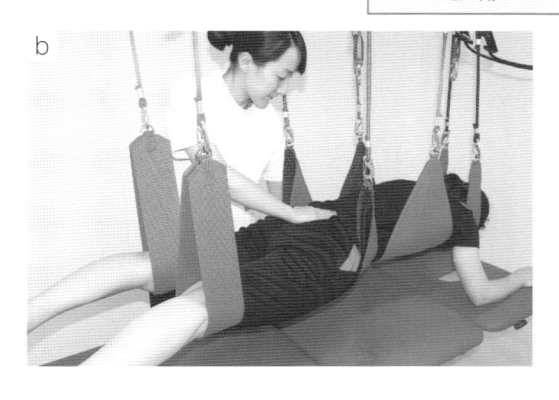

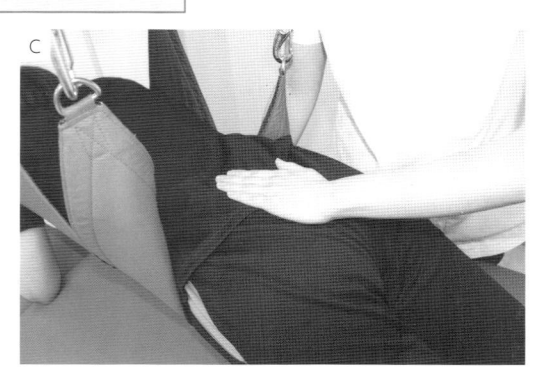

b　　c

片手を仙骨に，もう一方の手を腹部に当てる．腰椎前弯を減少させ，水平になるように両手で調整し，腰部セッティングを行う．両手を離し，最小限の努力でポジションを維持するように被検者に伝える．被検者が疲労を訴えたり，痛みが出現したりなど，姿勢保持ができなくなった時間を記録する．姿勢保持ができない場合は，腰部の深部安定性システムの機能低下のサインとして判断する．

■ トリートメント（口絵カラー③参照）

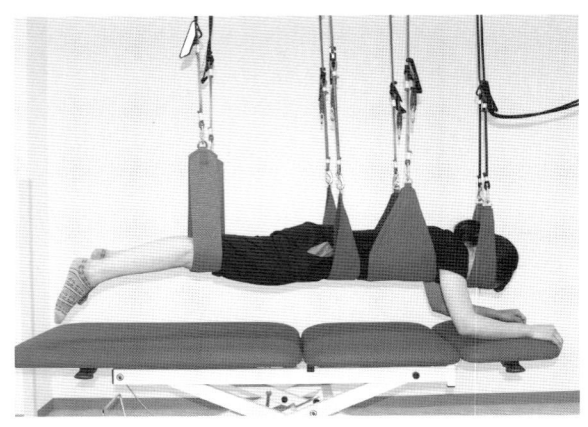

ウィークリンクテストで実施した最小限の努力で保持できるポジション（ニュートラルポジション）を，できる限り長く保持させる．この際に，痛みを誘発させないことが重要である．3セットを目安に実施し，トリートメント間では30秒の休憩をとる．実施後は，あらためてウィークリンクテストを実施する．

# コアエクササイズ

コアエクササイズの適応は，次の3つである．
①**安定性の低下，神経筋コントロールの低下，関節可動域の低下**
②**疼痛の出現**
③**疲労の出現**

## 1 │ 立位でのコアエクササイズ

スタートポジション

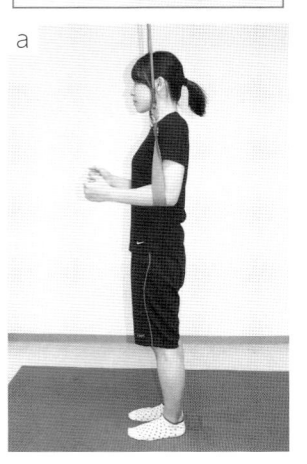

サスペンションポイントの真下で立位をとり，肘関節90°屈曲位で前腕近位部にストラップを通す．ストラップの高さはウエストレベルとする．

## エクササイズ

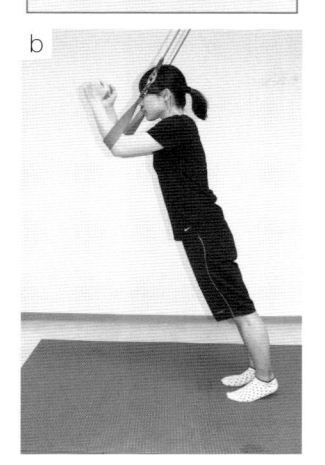

身体を真っすぐに維持し，肩関節の屈曲によって前方にもたれかからせ，再度スタートポジションに戻る．側腹部に触れ，体幹筋群の収縮を確認しながら実施する．

## 段階的負荷

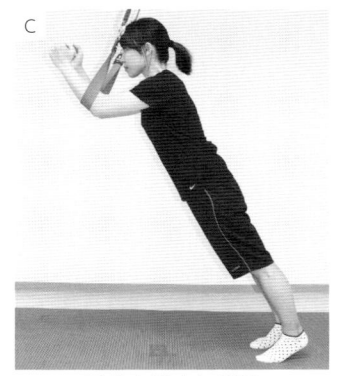

足部を後方に移動

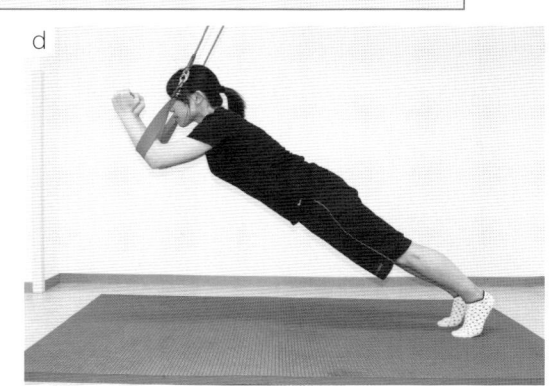

ロープを長くする

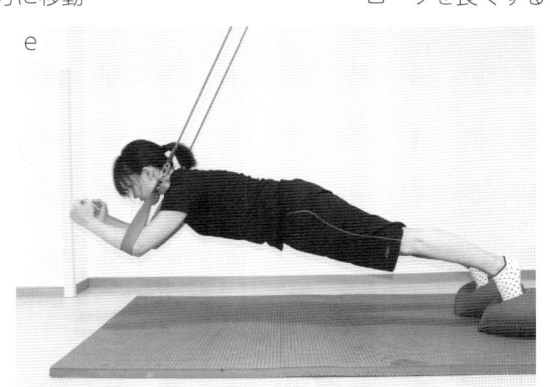

クッションの使用

## 2｜背臥位でのブリッジ

### スタートポジション

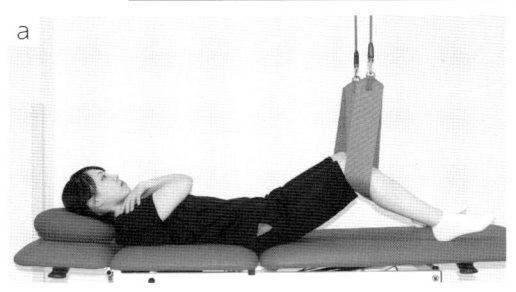

a

背臥位で，上肢は胸の上に置く．この位置で動作ができない時は，上肢を床に置いたり頭上でグリップすることで上肢の代償とする．サスペンションポイントから垂直に垂らしたロープにナロースリングを付け，下腿近位部に通し，30 cmくらいの高さにセットする．

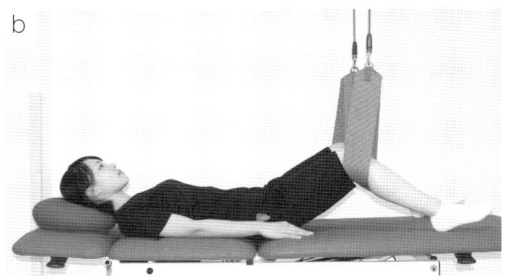

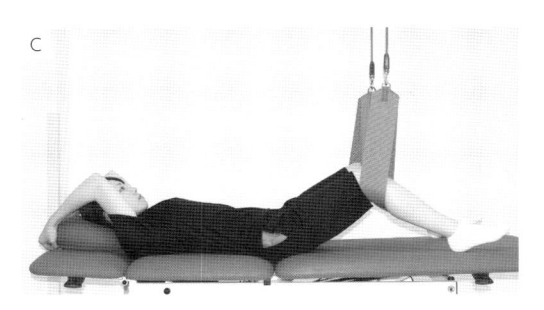

b

c

### エクササイズ

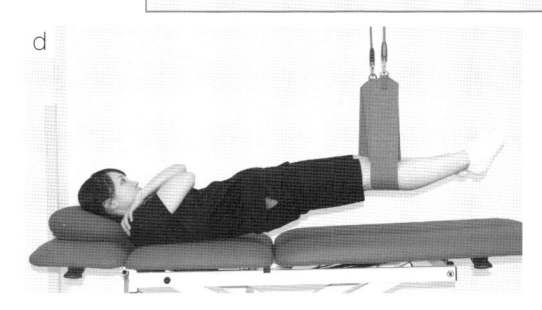

d

身体が水平になるまで骨盤を挙上させ，再度スタートポジションに戻る．

### 段階的負荷

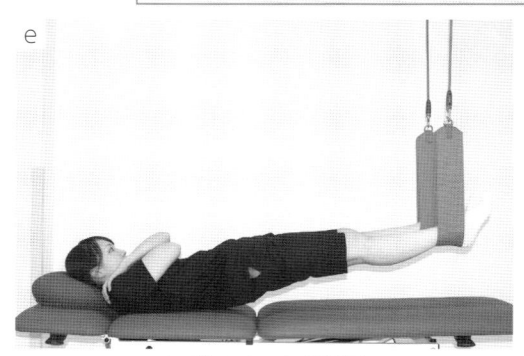

e

レバーアームの延長

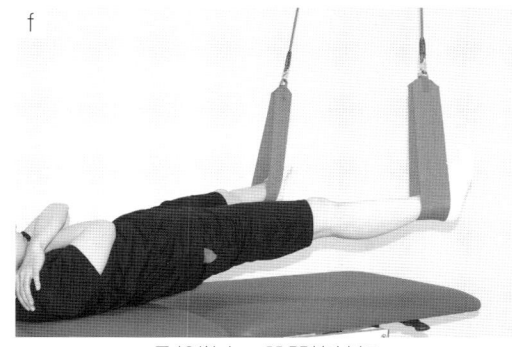

f

骨盤挙上＋股関節外転

g クッション＋骨盤挙上　　　　　h クッション＋股関節外転

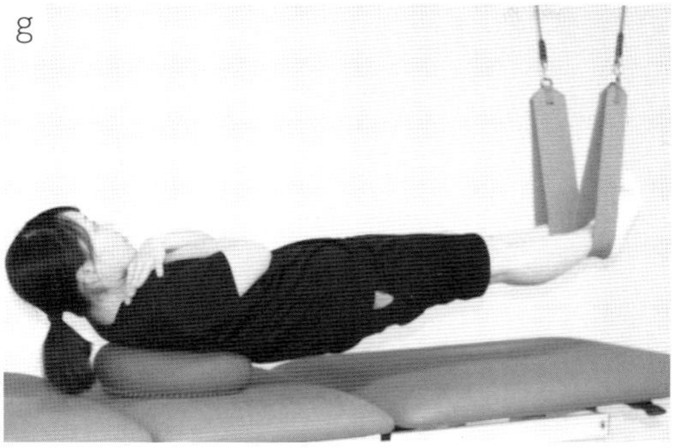

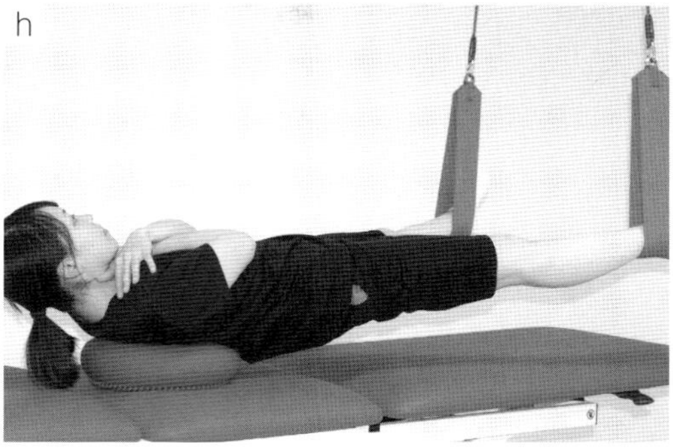

> すべてのトレーニングで骨盤が水平位置にあるか，体幹側屈がないかを確認する．

## 3 ｜ 腹臥位でのブリッジ

**スタートポジション**

**エクササイズ**

a

b

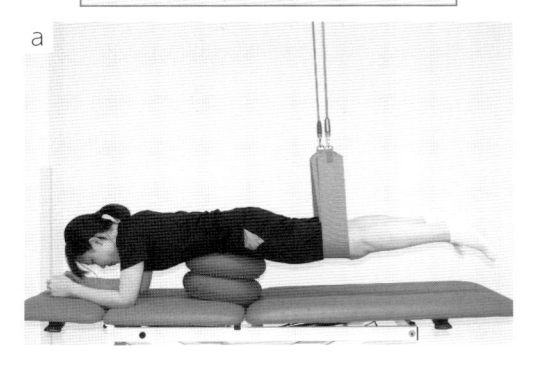

腹臥位となり前腕で身体を支持し，腰椎の過伸展を避けるため腹部の下にクッションを置く．サスペンションポイントから垂直に垂らしたロープにナロースリングを付けて両大腿部の下に通し，床面から 40 cm くらいの高さになるように吊るす（踵と肩が同じくらいの高さ）．

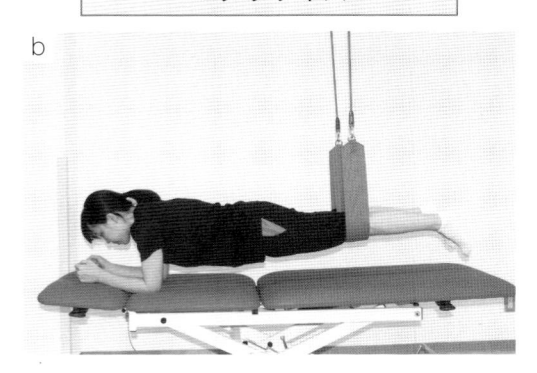

身体が水平になるまで骨盤を挙上し，再度スタートポジションに戻る．

## 段階的負荷

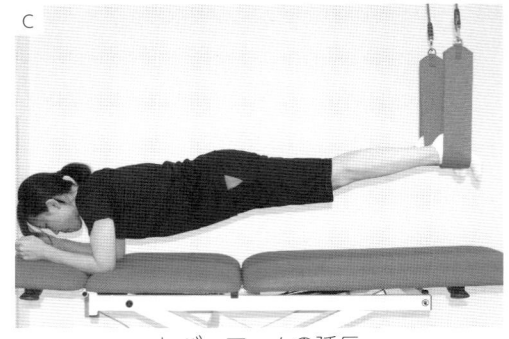

**c** レバーアームの延長

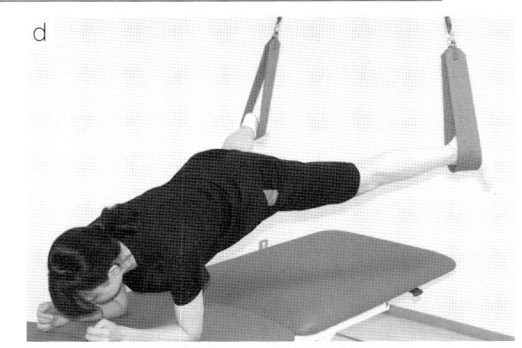

**d** 骨盤挙上＋股関節外転

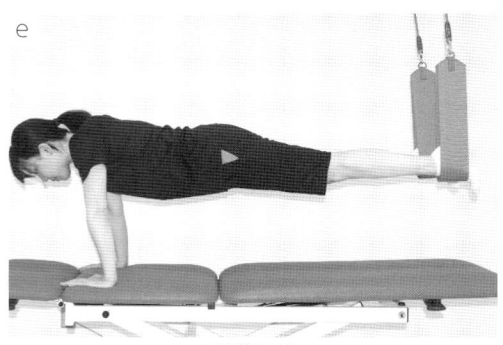

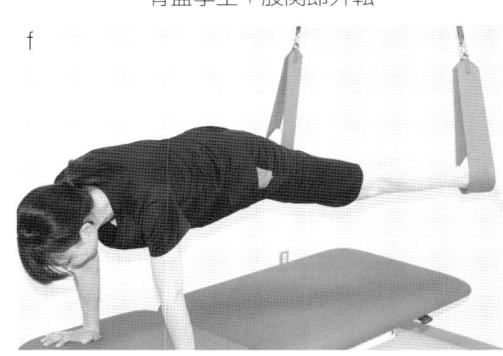

**e** 手掌支持

**f** 手掌支持＋股関節外転

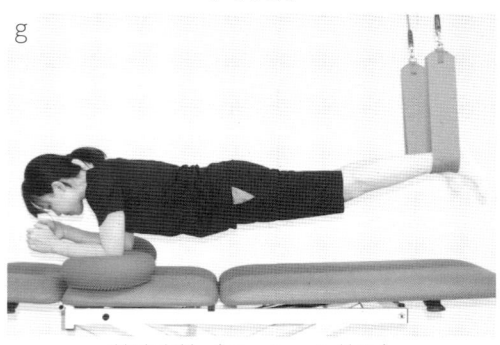

**g** 前腕支持（クッション使用）

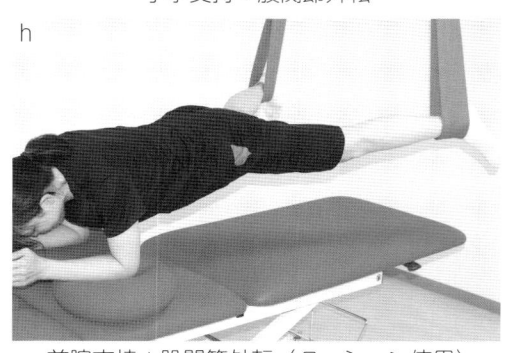

**h** 前腕支持＋股関節外転（クッション使用）

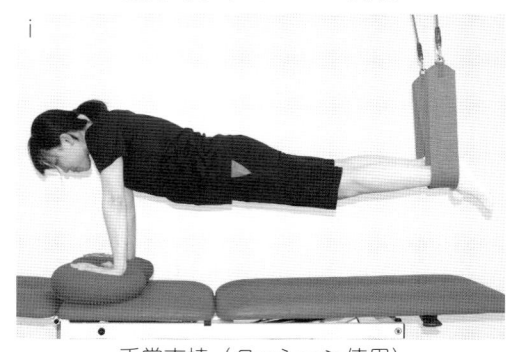

**i** 手掌支持（クッション使用）

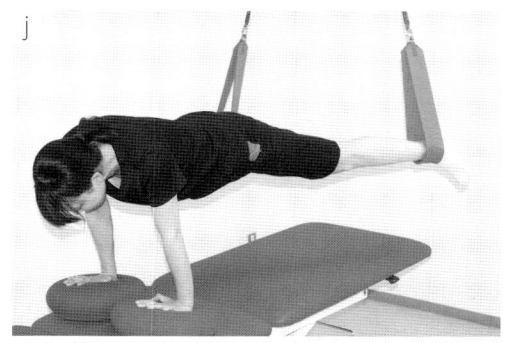

**j** 手掌支持＋股関節外転（クッション使用）

すべてのトレーニングで骨盤が水平位置にあるか，体幹側屈がないかを確認する．

## 4 | 側臥位でのブリッジ

### スタートポジション

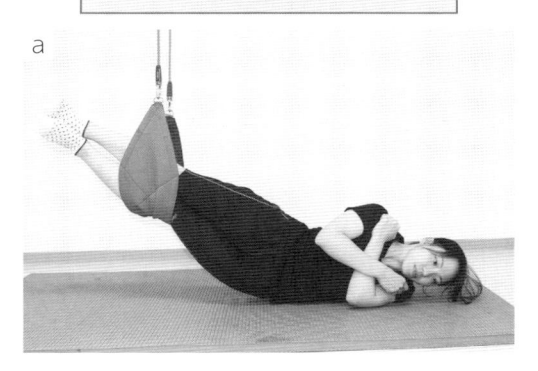

a

側臥位となり，腕またはクッションの上で頭を支持し，上側の腕は身体に平行にするか，胸の前で組む．サスペンションポイントから垂直に垂らしたロープにワイドスリングを付け，床面から30 cmくらいの高さに吊るす（下側踵と上側肩が同じ高さ）．

### エクササイズ

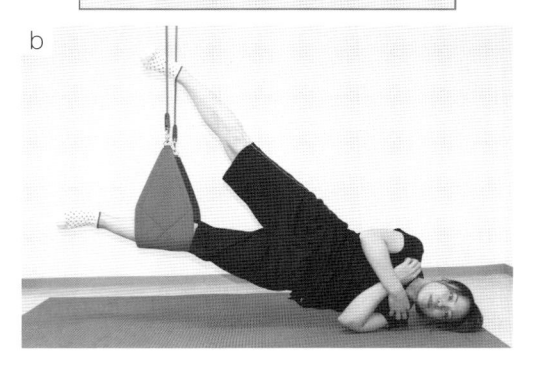

b

身体が一直線になるまで骨盤を挙上し，上側の下肢を外転した後，再度スタートポジションに戻る．

### 段階的負荷

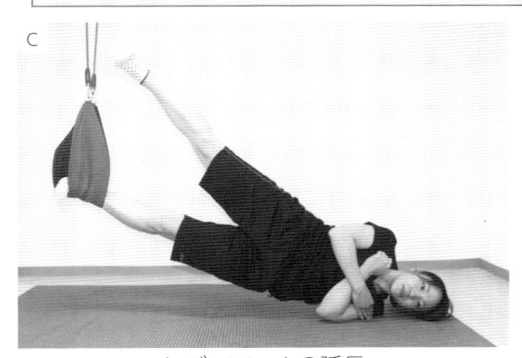

c レバーアームの延長

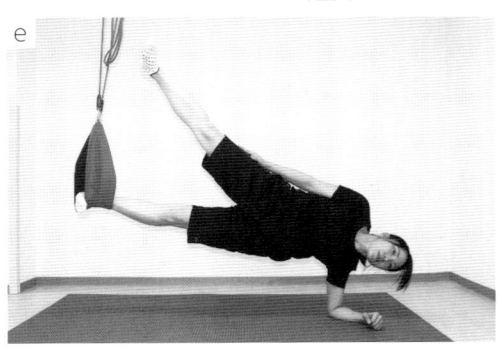

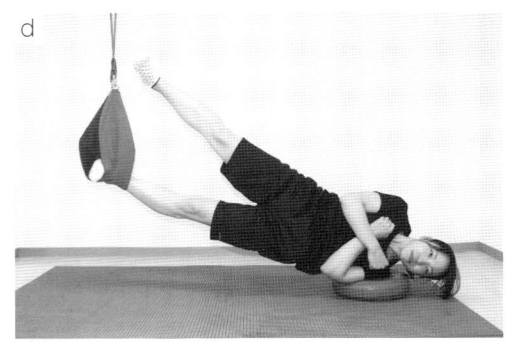

d クッション使用

e 前腕支持

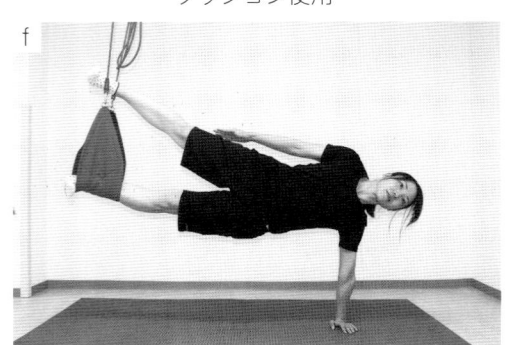

f 手掌支持

# 2 下肢に対するアプローチ

## モビリティー・エクササイズ（OKC）

### 1 | 股関節内転・外転

**スタートポジション**

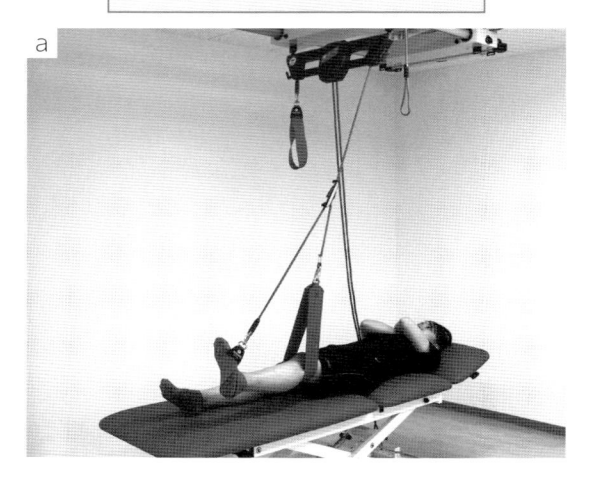

a

背臥位で胸の上に腕を置く．サスペンションポイントは股関節軸上とし，足部はストラップ，膝はナロースリングで支持する．下肢が水平面よりわずかに上となるまでロープを上げる．

**エクササイズ**

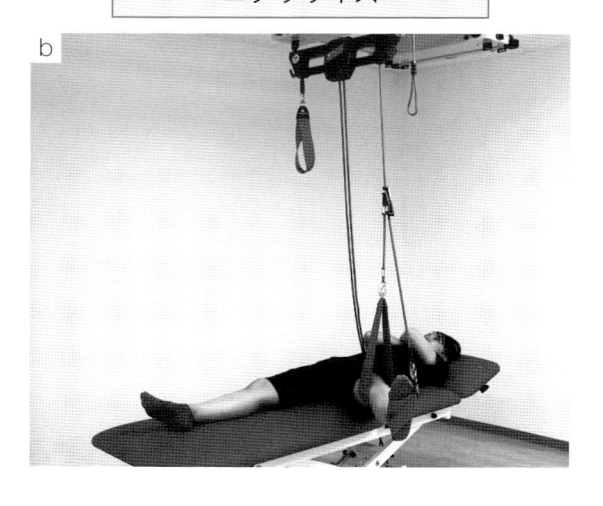

b

股関節の内転・外転運動を行う．この運動は，自動運動・他動運動のどちらで行ってもよい．

## 2 | 股関節屈曲・伸展

スタートポジション

エクササイズ

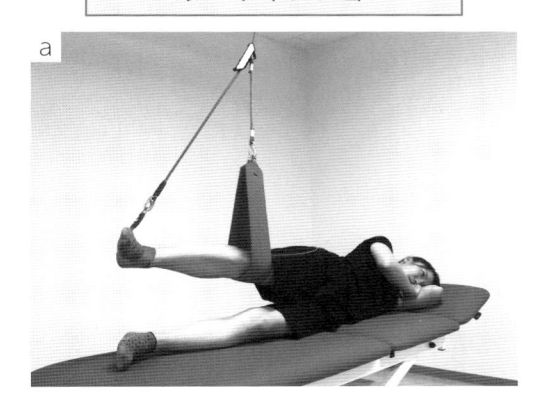

側臥位で，腕またはクッションで頭を支える．サスペンションポイントは股関節軸上とし，足部はストラップ，膝の上部はナロースリングで支持し，下肢が体幹と水平位になるまでロープを上げる．

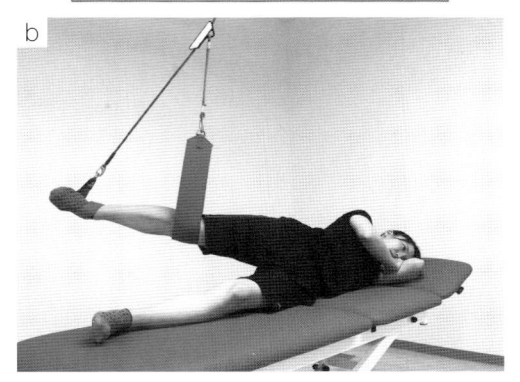

股関節の屈曲・伸展運動を行う．この運動は，自動運動・他動運動のどちらで行ってもよい．

## 3 | 膝関節屈曲・伸展

スタートポジション

エクササイズ

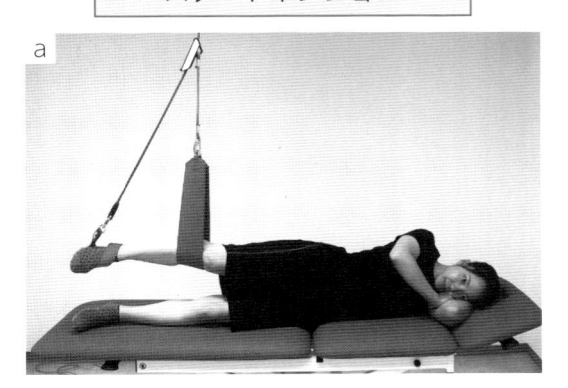

側臥位で，腕またはクッションで頭を支持する．サスペンションポイントは膝関節軸上とし，足部はストラップ，膝の上部はナロースリングで支持し，下肢が体幹と水平位になるまでロープを上げる．

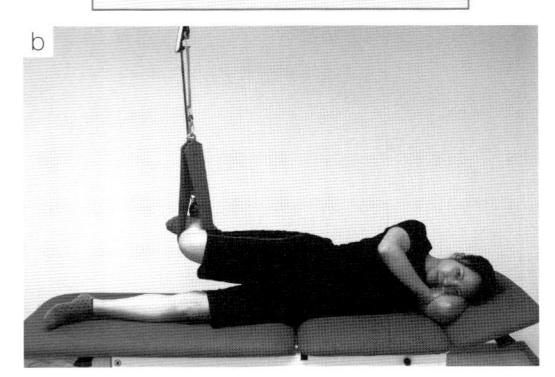

膝関節の屈曲・伸展運動を行う．この運動は，自動運動・他動運動のどちらで行ってもよい．

## 強　化

### 1 ｜ 股関節伸展

スタートポジション

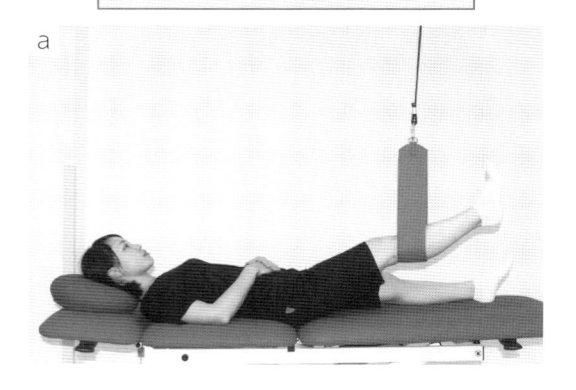

a

背臥位で上肢は腹部の上に置く．サスペンションポイントから垂直に垂らしたエラスティックコードにナロースリングを付け，下腿近位部を支持し，床面から 30 cm くらいの高さに吊るす．

エクササイズ

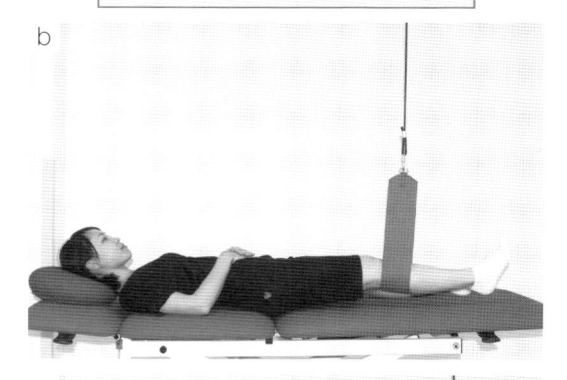

b

ナロースリング内の下肢を下方に押し付ける．

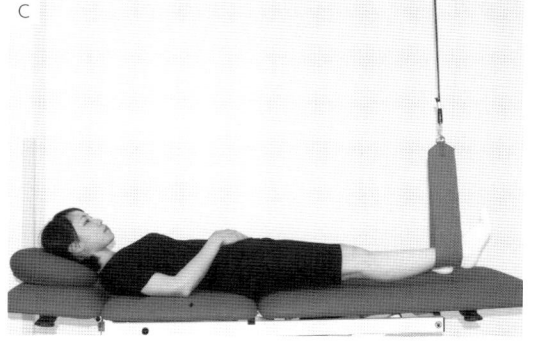

c

負荷量を上げる時は，エラスティックコードを増やすか，ナロースリングを足関節方向に移動させ，レバーアームを長くする．

## 2 | 股関節内転

**スタートポジション**

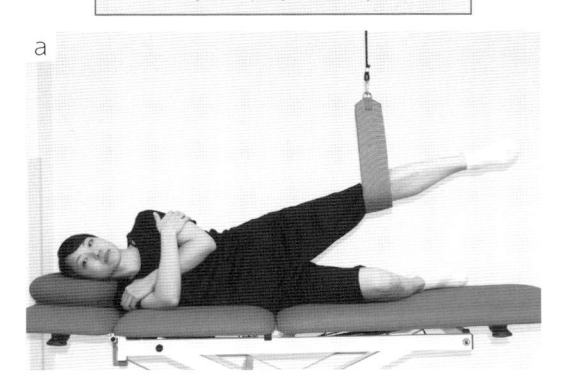

a　側臥位で，腕またはクッションで頭を支持する．サスペンションポイントから垂直に垂らしたエラスティックコードにナロースリングを付け，大腿遠位部を支持し，床面から50 cmくらいの高さに吊るす（上側の肩と踵が同じくらいの高さ）．

**エクササイズ**

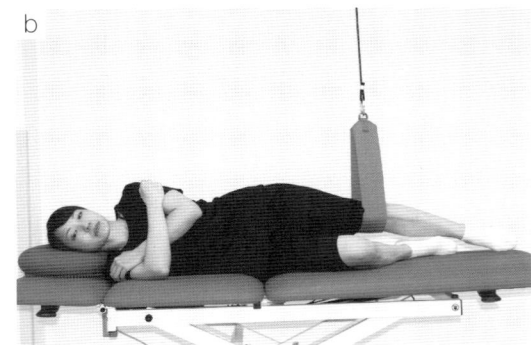

b　ナロースリング内で下肢を下方に押し付ける．

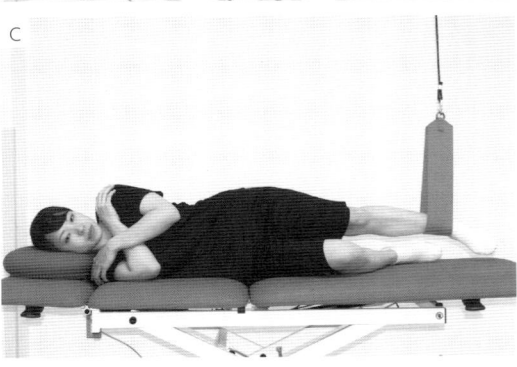

c　負荷量を上げる時は，エラスティックコードを増やすか，ナロースリングを足関節方向に移動させ，レバーアームを長くする．

## 3 | 膝関節伸展

**スタートポジション**

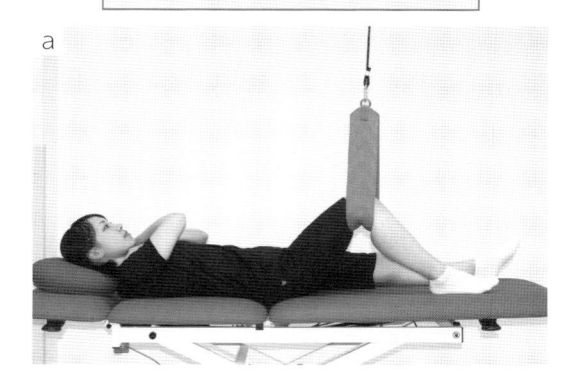

a　仰臥位で胸の上に腕を置く．サスペンションポイントから垂直に垂らしたエラスティックコードにナロースリング付けて膝を支え，床面から30cmくらいの高さ（膝屈曲90°くらい）に吊るす．

**エクササイズ**

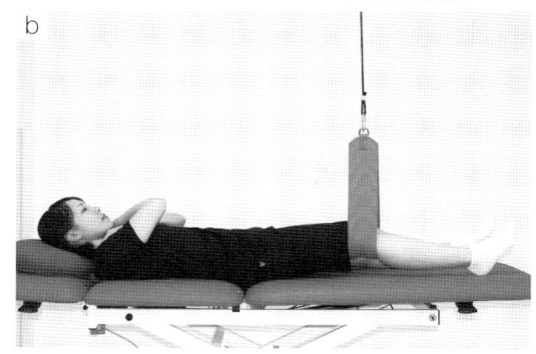

b　ナロースリング内で膝を下方に押し付ける．

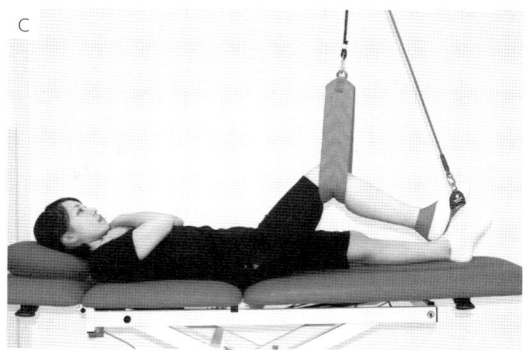

c　負荷量を上げる時は，エラスティックコードを増やすか，足関節をストラップ内に置き，不安定な状態で膝を下方に押し付ける（**口絵カラー③参照**）．

# 下肢へのウィークリンクテスト，トリートメント

　常に痛みを誘発することなく正確に動作を遂行させるため，ロープにエラスティックコードを取り付けて開始する．被検者が口頭指示で正確なポジションを見つけることができない場合には，徒手的に正確な動作を誘導する．

正確なテストを遂行するには，次の3つがポイントとなる．
①正確な動作ができなくなる負荷量までテストを実施する．
②痛みを誘発させないよう段階的に負荷量を上げて実施する．
③比較のために反対側の下肢も同様に行い，正確な動作ができなくなった負荷量または痛みが生じた負荷量を記録する．

## 1 | ブリッジ

### ■ ウィークリンクテスト

すべてのレベルにおいて，次の点をチェックする．
①骨盤が水平位で保持できる．
②腰椎は正常な前弯を保持することができる．
③骨盤の回旋・体幹の側屈が起きない．

スタートポジション

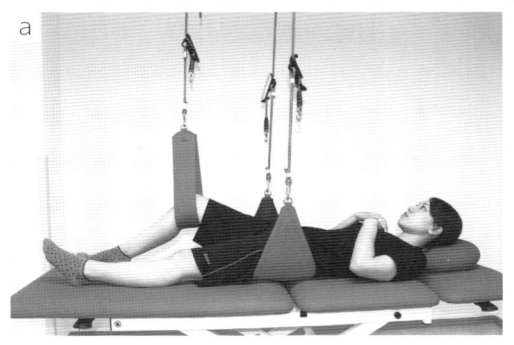

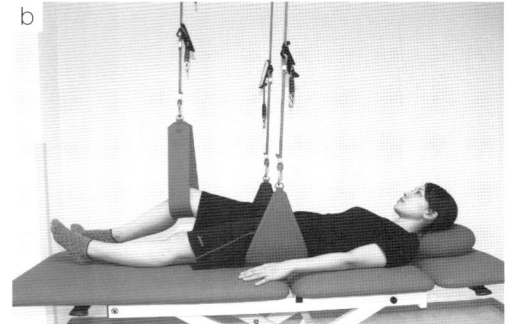

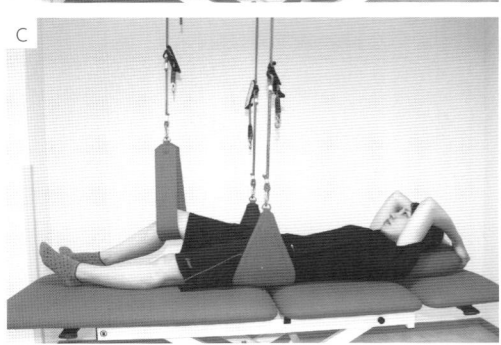

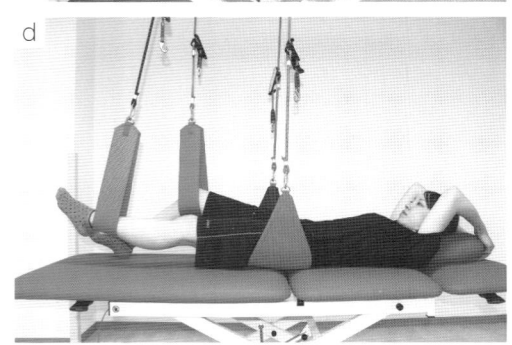

a b c d

背臥位で胸の上に腕を置く．サスペンションポイントから垂直に垂らしたロープにナロースリングを通し，床面から30 cmくらいの高さ（膝関節屈曲90°くらい）になるように片側膝を屈曲させる．骨盤帯には，エラスティックコードを取り付けたワイドスリングを通す．この開始姿勢で動作困難な時は，上肢を体側に置く，頭部側をグリップし広背筋の活動を利用する，反対側下肢をエラスティックコードでサポートするなどの方法で行う（**口絵カラー③参照**）．

| レベルⅠ・Ⅱ | レベルⅢ |
|---|---|
| e | f |

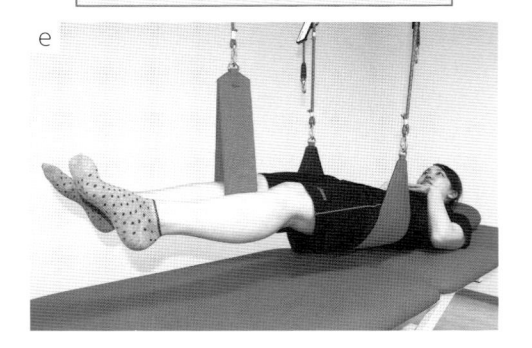

ナロースリング内で膝を伸ばし（ここでは右），自由になっている下肢（ここでは左）を上に持ち上げ，両側下肢を平行に保つ．ナロースリング内で膝を下方に押し，身体の位置を真っすぐに保ちながら骨盤を持ち上げる．この動作は，骨盤帯のワイドスリングによってサポートされたままで実施する．
レベルⅠ：エラスティックコードによるサポートを行っても動作ができない．
レベルⅡ：エラスティックコードによるサポートを行えば動作が行える．または，レベルⅢで痛みが生じるか，Ⅲの動作が不可能だった場合もレベルⅡとする．

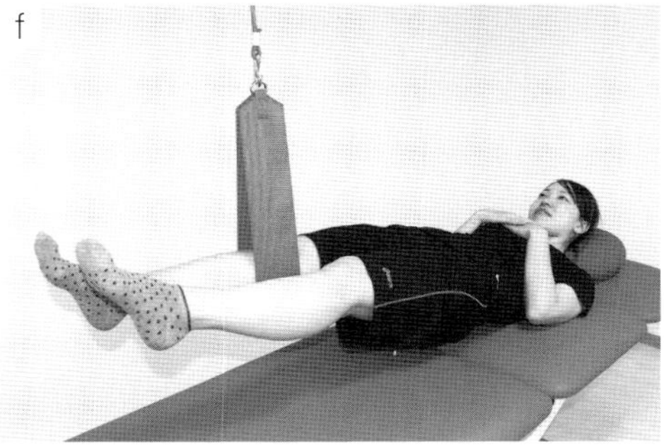

骨盤帯のワイドスリングでのサポートなしに，骨盤挙上が可能．または，レベルⅣで痛みが生じるか動作が不可能だった場合もレベルⅢとする．

| レベルⅣ | レベルⅤ |
|---|---|
| g | h |

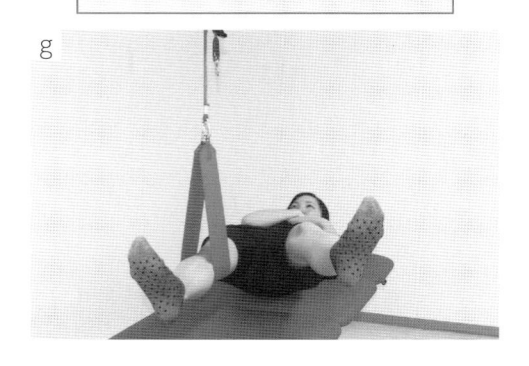

レベルⅢの動作から，さらに自由な下肢を外転させる．骨盤の傾斜や体幹の側屈が出ないことを確認する．レベルⅤで痛みが生じるか動作が不可能だった場合もレベルⅣとする．

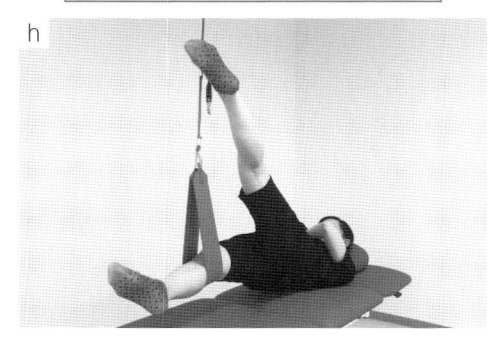

レベルⅣの動作からさらに骨盤を回旋させる．

## ■ トリートメント

ウィークリンクテストで正常に動作が遂行できるレベルにグレードダウンする．正確な動作を数回繰り返し，セラピストは不安定性を増大させるためにロープを揺らしてもよい．2～3セット行い，セット間は30秒の休憩をとる．正確に行えるようになったら段階的に負荷を上げる．治療の有効性を明らかにするために，ファンクショナルテストを実施する．

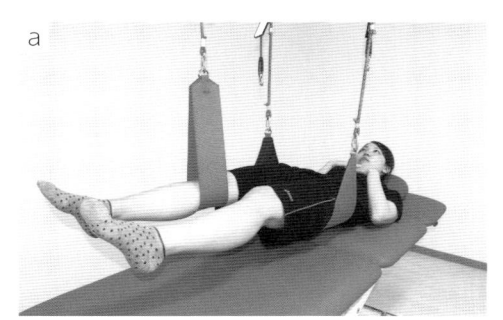

a　骨盤サポート＋挙上

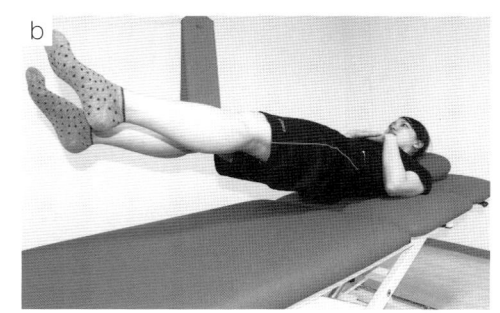

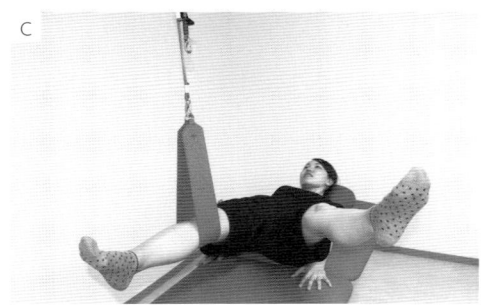

b　サポートなし

c　骨盤挙上＋片脚外転（上肢体側）

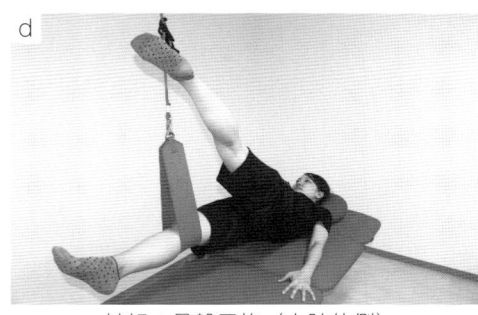

d　外転＋骨盤回旋（上肢体側）

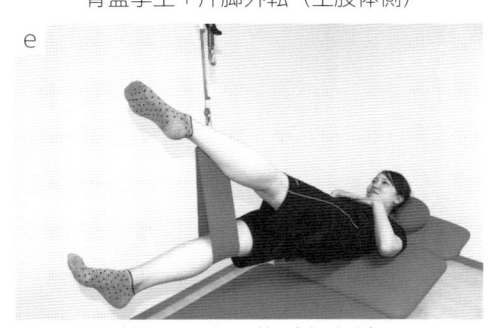

e　外転＋骨盤回旋（上肢胸）

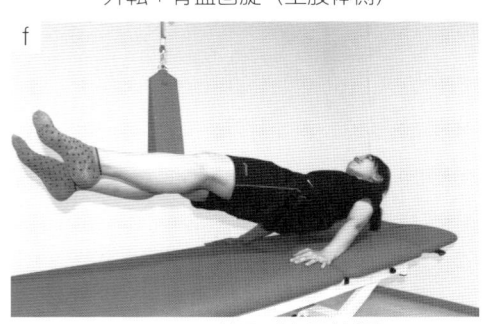

f　クッション使用（上肢体側）

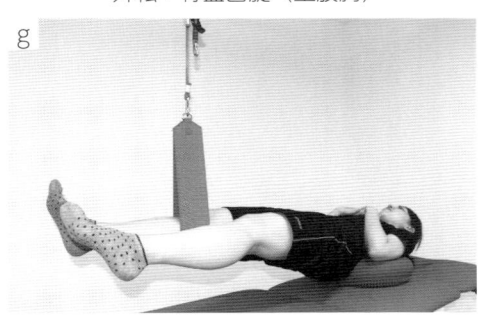

g　クッション使用（上肢胸）

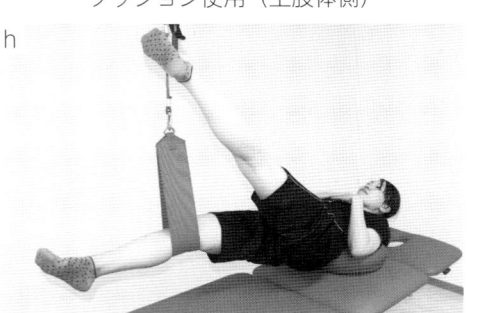

h　外転＋骨盤回旋（クッション使用）

## ■ トレーニング

トレーニングは4回（正確な動作を行える回数）繰り返し，4セット実施する．セット間は30秒の休息をとり，容易に4回繰り返すか，または4セット以上行う時は運動強度を上げる．

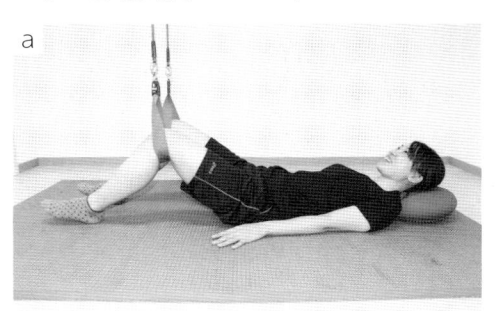

a

上肢体側

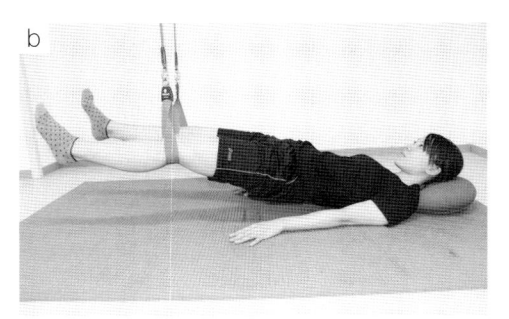

b

骨盤挙上（上肢体側）

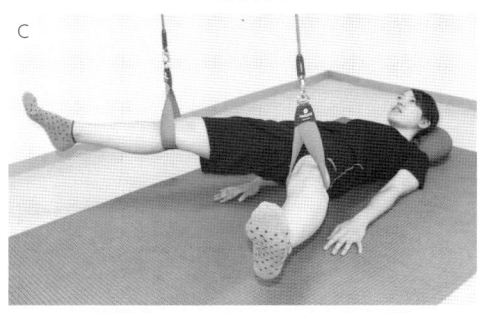

c

骨盤挙上＋両下肢外転（上肢体側）

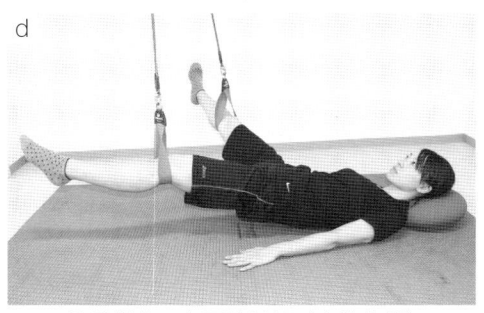

d

骨盤挙上＋右下肢外転（上肢体側）

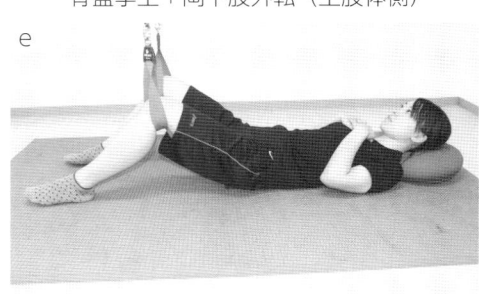

e

上肢胸

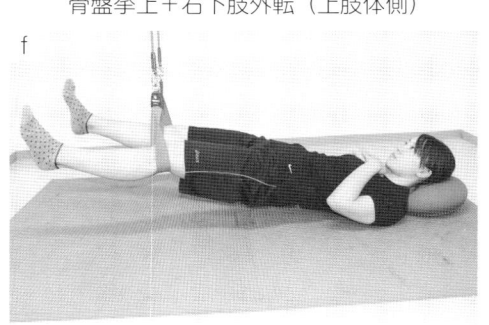

f

骨盤挙上（上肢胸）

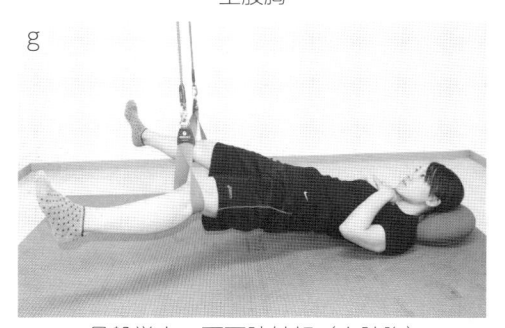

g

骨盤挙上＋両下肢外転（上肢胸）

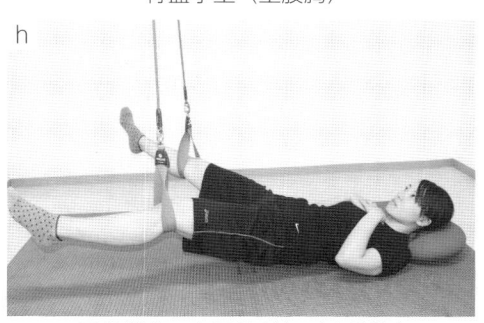

h

骨盤挙上＋右下肢外転（上肢胸）

2 下肢に対するアプローチ

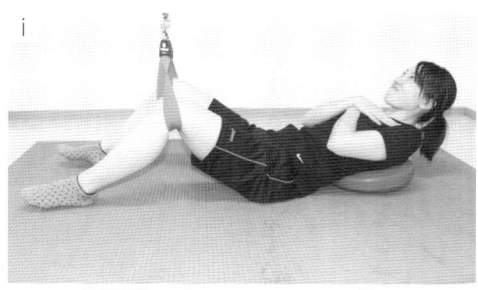

肩甲帯の下でのクッション使用 　　　　　骨盤挙上（クッション使用）

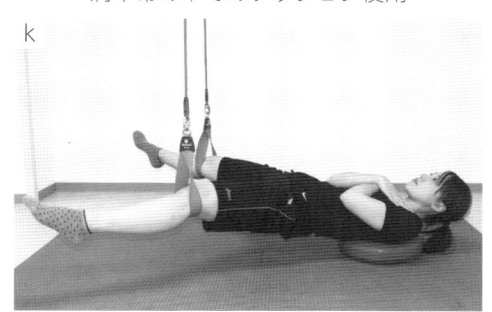

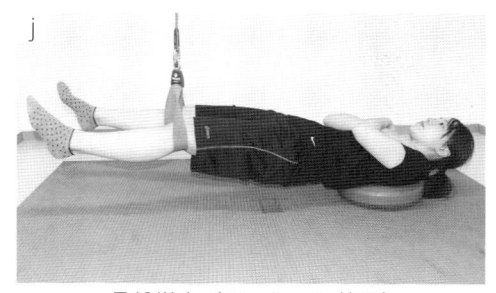

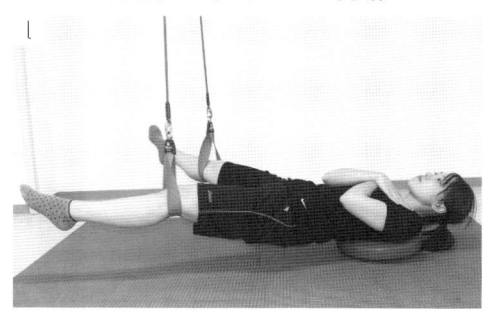

骨盤挙上＋両下肢外転（クッション使用）　　骨盤挙上＋右下肢外転（クッション使用）

## 2｜腹臥位でのブリッジ

### ■ ウィークリンクテスト

すべてのレベルにおいて，次の点をチェックする．
①骨盤が水平位で保持できる．
②腰椎は正常な前弯を保持することができる．
③骨盤の回旋・体幹の側屈が起きない．

| スタートポジション |

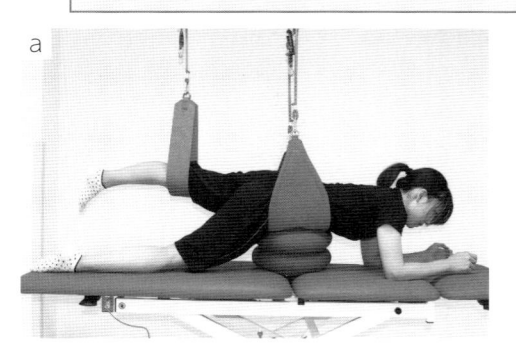

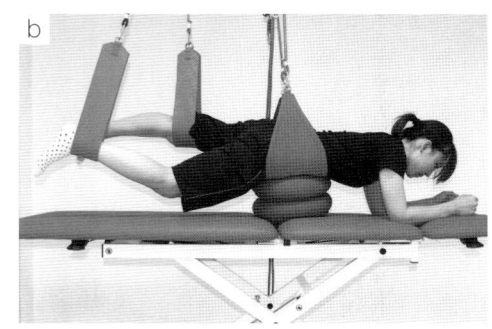

腹臥位で上半身は前腕で支持する．腰椎の過伸展を避けるため，腹部の下にクッションを置く．サスペンションポイントから垂直に垂らしたロープにナロースリングを通し，床面から40cmくらいの高さで大腿部を支持する（踵と肩が同じくらいの高さ）．腹部は，エラスティックコードを取り付けたワイドスリングで支持する．自由な下肢を上げられない時は，bのように足関節をナロースリングで支持する．

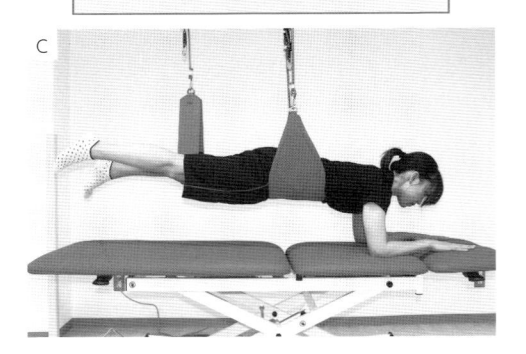

| レベルⅠ・Ⅱ | レベルⅢ |
|---|---|
| c | d |
| 自由な下肢を挙上させ，反対側下肢と平行にさせる．身体が真っすぐになるまでナロースリング内の下肢を下方に押し，骨盤を挙上する．レベルⅠ：エラスティックコードによるサポートを行っても動作ができない．レベルⅡ：エラスティックコードによるサポートを行えば動作が行える．または，レベルⅢで痛みが生じるか，Ⅲの動作が不可能だった場合もレベルⅡとする． | 骨盤帯のワイドスリングでのサポートなしに，骨盤挙上が可能．または，レベルⅣで痛みが生じるか動作が不可能だった場合もレベルⅢとする． |

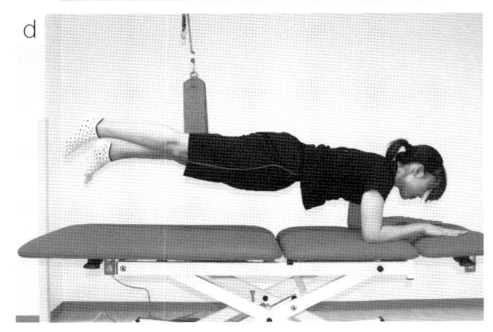

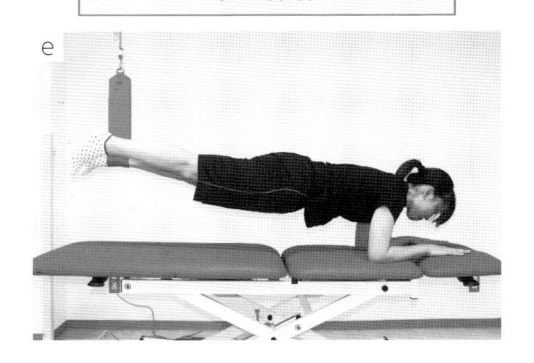

| レベルⅣ | レベルⅤ |
|---|---|
| e | f |
| ナロースリングの位置を足関節に移動させる（レバーアームを長くする）．骨盤の傾斜や体幹の側屈が生じさせないことを確認する．レベルⅤで痛みが生じるか動作が不可能だった場合もレベルⅣとする． | レベルⅣの動作からさらに自由な下肢を外転させる． |

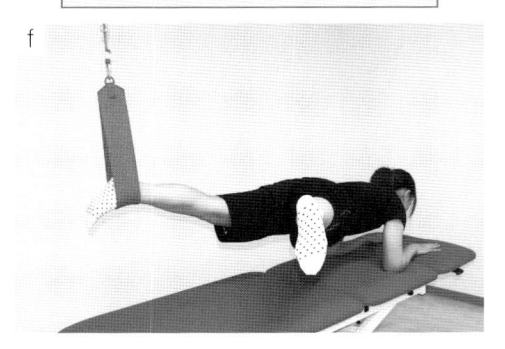

## ■ トリートメント

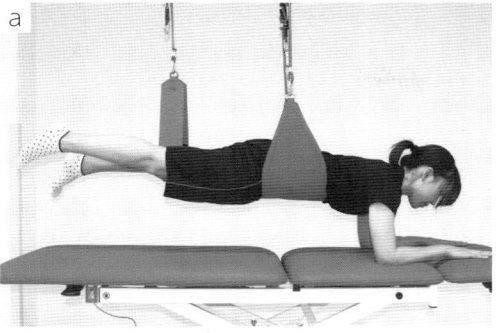

a
骨盤サポート＋骨盤挙上

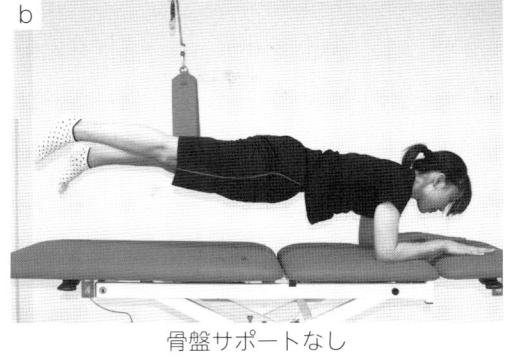

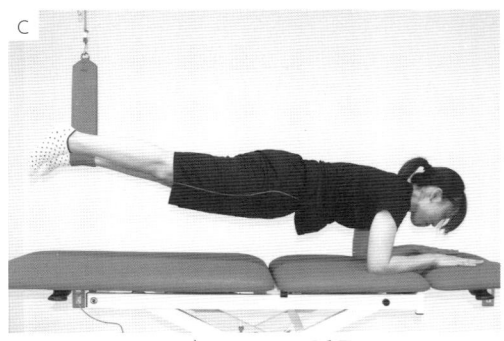

b
骨盤サポートなし

c
レバーアームの延長

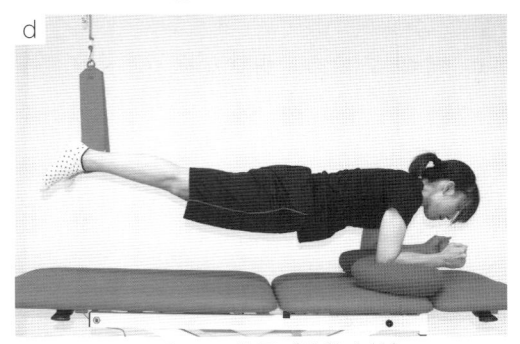

d
クッション使用（前腕支持）

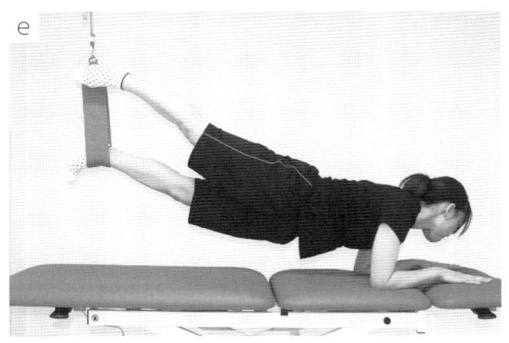

e
骨盤挙上＋回旋（前腕支持）

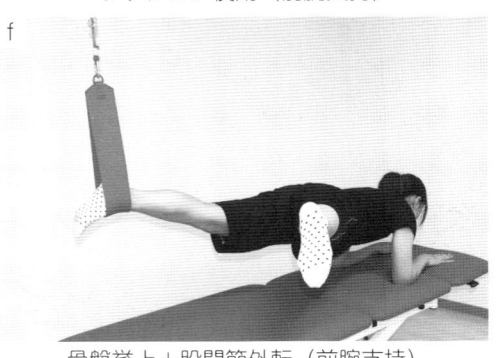

f
骨盤挙上＋股関節外転（前腕支持）

g
骨盤挙上・股関節外転＋骨盤回旋（前腕支持）

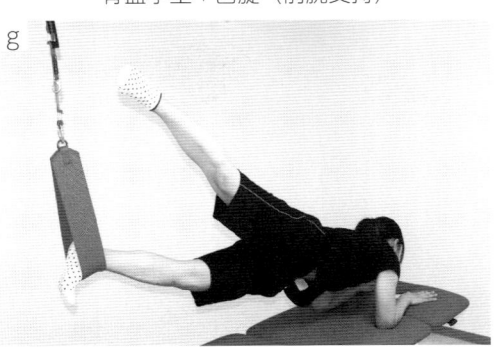

h
骨盤挙上・股関節外転＋骨盤回旋（前腕支持でクッション使用）

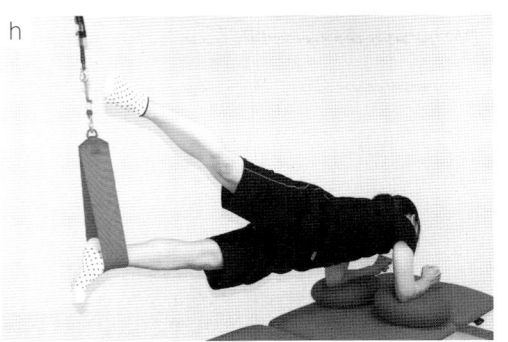

2 下肢に対するアプローチ

II サスペンション・エクササイズの基礎

i 手掌支持

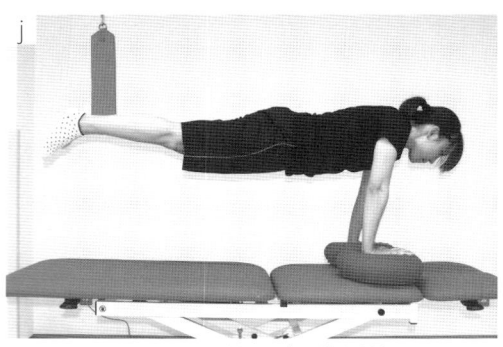

j クッション使用（手掌支持）

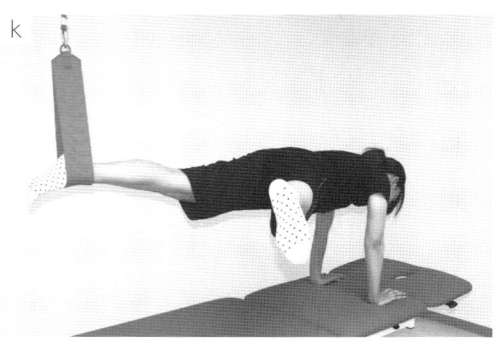

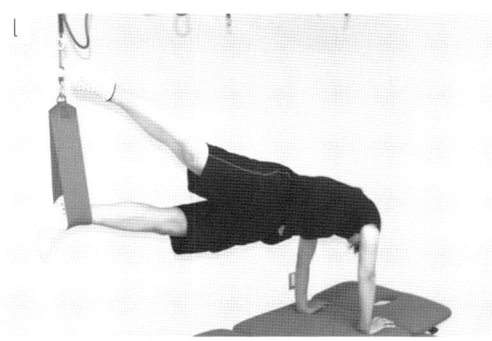

k 骨盤挙上＋股関節外転（手掌支持）

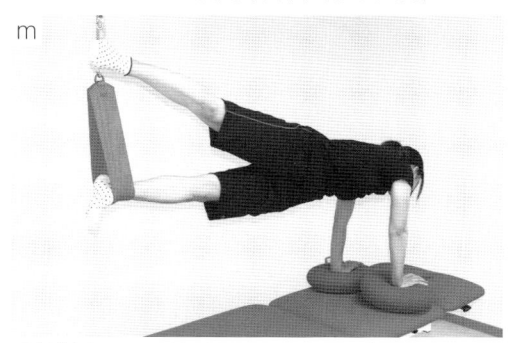

l 骨盤挙上・股関節外転＋骨盤回旋（手掌支持）

m 骨盤挙上・股関節外転＋骨盤回旋（手掌支持で
クッション使用）

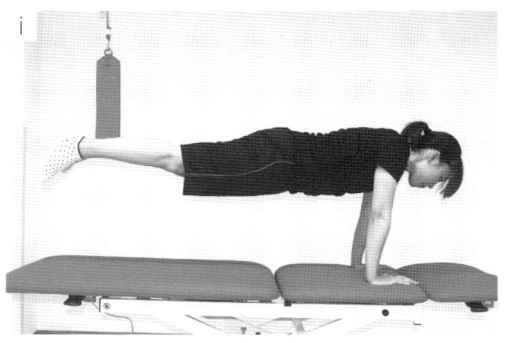

## ■ トレーニング

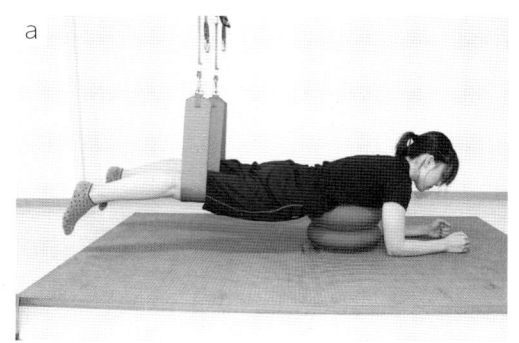

a スタートポジション

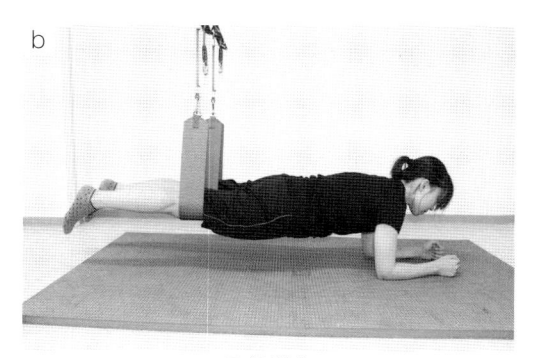

b 骨盤挙上

2 下肢に対するアプローチ

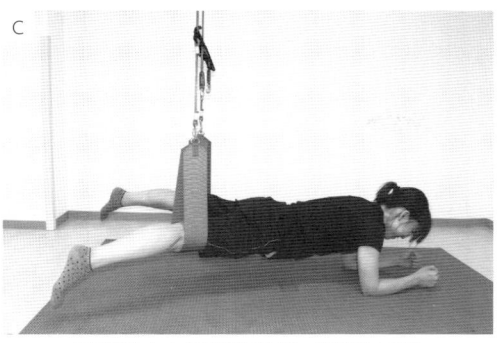

Ⅱ サスペンション・エクササイズの基礎

c  骨盤挙上＋股関節外転（前腕支持）

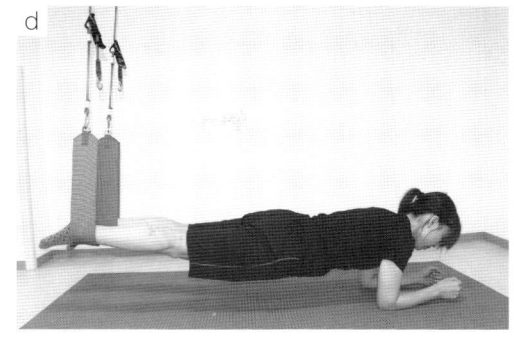

d  レバーアーム延長（前腕支持）

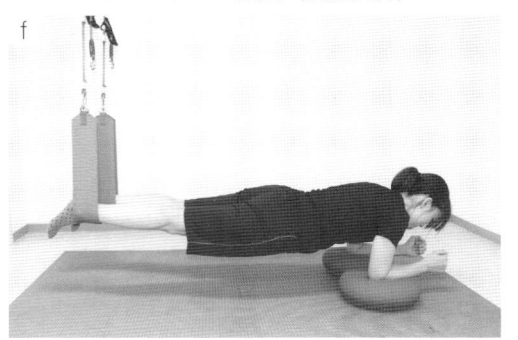

e  骨盤挙上＋股関節外転（前腕支持）

f  クッション使用（前腕支持）

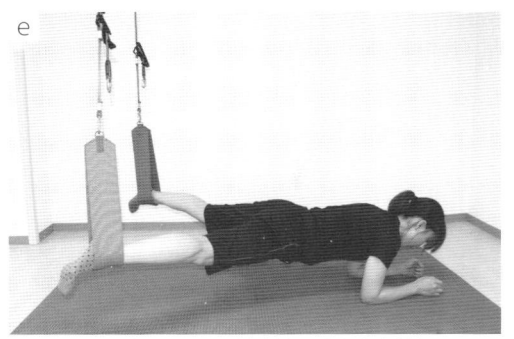

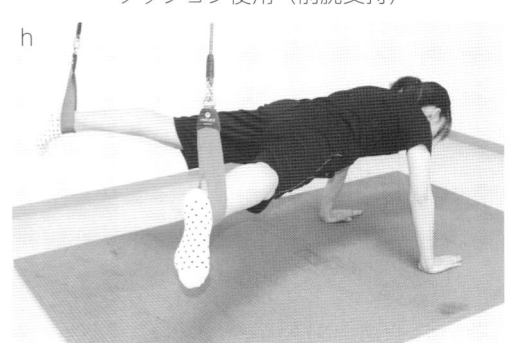

g  手掌支持

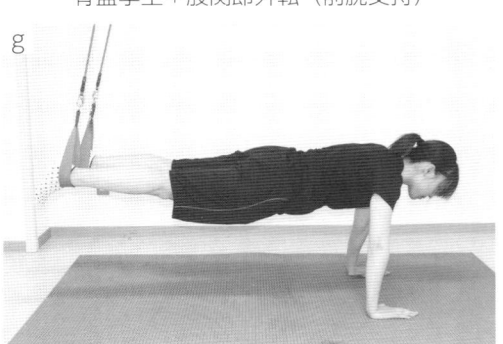

h  骨盤挙上＋股関節外転（手掌支持）

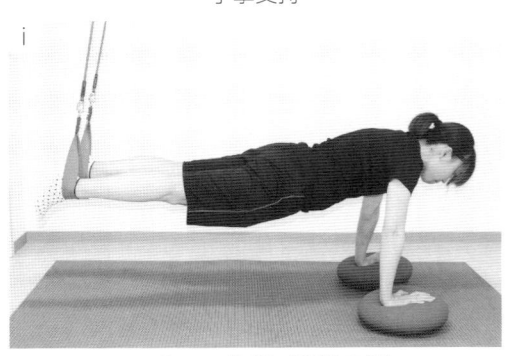

i  クッション使用（手掌支持）

j  骨盤挙上＋股関節外転（手掌支持でクッション使用）

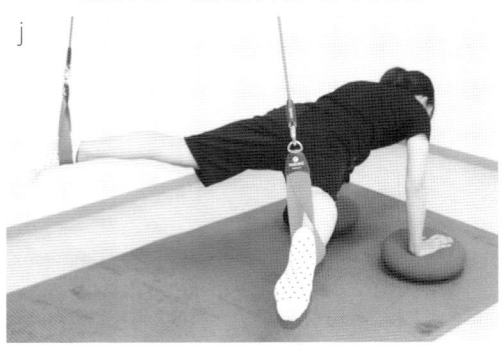

## 3 | 側臥位での股関節外転

■ ウィークリンクテスト（口絵カラー③参照）

すべてのレベルにおいて，次の点をチェックする．

①身体が真っすぐなポジションになるまで挙上することができる．
②腰椎は正常な前弯を維持することができる．
③体幹の回旋・側屈が起きない．

### スタートポジション

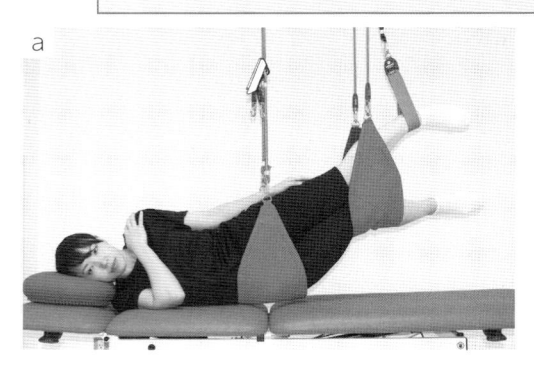

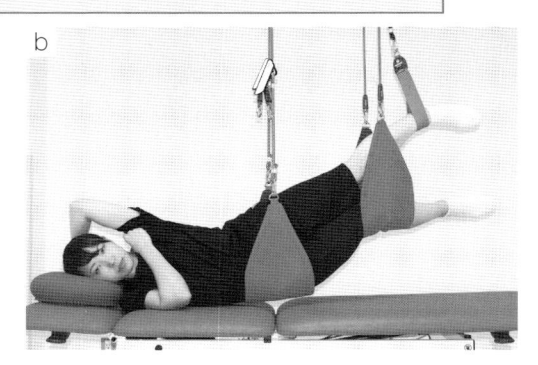

a　　　　　　　　　　　　　b

側臥位で，頭部を下側の腕またはクッションで支持し，上側の上肢は体側に置く（この姿勢でテスト困難な時は，上側の上肢を頭部でグリッピングした姿勢で行う）．サスペンションポイントから垂直に垂らしたロープにエラスティックコードを付け，骨盤にワイドスリングを通す．膝部は，サスペンションポイントから垂直に垂らしたロープにワイドスリングを通した後に，床面から30 cmくらいまで上げる（下側踵と上側肩が同じ高さ）．上側の下肢は，エラスティックコードに取り付けたスプリットスリングで支持する．

### レベルⅠ・Ⅱ

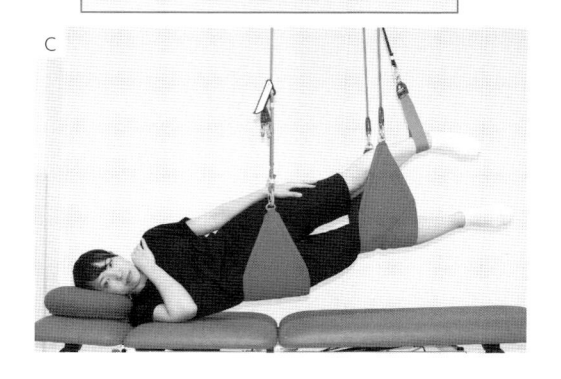

c

腰椎の前弯を増強させないために，股関節は中間位〜軽度伸展位に保持させた後，下側の股関節を外転させ，骨盤を挙上させる．レベルⅠ：エラスティックコードによるサポートを行っても動作ができない．レベルⅡ：エラスティックコードによるサポートを行えば動作が行える．または，レベルⅢで痛みが生じるか，Ⅲの動作が不可能だった場合もレベルⅡとする．

## 2 下肢に対するアプローチ

### レベルⅢ

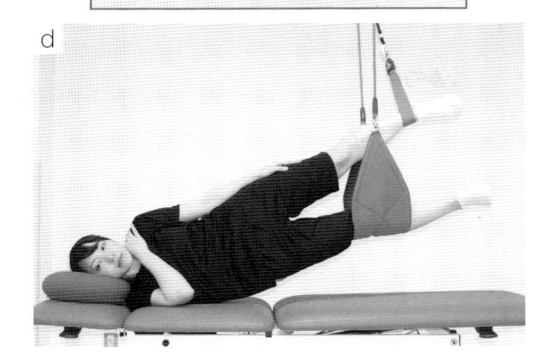

d

骨盤のワイドスリングでのサポートなしに，骨盤挙上が可能．または，レベルⅣで痛みが生じるか動作が不可能だった場合もレベルⅢとする．

### レベルⅣ

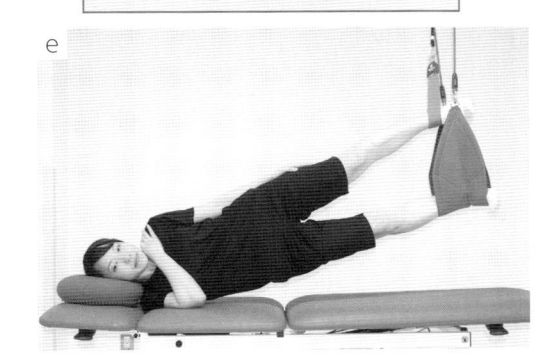

e

膝部のワイドスリングを足関節に移動させ，骨盤挙上が可能（レバーアームの延長）．または，レベルⅤで痛みが生じるか動作が不可能だった場合もレベルⅣとする．

### レベルⅤ

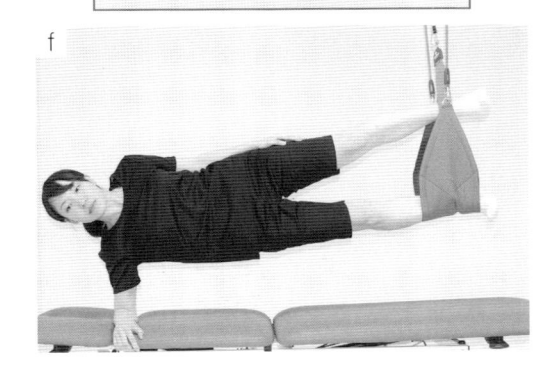

f

前腕支持とし骨盤挙上が可能．

## ■ トリートメント（口絵カラー④参照）

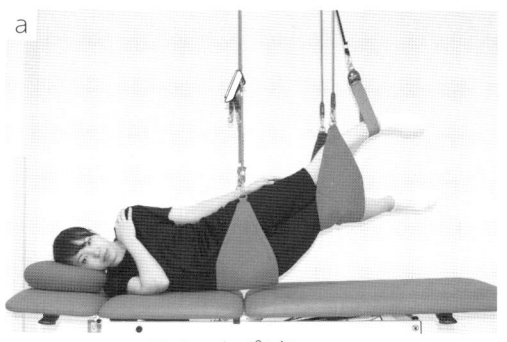

a
スタートポジション

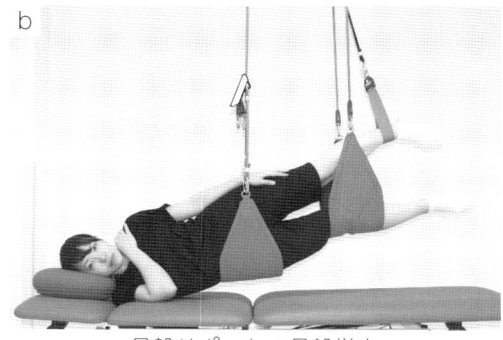

b
骨盤サポート＋骨盤挙上

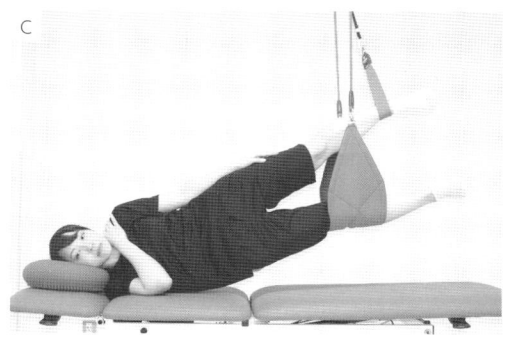

c
骨盤サポートなし

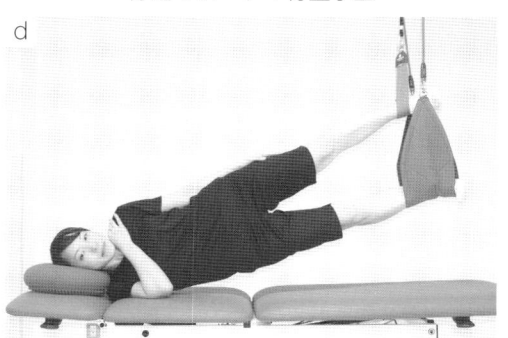

d
レバーアームの延長

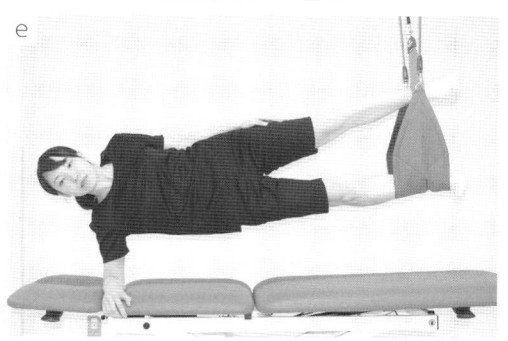

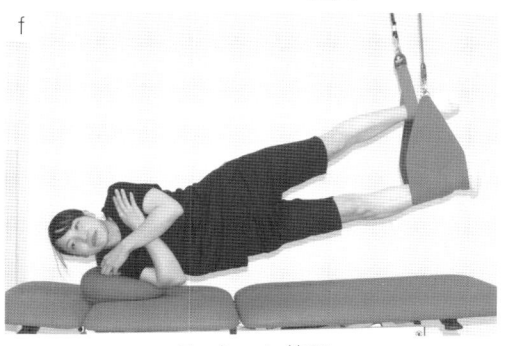

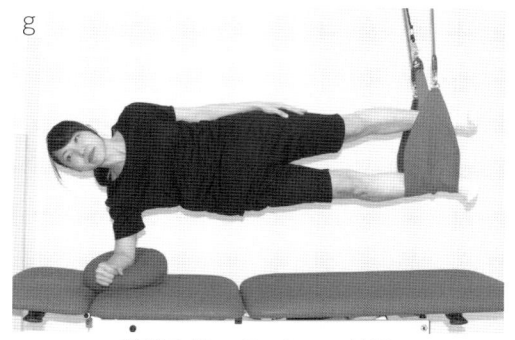

e
前腕支持

f
クッション使用

g
前腕支持＋クッション使用

2 下肢に対するアプローチ

■ トレーニング

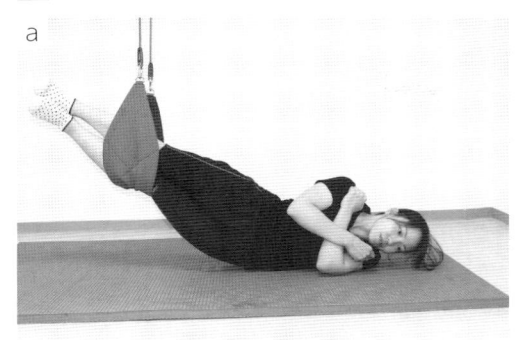

a　スタートポジション

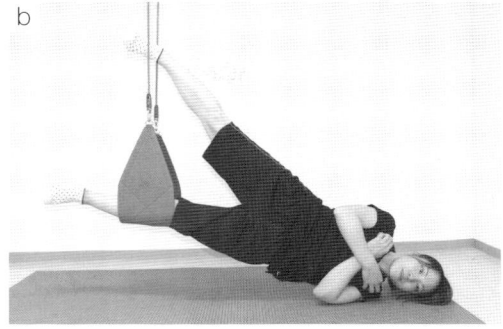

b　骨盤挙上＋下肢外転

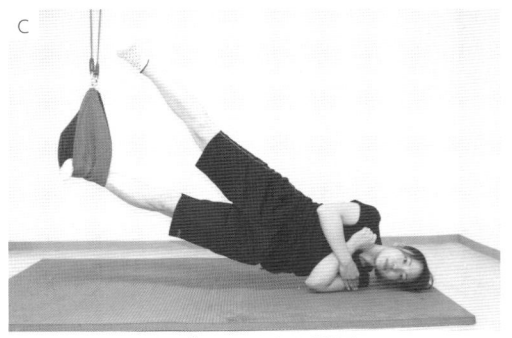

c　レバーアームの延長

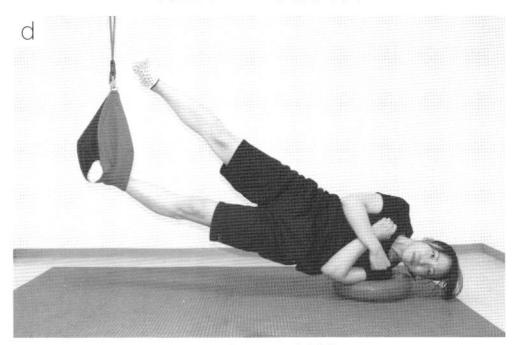

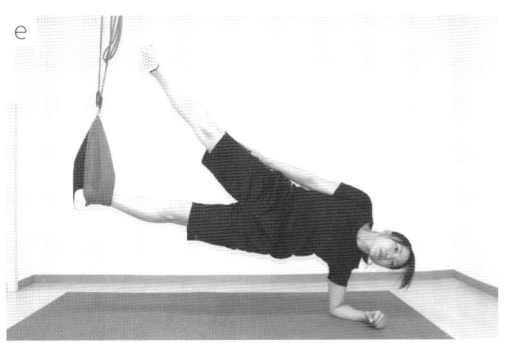

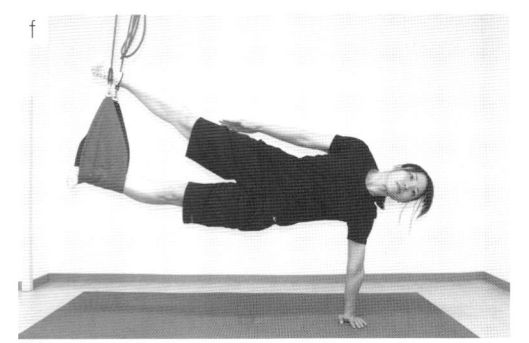

d　クッション使用

e　前腕支持

f　手掌支持

Ⅱ　サスペンション・エクササイズの基礎

## 4 | 側臥位での股関節内転

### ■ ウィークリンクテスト

すべてのレベルにおいて，次の点をチェックする．
①身体が真っすぐなポジションになるまで挙上することができる．
②腰椎は正常な前弯を維持することができる．
③体幹の回旋・側屈が起きない．

| スタートポジション |
|---|

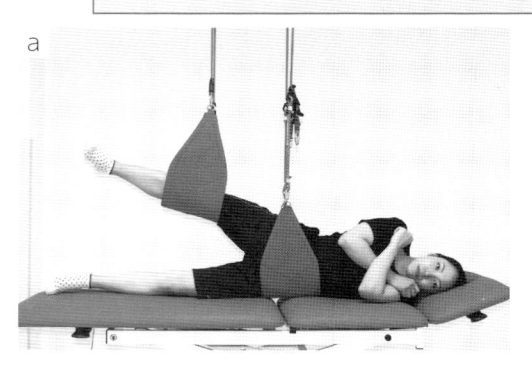

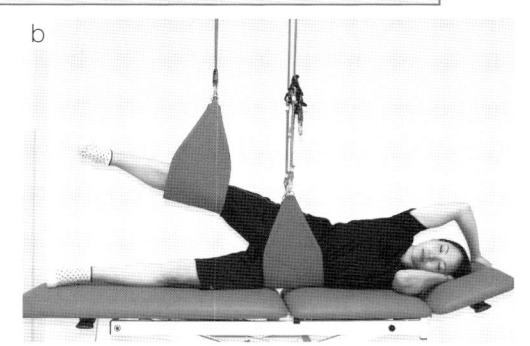

a  b

側臥位で，頭部を下側の腕またはクッションで支持し，上側の上肢は体側に置く（この姿勢でテスト困難な時は，上側の上肢を頭部でグリッピングした姿勢で行う）．サスペンションポイントから垂直に垂らしたロープにエラスティックコードを付け，骨盤にワイドスリングを通す．上側の膝部〜大腿部は，サスペンションポイントから垂直に垂らしたロープにワイドスリングを通した後に，床面から40 cmくらい（上側踵と上側肩が同じ高さ）まで挙げる．

| レベルⅠ・Ⅱ |
|---|

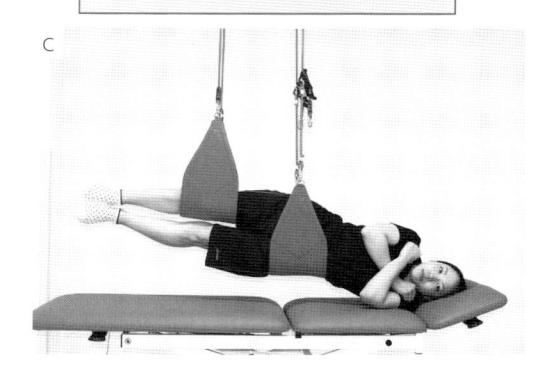

c

腰椎の前弯を増強させないために，股関節は中間位〜軽度伸展位に保持させた後，下側の股関節を内転させ上側の下肢に付け，上側の下肢をワイドスリング内で下方に押し付け，骨盤を挙上させる．レベルⅠ：エラスティックコードによるサポートを行っても動作ができない．レベルⅡ：エラスティックコードによるサポートを行えば動作が行える．または，レベルⅢで痛みが生じるか，Ⅲの動作が不可能だった場合もレベルⅡとする．

## レベルⅢ

d

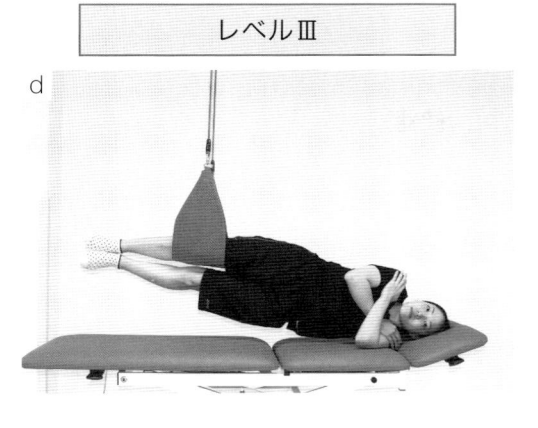

骨盤のワイドスリングでのサポートなしに，骨盤挙上が可能．または，レベルⅣで痛みが生じるか動作が不可能だった場合もレベルⅢとする．

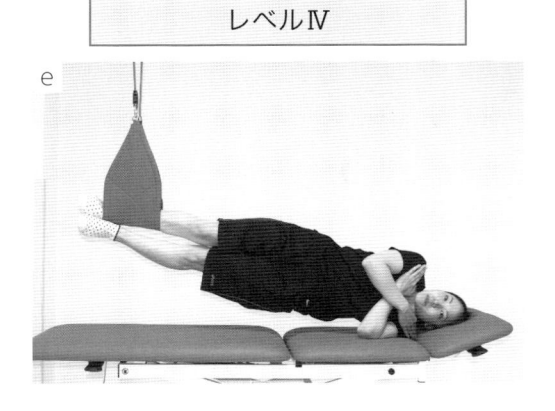

## レベルⅣ

e

膝部〜大腿部のワイドスリングを足関節に移動させ，骨盤挙上が可能（レバーアームの延長）．または，レベルⅤで痛みが生じるか動作が不可能だった場合もレベルⅣとする．

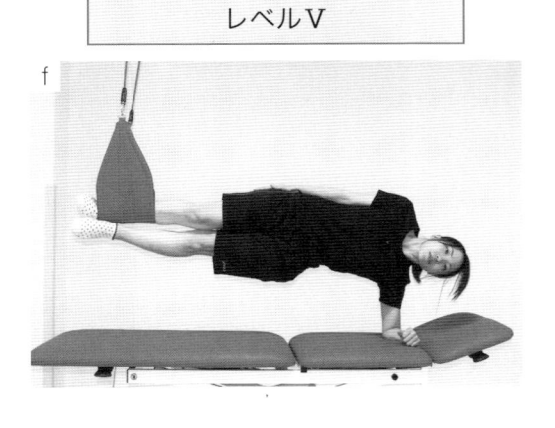

## レベルⅤ

f

前腕支持とし骨盤挙上が可能．

## ■ トリートメント

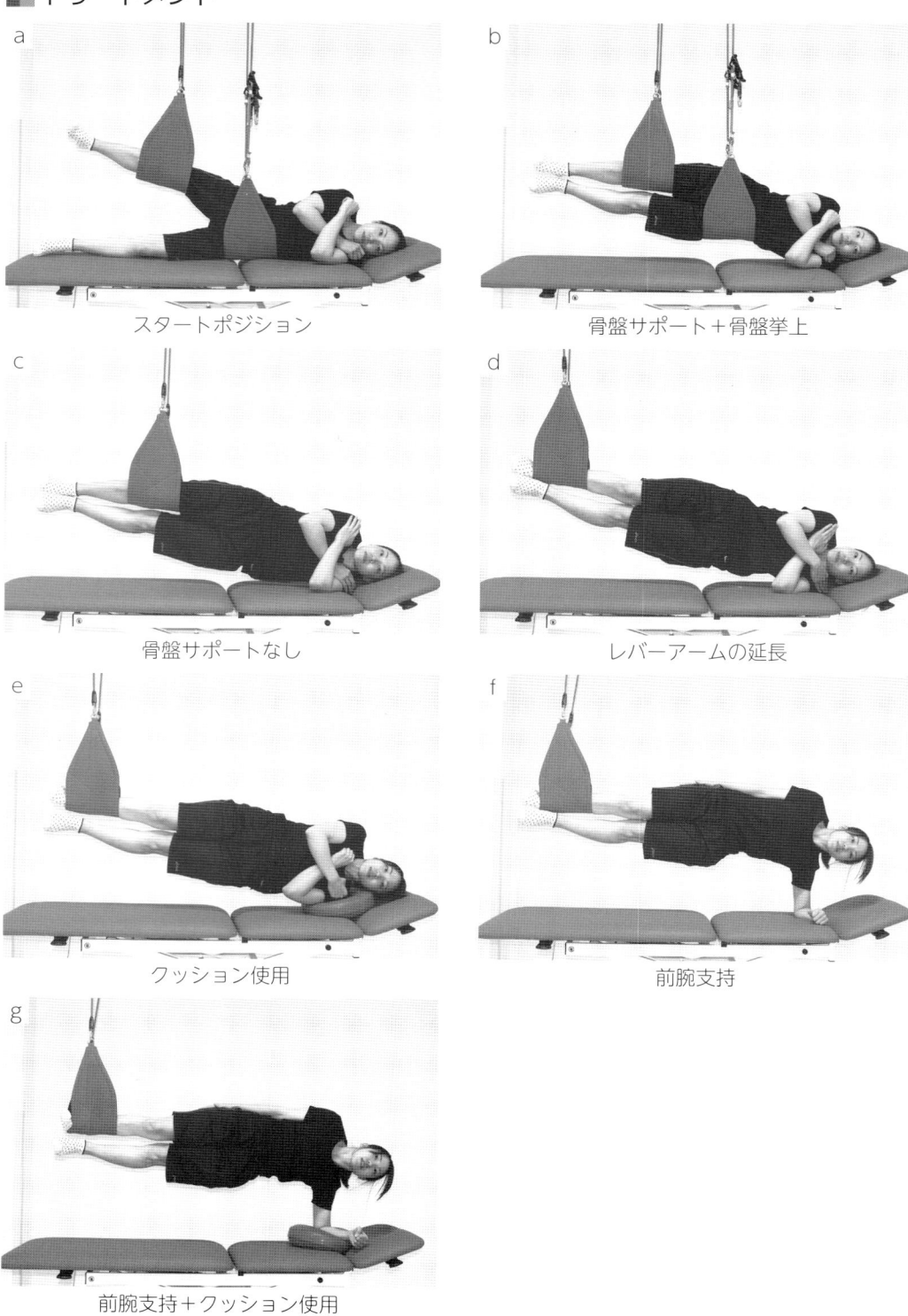

a　スタートポジション

b　骨盤サポート＋骨盤挙上

c　骨盤サポートなし

d　レバーアームの延長

e　クッション使用

f　前腕支持

g　前腕支持＋クッション使用

## 2 下肢に対するアプローチ

■ トレーニング

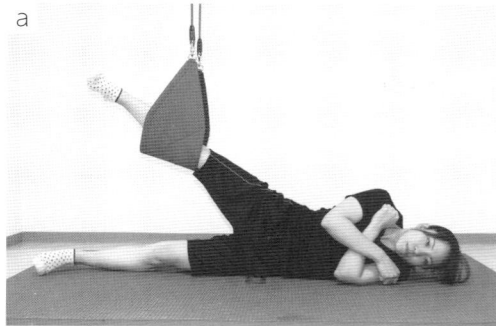

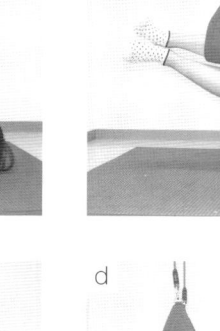

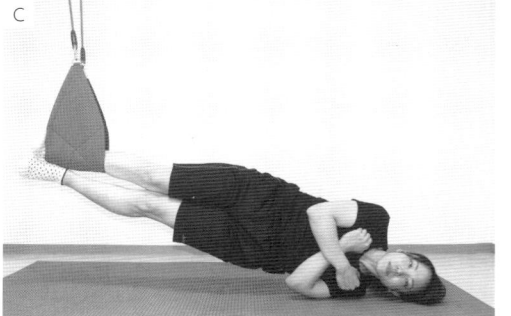

a　スタートポジション
b　骨盤挙上
c　レバーアームの延長
d　クッション使用
e　前腕支持
f　前腕支持＋クッション使用
g　手掌支持

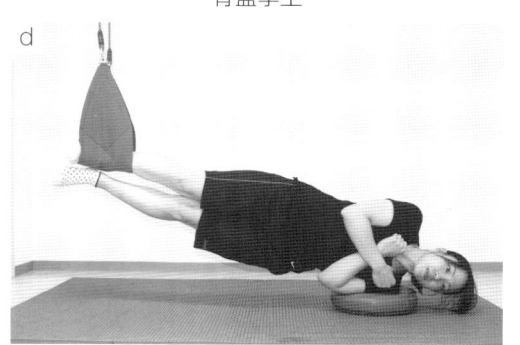

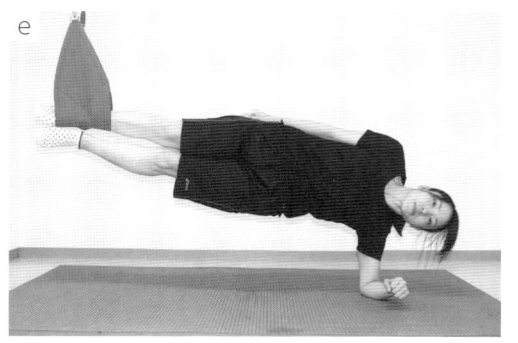

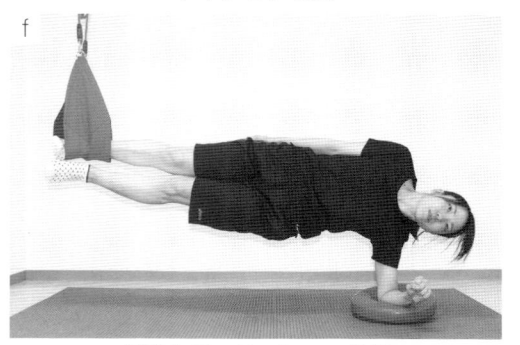

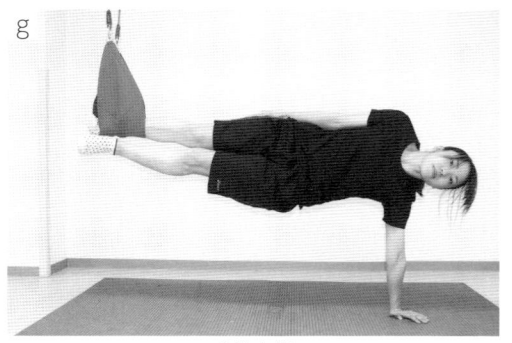

Ⅱ　サスペンション・エクササイズの基礎

## 5 | 腹臥位での股関節屈曲

■ ウィークリンクテスト

すべてのレベルにおいて，次の点をチェックする．
①股関節屈曲角が90°以上である．
②体幹の側屈・回旋が起きない．

スタートポジション

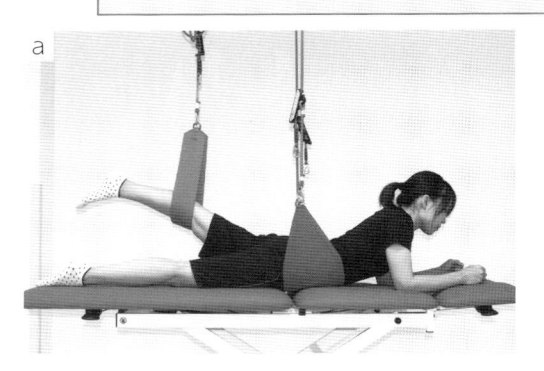

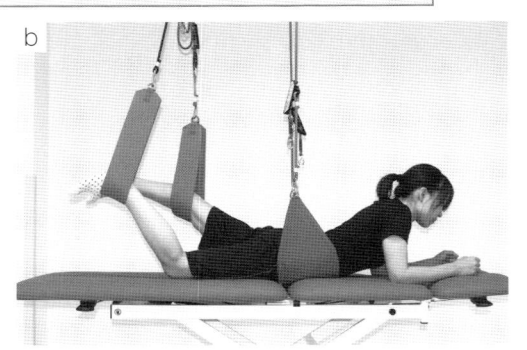

腹臥位をとり，前腕で上半身を支持する．サスペンションポイントから垂直に垂らしたロープにナロースリングを付け，片側下肢の膝下を支持する（この姿勢でテスト困難な時は，反対側下肢もエラスティックコードにナロースリングを付け支持する）．サスペンションポイントから垂直に垂らしたロープにエラスティックコードを付け，骨盤にワイドスリングを通す（**口絵カラー⑤参照**）．

レベルⅠ・Ⅱ

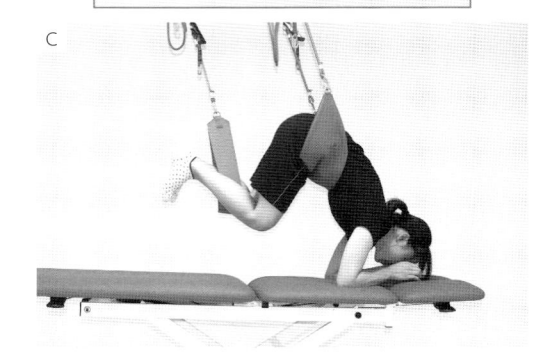

自由な下肢（ここでは右下肢）を挙上させ，反対側下肢と平行にする．身体が真っすぐになるまでナロースリング内で下肢を下方に押し骨盤を挙上させる．挙上後に膝を胸のほうに引き付け，股関節を屈曲させる．レベルⅠ：エラスティックコードによるサポートを行っても動作ができない．レベルⅡ：エラスティックコードによるサポートを行えば動作が行える．または，レベルⅢで痛みが生じるか，Ⅲの動作が不可能だった場合もレベルⅡとする．

## 2 下肢に対するアプローチ

### レベルⅢ

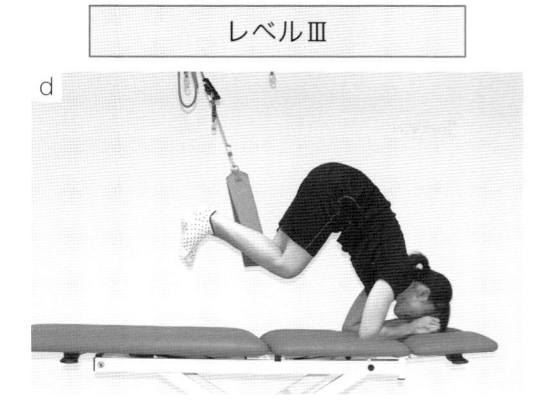

d

骨盤のワイドスリングでのサポートなしに骨盤挙上→股関節屈曲が可能．または，レベルⅣで痛みが生じるか動作が不可能だった場合もレベルⅢとする．

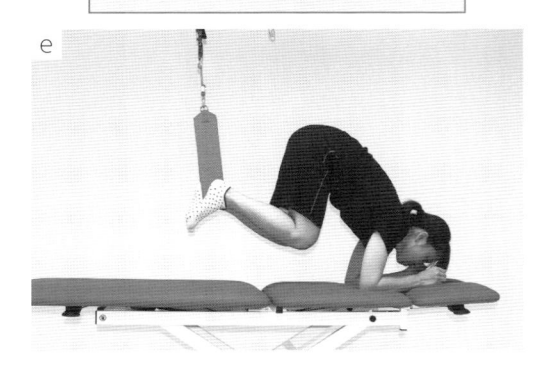

### レベルⅣ

e

膝下のナロースリングを足関節に移動させ，骨盤挙上→股関節屈曲が可能（レバーアームの延長）．または，レベルⅤで痛みが生じるか動作が不可能だった場合もレベルⅣとする．

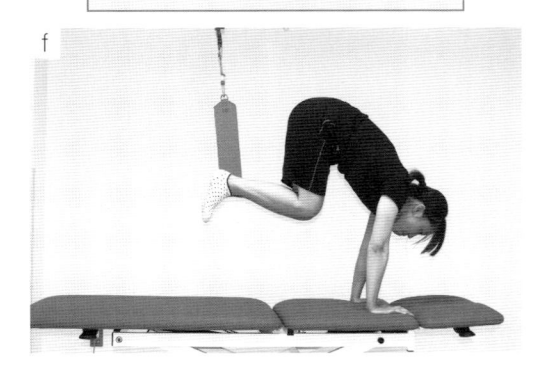

### レベルⅤ

f

手掌支持とし，骨盤挙上→股関節屈曲が可能．

## ■ トリートメント

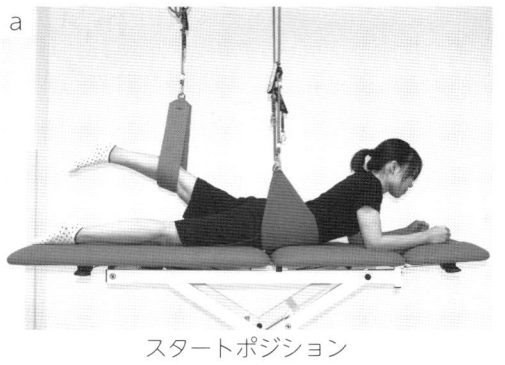

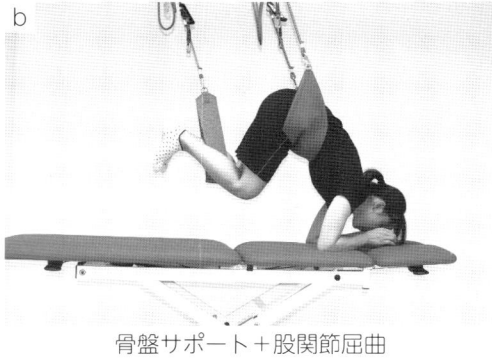

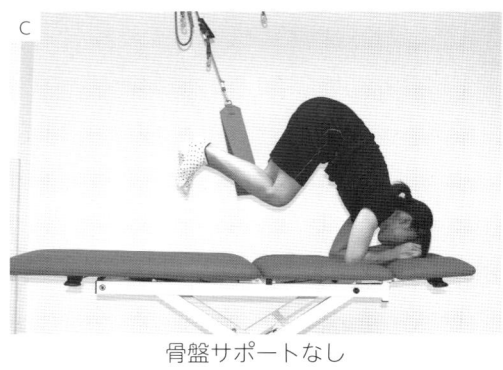

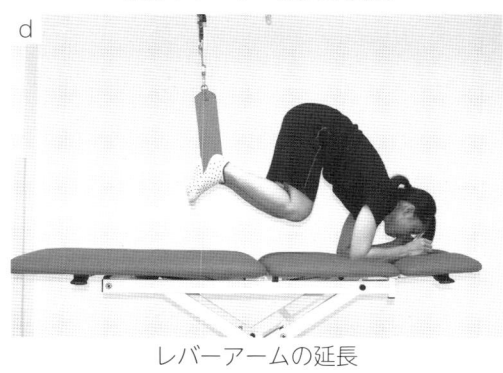

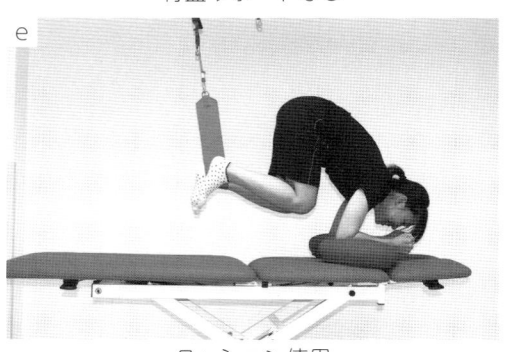

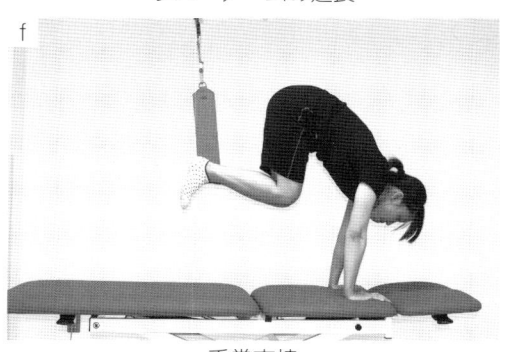

a
スタートポジション

b
骨盤サポート＋股関節屈曲

c
骨盤サポートなし

d
レバーアームの延長

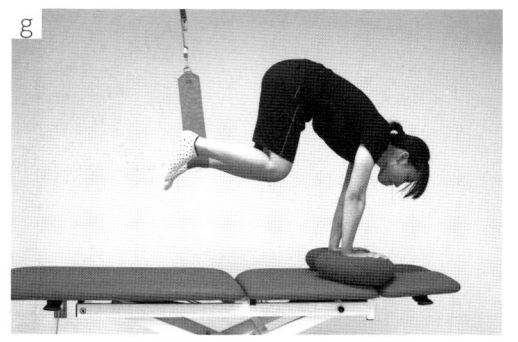

e
クッション使用

f
手掌支持

g
手掌支持＋クッション使用

2 下肢に対するアプローチ

### ■ トレーニング

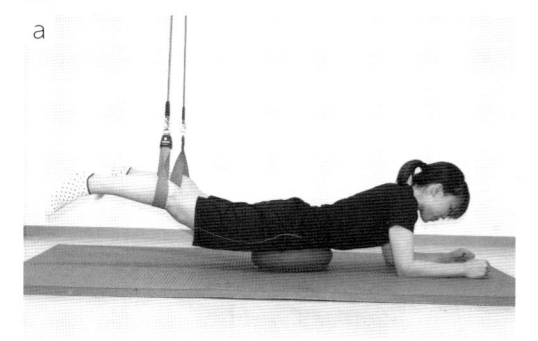

a スタートポジション

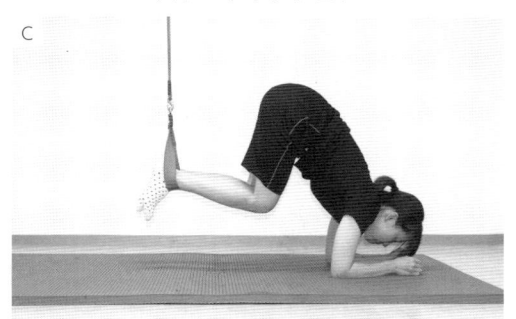

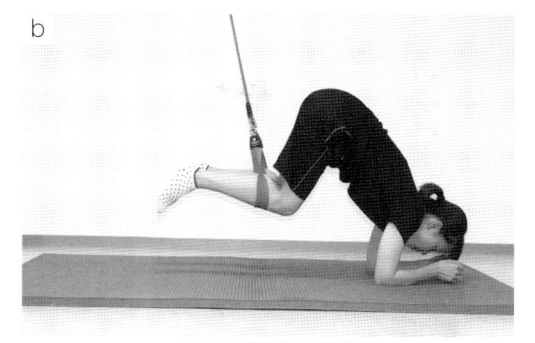

b 両下肢股関節屈曲

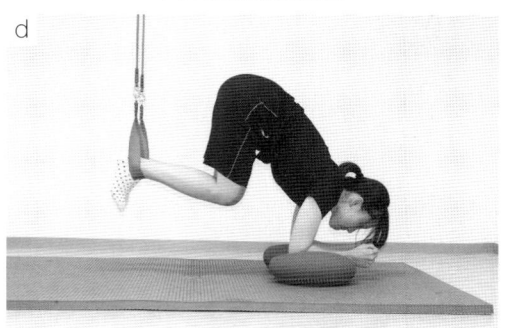

c レバーアームの延長

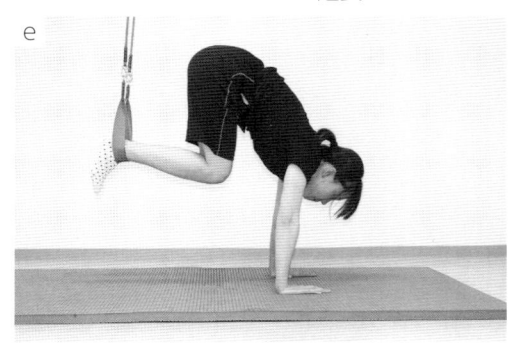

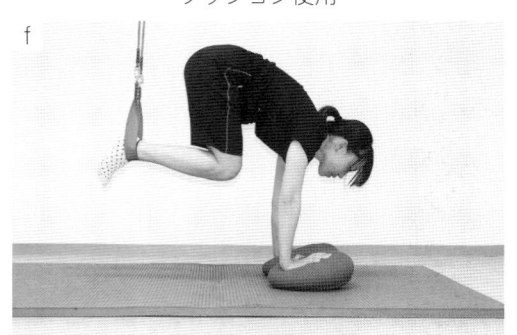

d クッション使用

e 手掌支持

f 手掌支持＋クッション使用

## 6 | 背臥位での膝関節屈曲

### ■ ウィークリンクテスト

すべてのレベルにおいて，次の点をチェックする．

① 膝関節屈曲角が90°以上である．
② 骨盤は水平位に保つことができる．
③ 腰椎は正常な前弯を維持することができる．
④ 体幹の側屈・回旋が起きない．

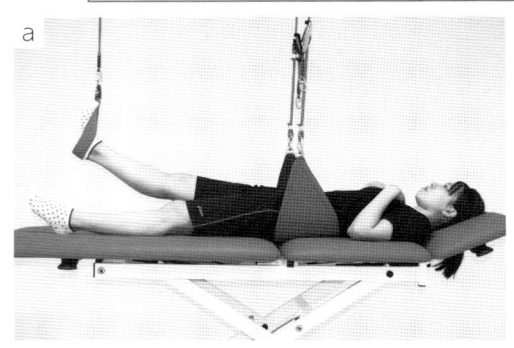

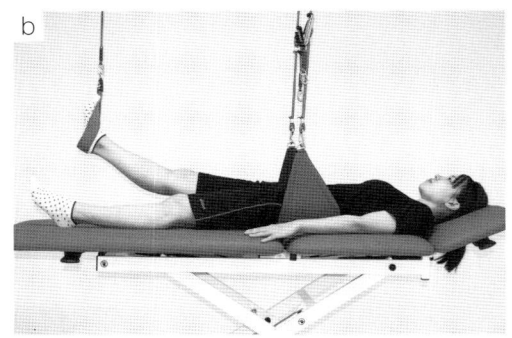

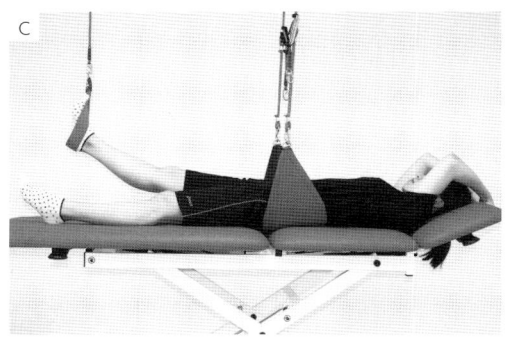

スタートポジション

背臥位で上肢は胸の上に置く．サスペンションポイントから垂直に垂らしたロープにストラップを付け，踵を支持する（この姿勢でテスト困難な時は，上肢を体側に置くか，頭部側をグリップし広背筋の活動を利用する）．サスペンションポイントから垂直に垂らしたロープにエラスティックコードを付け，骨盤にワイドスリングを通す．

## 2 下肢に対するアプローチ

### レベルⅠ・Ⅱ

自由な下肢（ここでは左下肢）を挙上させ，もう一方の下肢と平行にする．身体の位置が真っすぐになるまでストラップ内の踵を下方に押し，骨盤帯を挙上する．そのまま踵を臀部に向かって動かし，膝関節を屈曲させる．レベルⅠ：エラスティックコードによるサポートを行っても動作ができない．レベルⅡ：エラスティックコードによるサポートを行えば動作が行える．または，レベルⅢで痛みが生じるか，Ⅲの動作が不可能だった場合もレベルⅡとする．

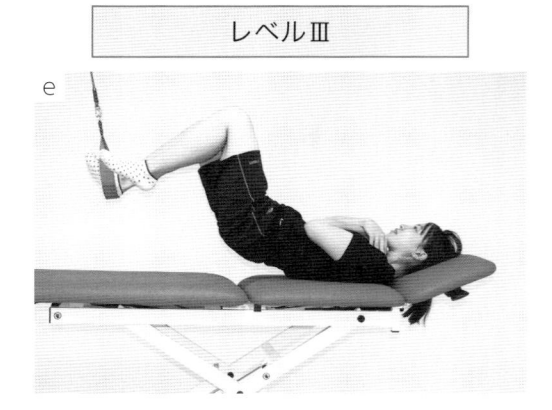

### レベルⅢ

骨盤のワイドスリングでのサポートなしに骨盤挙上→膝関節屈曲が可能．または，レベルⅣで痛みが生じるか動作が不可能だった場合もレベルⅢとする．

### レベルⅣ

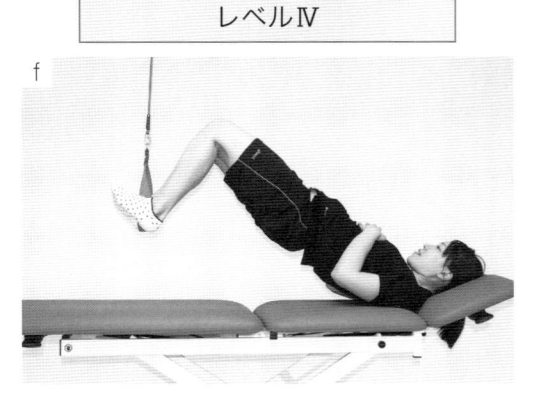

骨盤挙上→股関節屈曲の際に股関節を中間位に保ち動作が可能．または，レベルⅤで痛みが生じるか動作が不可能だった場合もレベルⅣとする．

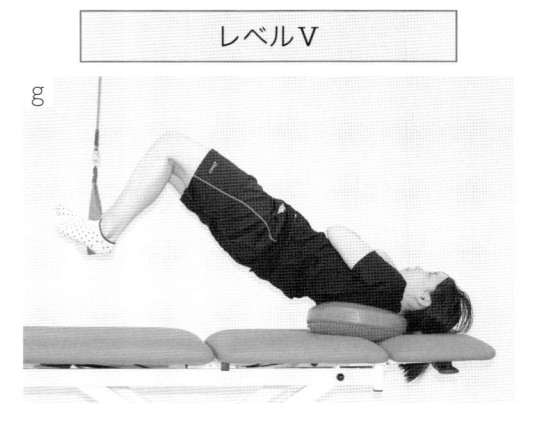

### レベルⅤ

クッションを使用し動作が可能．

### ■ トリートメント

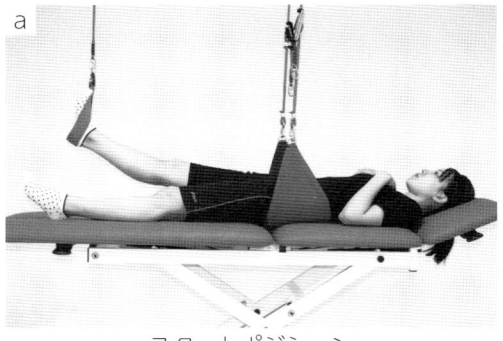

a

スタートポジション

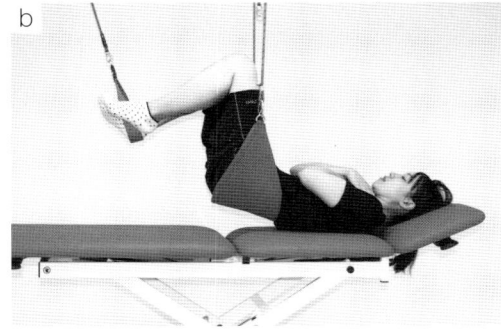

b

骨盤挙上＋膝関節屈曲

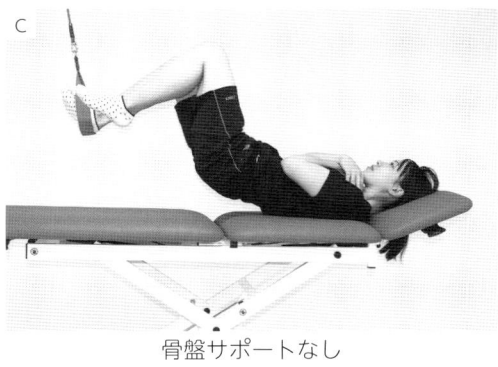

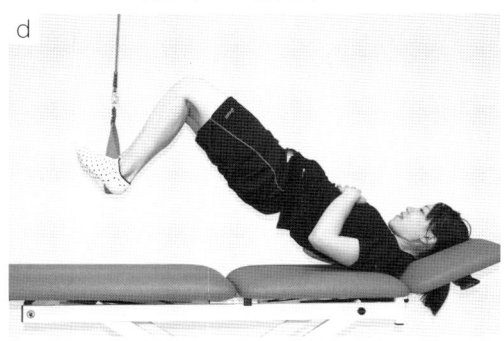

c

骨盤サポートなし

d

股関節中間位＋膝関節屈曲

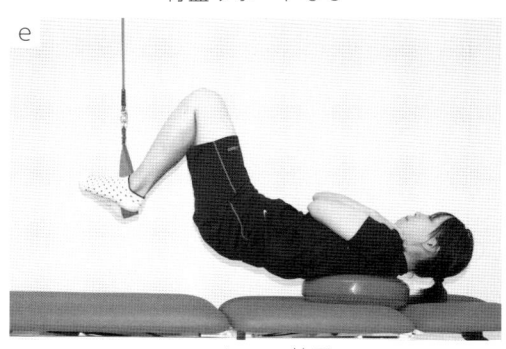

e

クッション使用

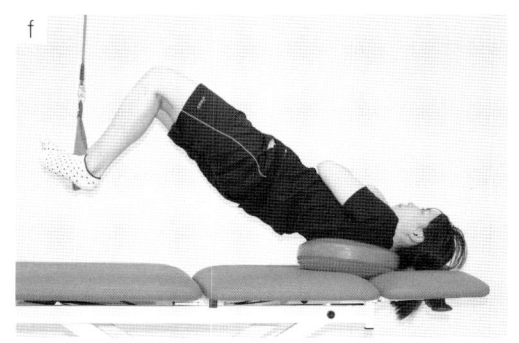

f

股関節中間位＋クッション使用

2 下肢に対するアプローチ

■ トレーニング

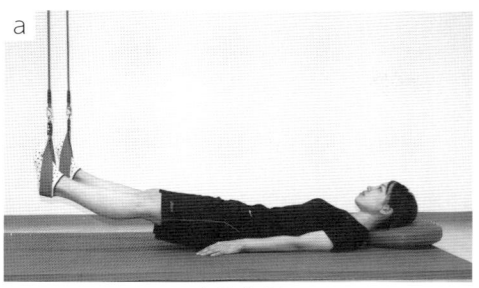

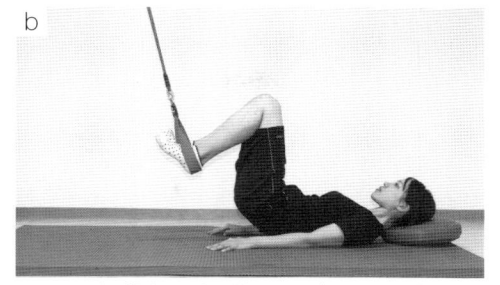

a 上肢体側

b 骨盤挙上＋膝関節屈曲（上肢体側）

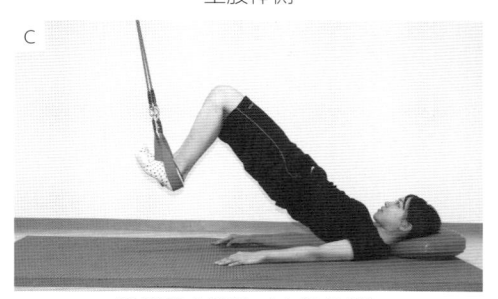

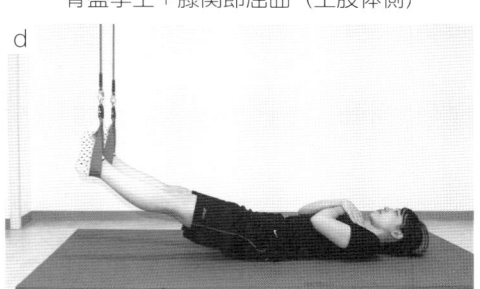

c 股関節中間位（上肢体側）

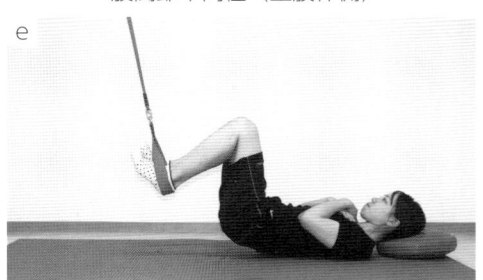

d 上肢胸

e 骨盤挙上＋膝関節屈曲（上肢胸）

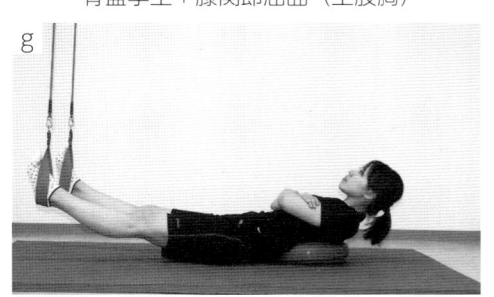

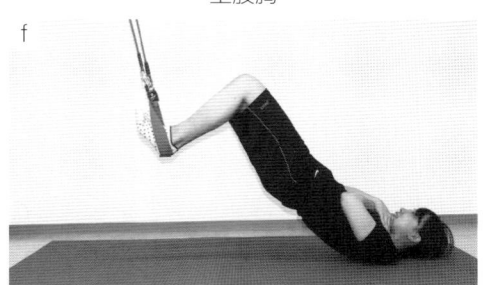

f 股関節中間位（上肢胸）

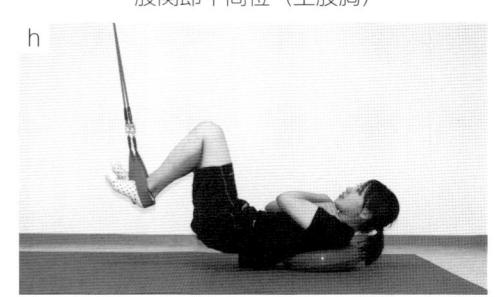

g クッション使用

h 骨盤挙上＋膝関節屈曲（クッション使用）

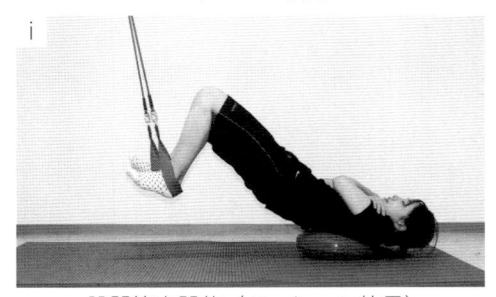

i 股関節中間位（クッション使用）

## 7 | 腹臥位での膝関節伸展

■ ウィークリンクテスト

すべてのレベルにおいて，次の点をチェックする．

①支持している膝関節は完全に伸展することができる．
②股関節も伸展位を保持できる．
③骨盤は水平位で保持することができる．
④体幹の側屈・回旋が起きない．

スタートポジション

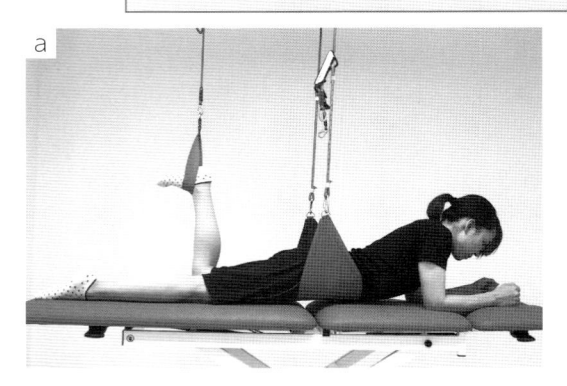

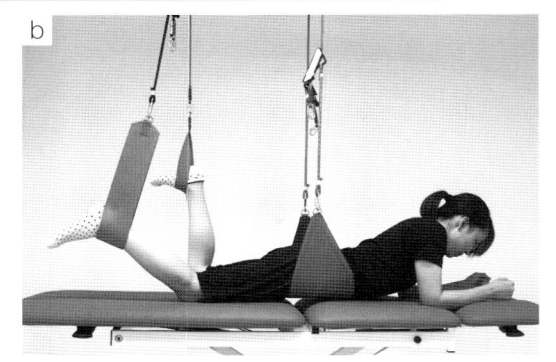

a　　　　　　　　　　　　　b

腹臥位をとり，前腕で上半身を支持する．サスペンションポイントから垂直に垂らしたロープにストラップを付けて足関節を支持し底背屈0°，膝関節屈曲90°にする（この姿勢でテスト困難な時は，反対側下肢をエラスティックコードを付けたストラップでサポートする）．サスペンションポイントから垂直に垂らしたロープにエラスティックコードを付け，骨盤にワイドスリングを通す（**口絵カラー⑤参照**）．

レベルⅠ・Ⅱ

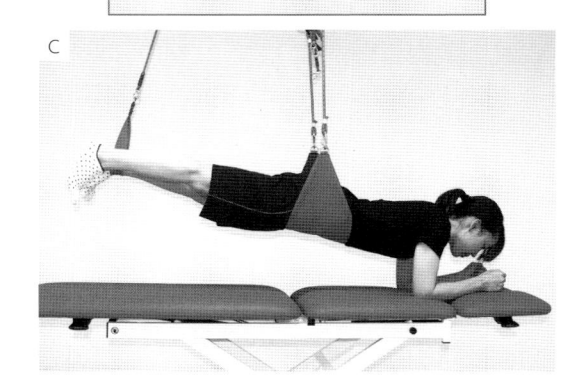

c

自由な下肢（ここでは右下肢）を真っすぐに保持し，反対側膝（ここでは左下肢）を伸展させ，骨盤を挙上させる．レベルⅠ：エラスティックコードによるサポートを行っても動作ができない．レベルⅡ：エラスティックコードによるサポートを行えば動作が行える．または，レベルⅢで痛みが生じるか，Ⅲの動作が不可能だった場合もレベルⅡとする．

## レベルⅢ

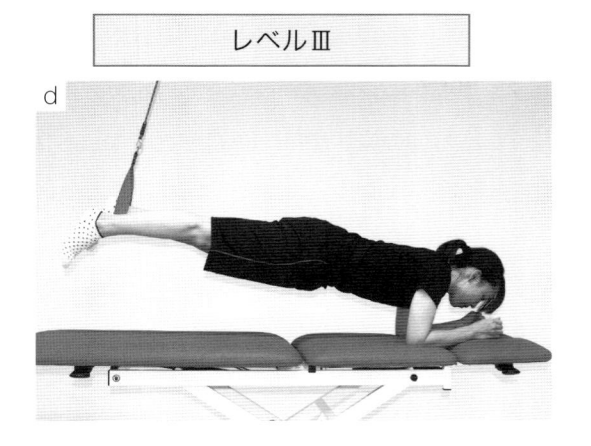

d

骨盤のワイドスリングでのサポートなしに，膝関節伸展→骨盤挙上が可能．または，レベルⅣで痛みが生じるか動作が不可能だった場合もレベルⅢとする．

## レベルⅣ

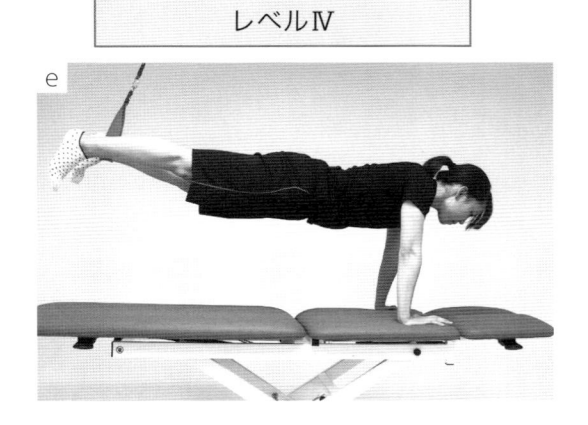

e

手掌支持とし動作が可能．または，レベルⅤで痛みが生じるか動作が不可能だった場合もレベルⅣとする．

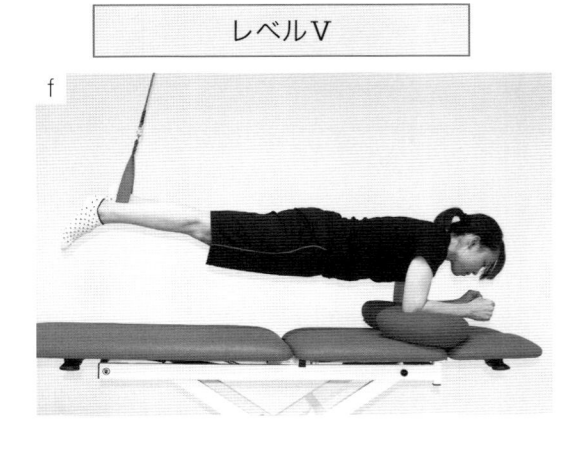

## レベルⅤ

f

クッションを使用し動作が可能．

## ■ トリートメント

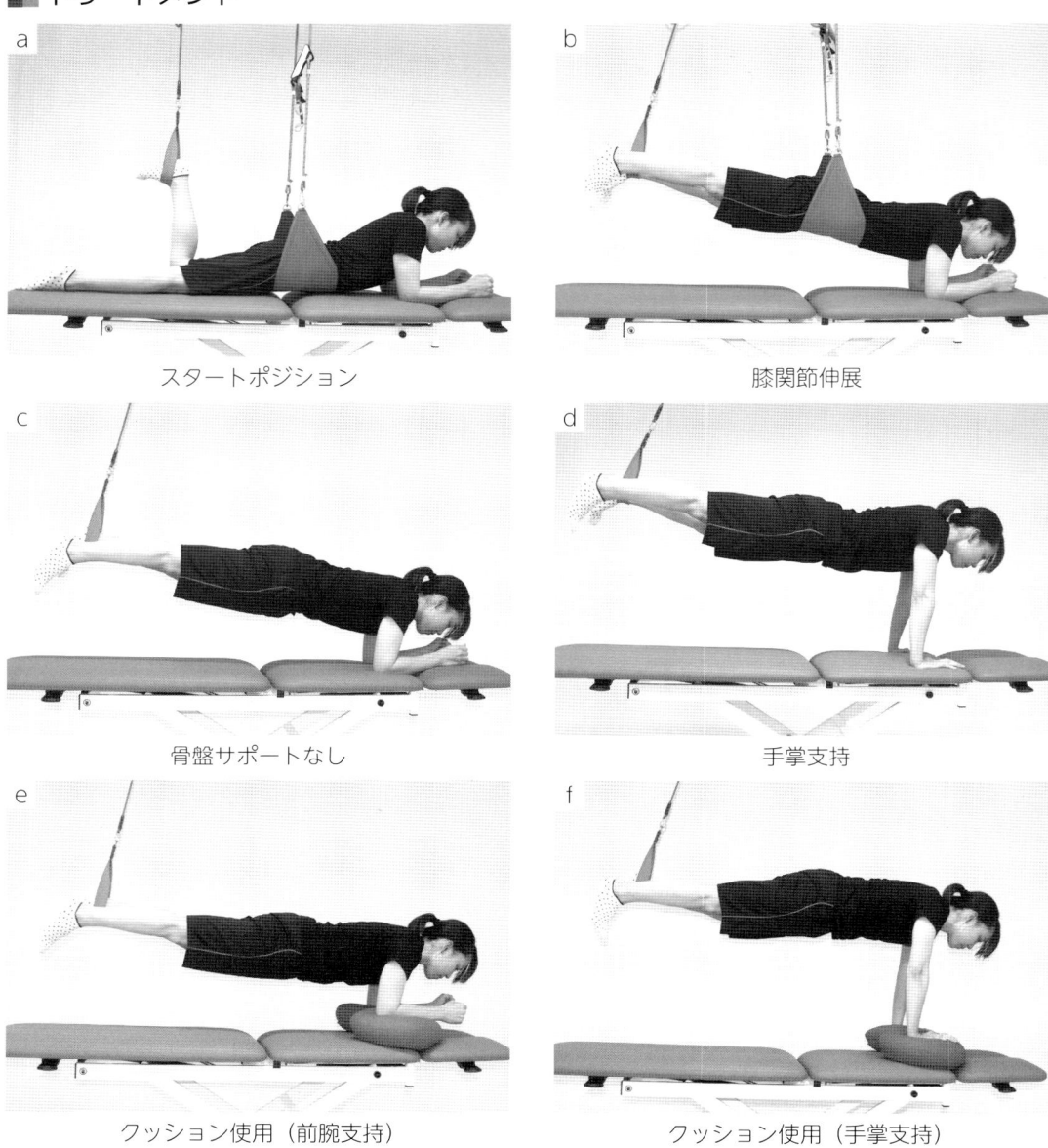

a
スタートポジション

b
膝関節伸展

c
骨盤サポートなし

d
手掌支持

e
クッション使用（前腕支持）

f
クッション使用（手掌支持）

2 下肢に対するアプローチ

## ■ トレーニング

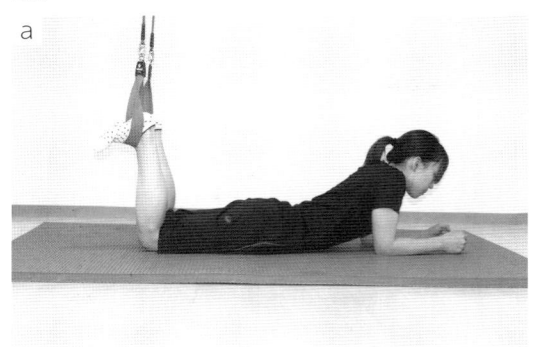

a

スタートポジション

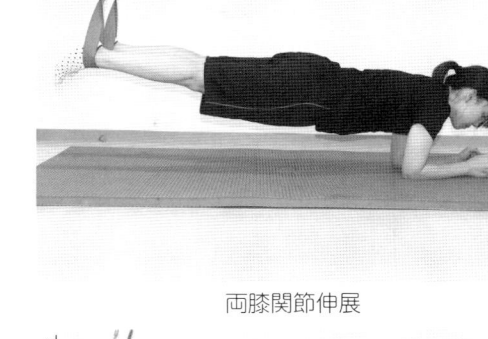

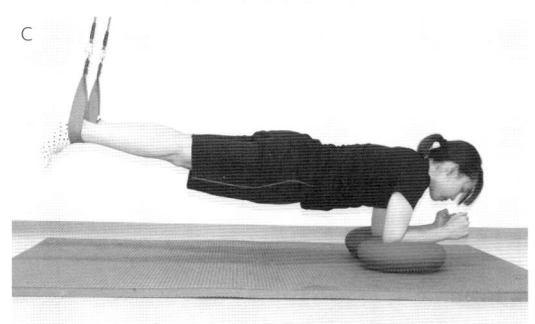

b

両膝関節伸展

c

クッション使用（前腕支持）

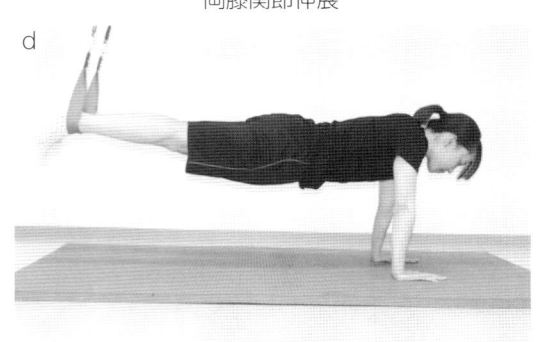

d

手掌支持＋膝関節伸展

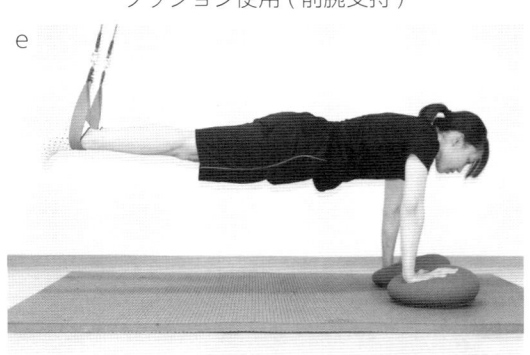

e

クッション使用（手掌支持）

Ⅱ サスペンション・エクササイズの基礎

# 3 上肢に対するアプローチ

## モビリティー・エクササイズ（OKC）

### 1 | 肩関節内転・外転

スタートポジション

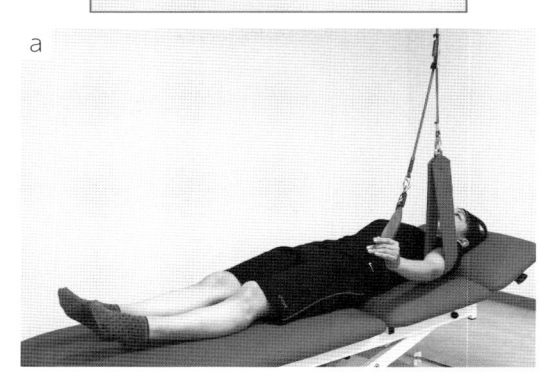

a

背臥位で，サスペンションポイントは肩関節軸上とし，手部はストラップで，肘はナロースリングで支持する．上肢が水平面よりわずかに上になるまでロープを上げる．

エクササイズ

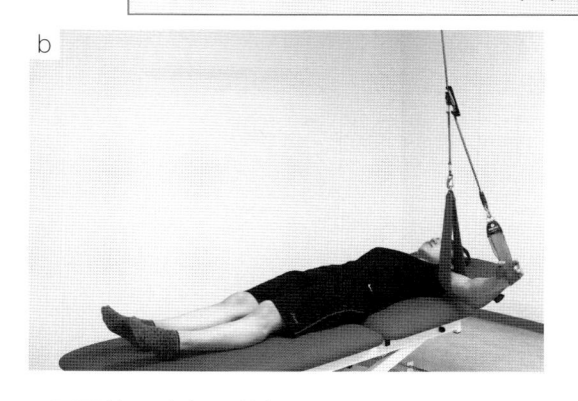

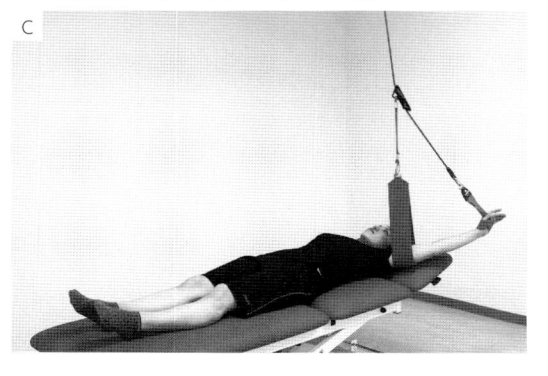

b　　　c

肩関節の内転・外転運動を行う．この運動は，自動運動・他動運動のどちらで行ってもよい．

## 2 | 肩関節屈曲・伸展

スタートポジション

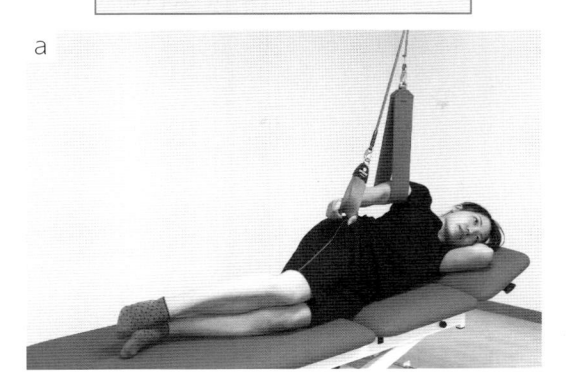

a

側臥位で，腕またはクッションで頭を支える．サスペンションポイントは肩関節軸上とし，手部はストラップで，肘上部はナロースリングで支持し，上肢が体幹から少し離れるまでロープを上げる．

エクササイズ

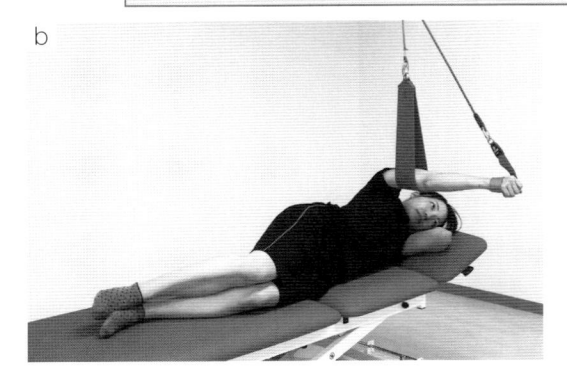

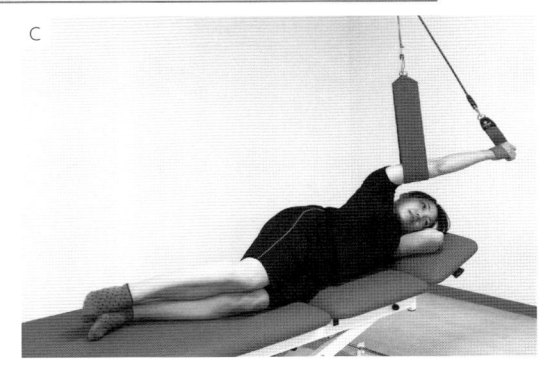

b c

肩関節の屈曲・伸展運動を行う．この運動は，自動運動・他動運動のどちらで行ってもよい．

## 3 | 肩関節水平内転・水平外転

スタートポジション

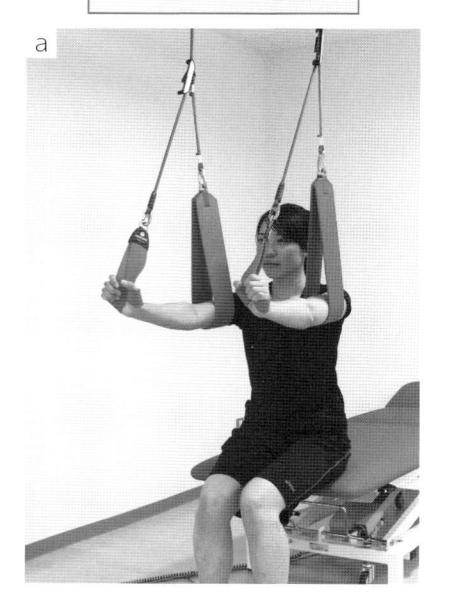

サスペンションポイントの真下で座位をとる．サスペンションポイントは肩関節軸上とし，手にストラップを持ち，肘をナロースリングで支持する．上肢が快適な高さになるようロープを調節する．

エクササイズ

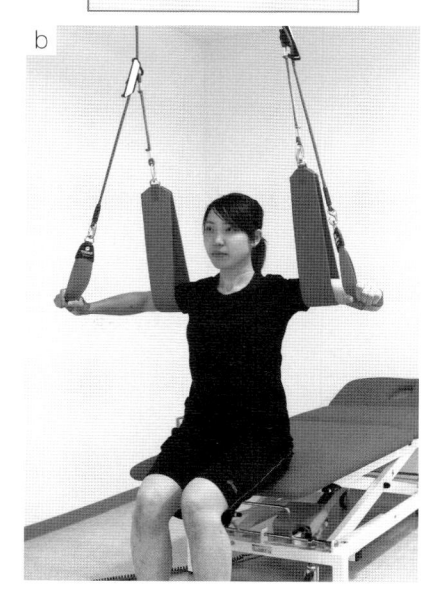

肩関節の水平内転・水平外転運動を行う．この運動は自動運動・他動運動のどちらで行ってもよい．

# 強　化

## 1｜肩関節伸展

スタートポジション

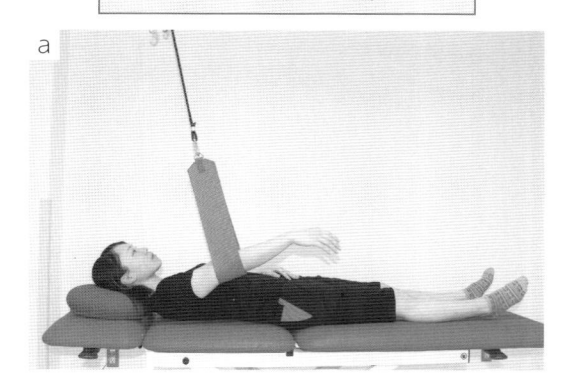

a

背臥位で，サスペンションポイントから垂直に垂らしたエラスティックコードにナロースリングを付け，上腕遠位部を支持し，床面から30 cmくらいの高さ（肘と顔が同じくらいの高さ）に吊るす．

エクササイズ

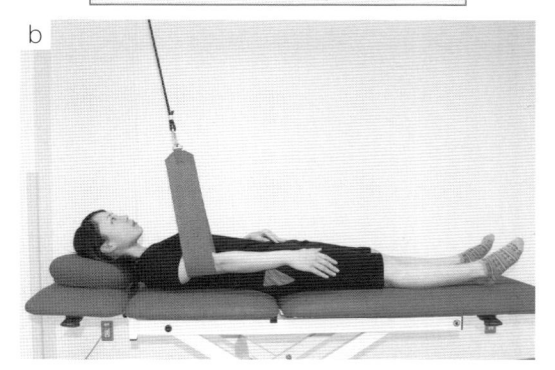

b

ナロースリング内の上肢を下方に押し付ける．

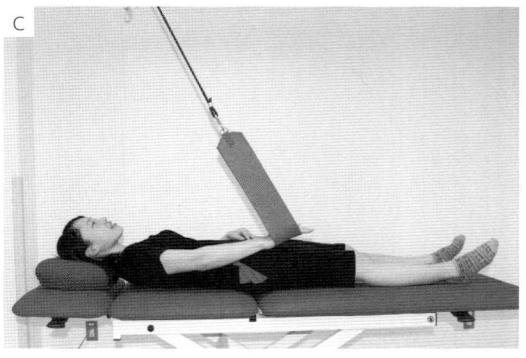

c

負荷量を上げる時は，エラスティックコードを増やすか，ナロースリングを手関節方向に移動させ，レバーアームを長くする．

## 2 | 肩関節内転

**スタートポジション**

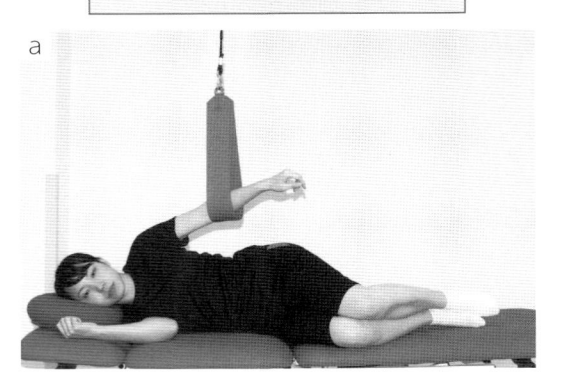

a

側臥位で，腕またはクッションで頭を支持する．サスペンションポイントから垂直に垂らしたエラスティックコードにナロースリングを付け，上腕遠位部を支持し，肩関節が45°くらいの外転位になるよう吊るす．

**エクササイズ**

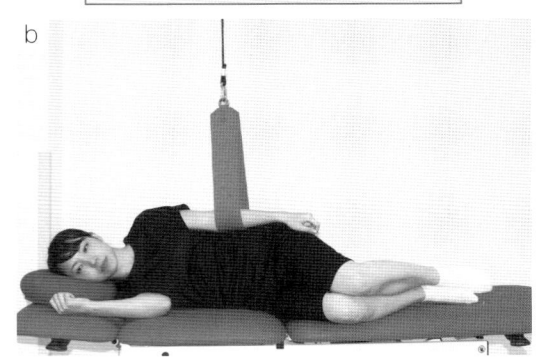

b

ナロースリング内で上肢を下方に押し付ける．

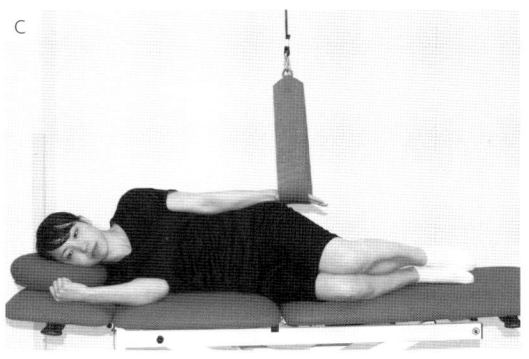

c

負荷量を上げる時は，エラスティックコードを増やすか，ナロースリングを手関節方向に移動させ，レバーアームを長くする．

## 3 | 肩甲帯下制

スタートポジション

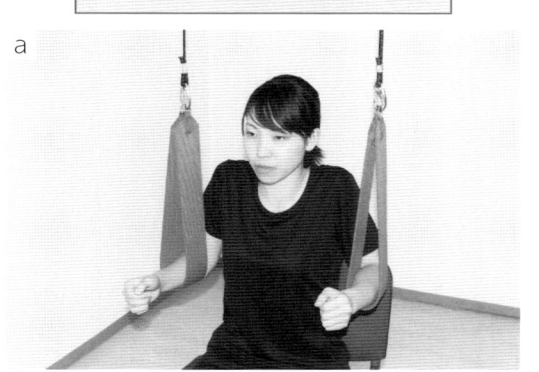

a

サスペンションポイントの真下で座位をとる．サスペンションポイントから垂直に垂らしたエラスティックコードにナロースリングを付け，前腕近位部に通す．肘関節屈曲 90°で腋窩を閉じる．両肩甲帯が挙上するまでロープを上げる．

エクササイズ

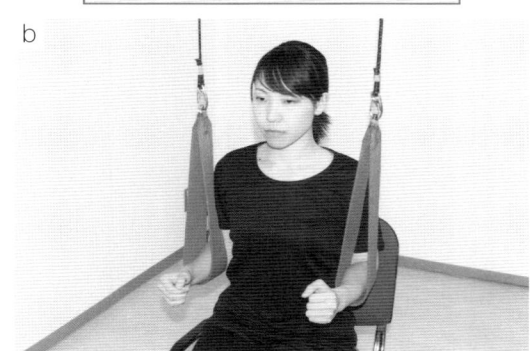

b

前腕近位部のナロースリングが下方に下がるよう，両肩甲帯を下制させる．

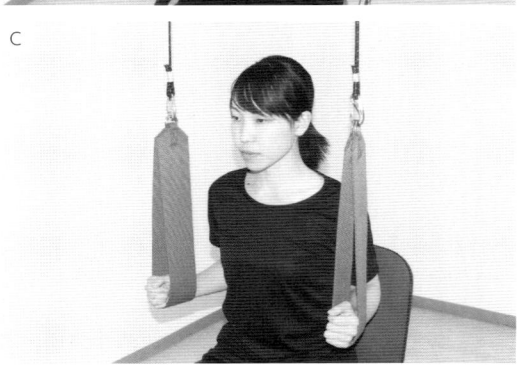

c

負荷量を上げる時は，エラスティックコードを増やすか，手関節方向にナロースリングを移動させ，レバーアームを長くする．

## 4 | 肘関節伸展

**スタートポジション**

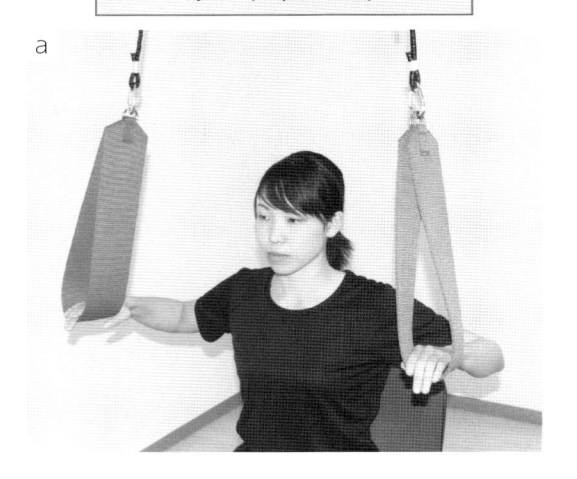

a

サスペンションポイントの真下で座位をとる．サスペンションポイントから垂直に垂らしたエラスティックコードにナロースリングを付けて把持する．その後，肘関節屈曲90°になるまでロープを上げる．

**エクササイズ**

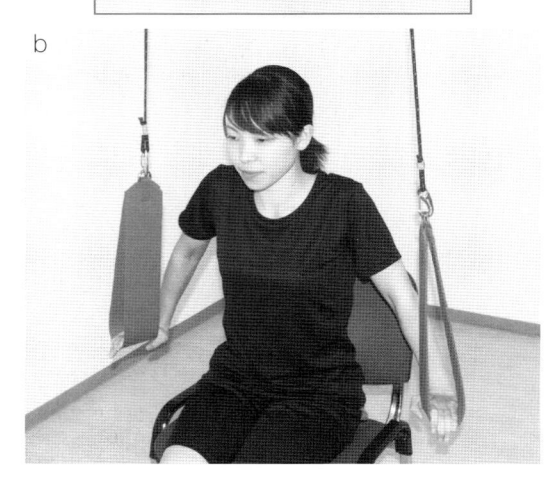

b

ナロースリングを下方に押し付けるように肘関節を伸展する．負荷量を上げる時はエラスティックコードを増やす．

# 上肢へのウィークリンクテスト，トリートメント

　常に痛みを誘発することなく正確に動作を遂行させるため，ロープにエラスティックコードを取り付けて開始する．被検者が口頭指示で正確なポジションを見つけることができない場合には，徒手的に正確な動作を誘導する．

　正確なテストを遂行するには，次の3点がポイントとなる．

①正確な動作ができなくなる負荷量までテストを実施する．
②痛みを誘発させないよう段階的に負荷量を上げて実施する．
③比較のために反対側の上肢も同様に行い，正確な動作ができなくなった負荷量または痛みが生じた負荷量を記録する．

## 1 ｜肩甲帯前方突出

### ■ ウィークリンクテスト

すべてのレベルにおいて，次の点をチェックする．
①肘関節伸展位で，肩関節が90°屈曲位で保持できている．
②翼状肩甲が起こらない．
③体幹の回旋・側屈が起きない．

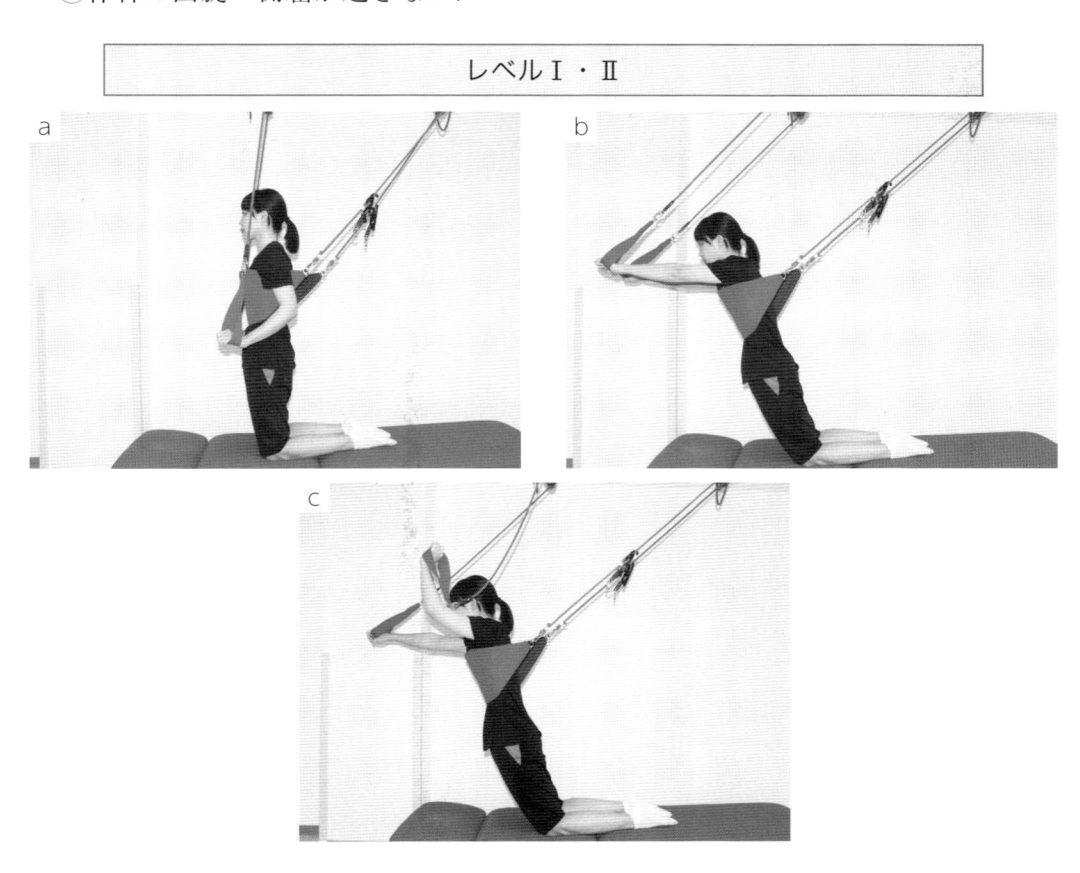

　　　　　　　　　　レベルⅠ・Ⅱ

サスペンションポイントの真下で膝立ち位をとる．手でストラップを把持し，ウエストの高さに合わせる．腹部は，エラスティックコードを付けたワイドスリングで支持する．肘関節を伸展位とし，肩関節が90°になるまで前方にもたれかかる．片側肘関節を90°屈曲位とし，もう片方の上肢で体重を支持する（ここでは右上肢）．支持している側の上肢を前方に突き出すように，肩甲帯の前方突出動作を行う．レベルⅠ：エラスティックコードによるサポートを行っても動作ができない．レベルⅡ：エラスティックコードによるサポートを行えば動作が行える．または，レベルⅢで痛みが生じるか，Ⅲの動作が不可能だった場合もレベルⅡとする．

### レベルⅢ

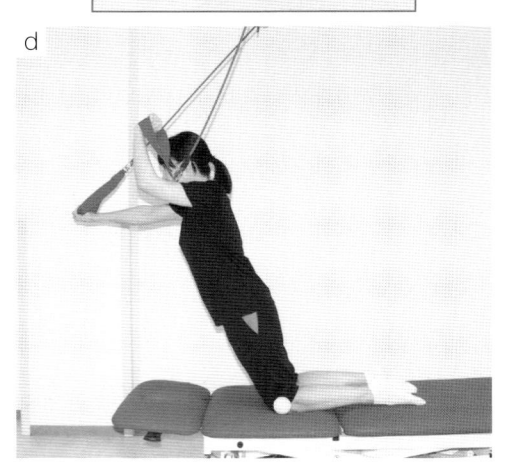

d

腹部のワイドスリングのサポートなしに動作が可能．または，レベルⅣで痛みが生じるか動作が不可能だった場合もレベルⅢとする．

### レベルⅣ

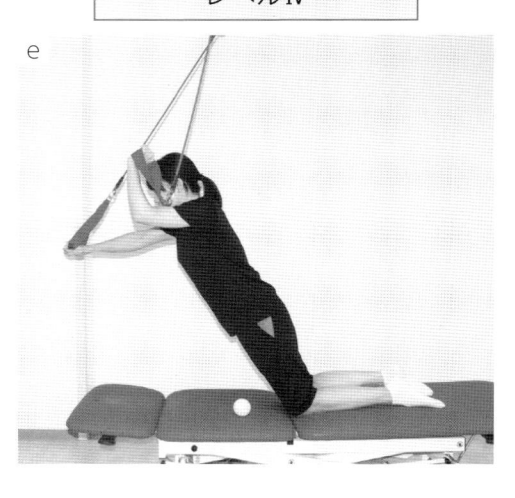

e

膝の位置を後退させ，レベルⅢ同様に行う．または，レベルⅤで痛みが生じるか動作が不可能だった場合もレベルⅣとする．

### レベルⅤ

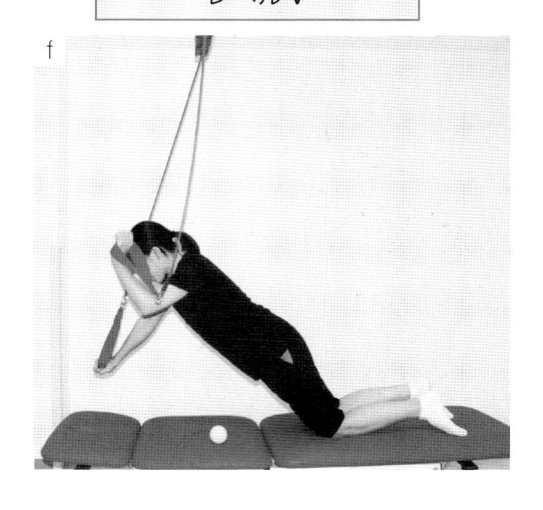

f

レベルⅣの動作からさらにロープを長くし，床面から10 cmくらいの高さにする．

## ■ トリートメント

ウィークリンクテストで正常に動作が遂行できるレベルにグレードダウンする．正確な動作を4回繰り返し，セラピストは不安定性を増大させるためにロープを揺らしてもよい．2～3セット行い，セット間は30秒の休憩をとる．正確に行えるようになったら段階的に負荷を上げる．治療の有効性を明らかにするために，ファンクショナルテストを実施する．

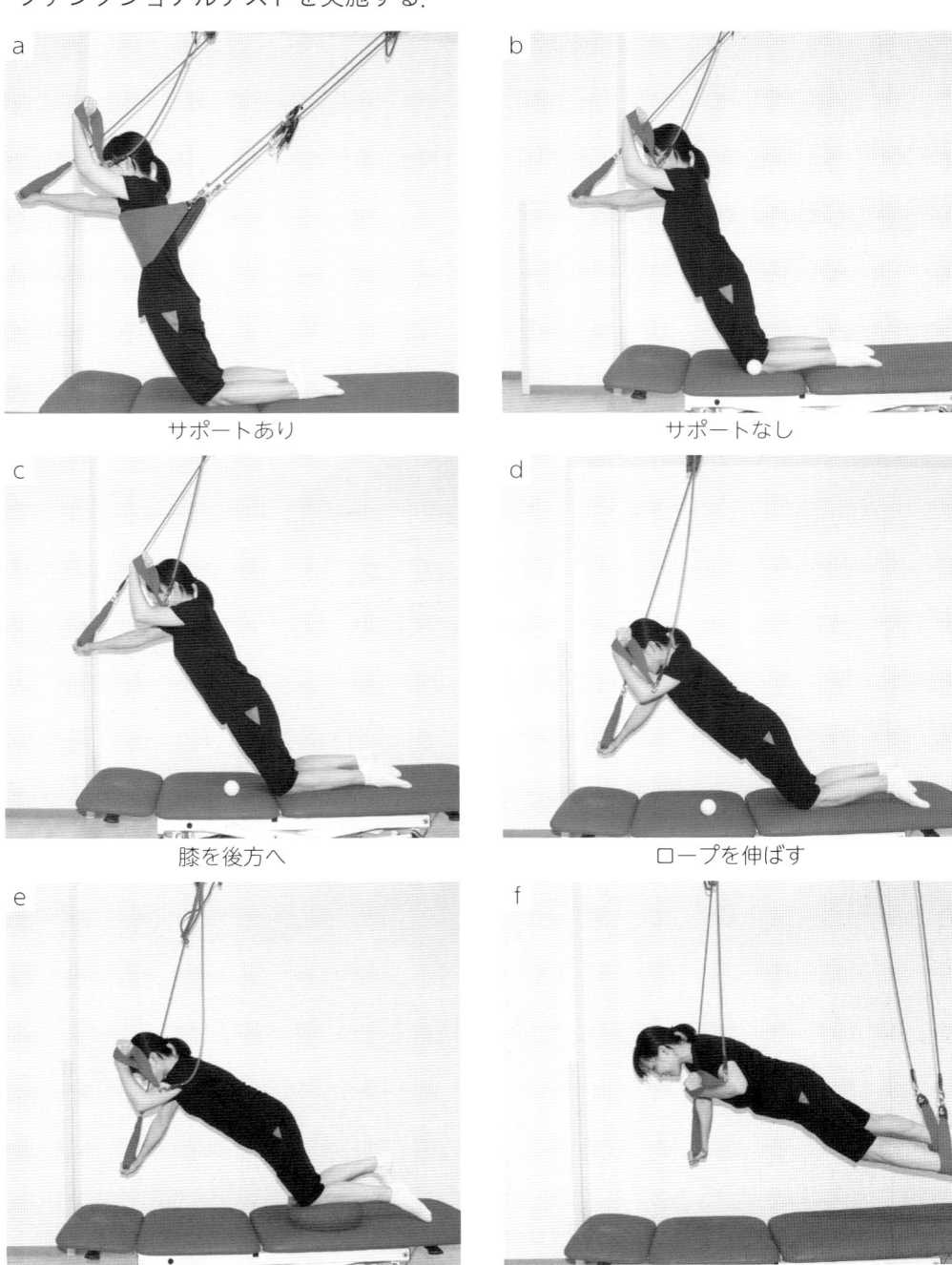

a

サポートあり

b

サポートなし

c

膝を後方へ

d

ロープを伸ばす

e

クッション使用

f

下肢の挙上

## ■ トレーニング

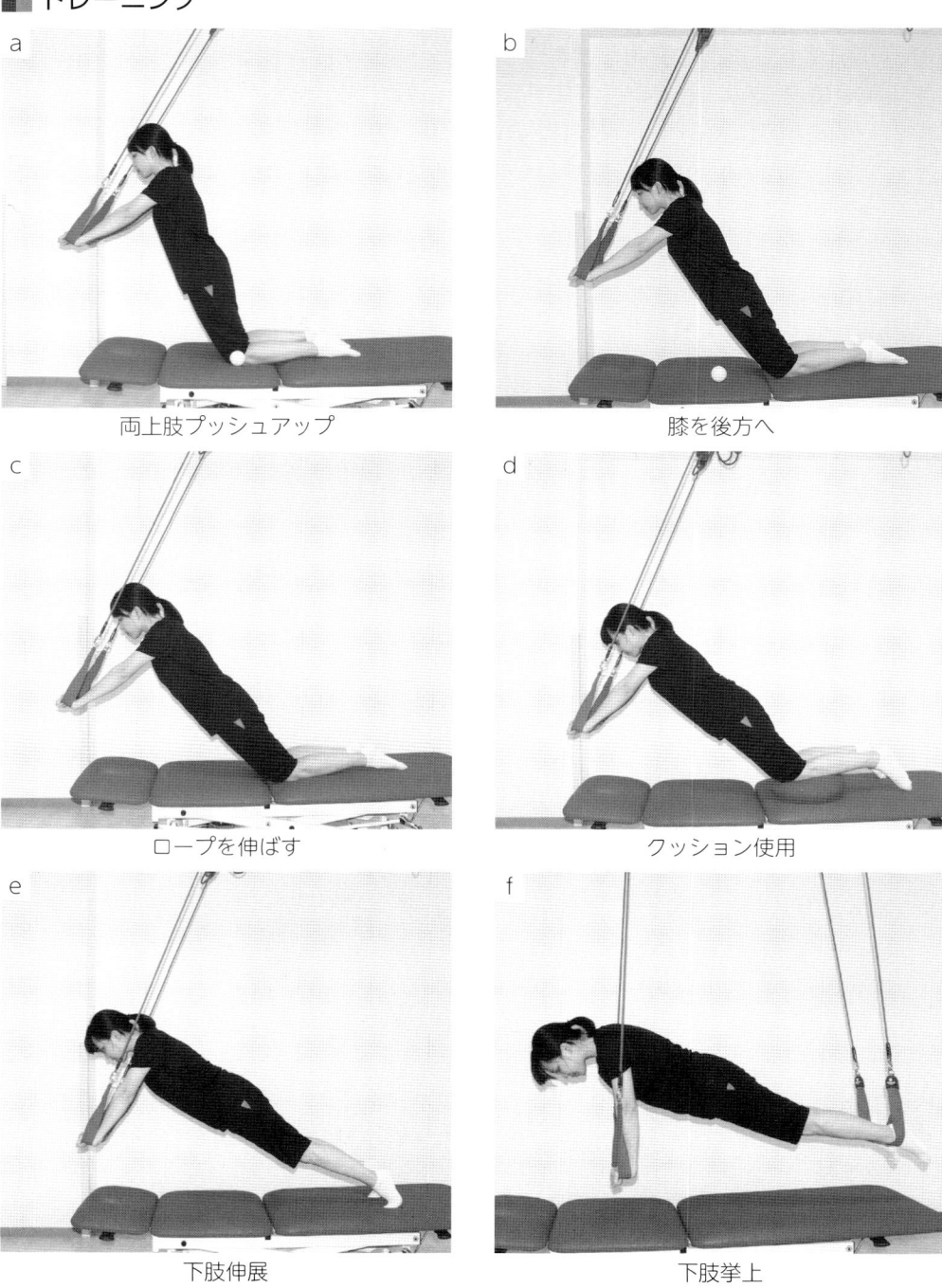

a

両上肢プッシュアップ

b

膝を後方へ

c

ロープを伸ばす

d

クッション使用

e

下肢伸展

f

下肢挙上

## 2 | プッシュアップ・プラス

### ■ ウィークリンクテスト

すべてのレベルにおいて，次の点をチェックする．
①肩関節90°外転位で十分な肘関節屈曲ができる．
②翼状肩甲が起こらない．
③体幹の回旋・側屈が起きない．

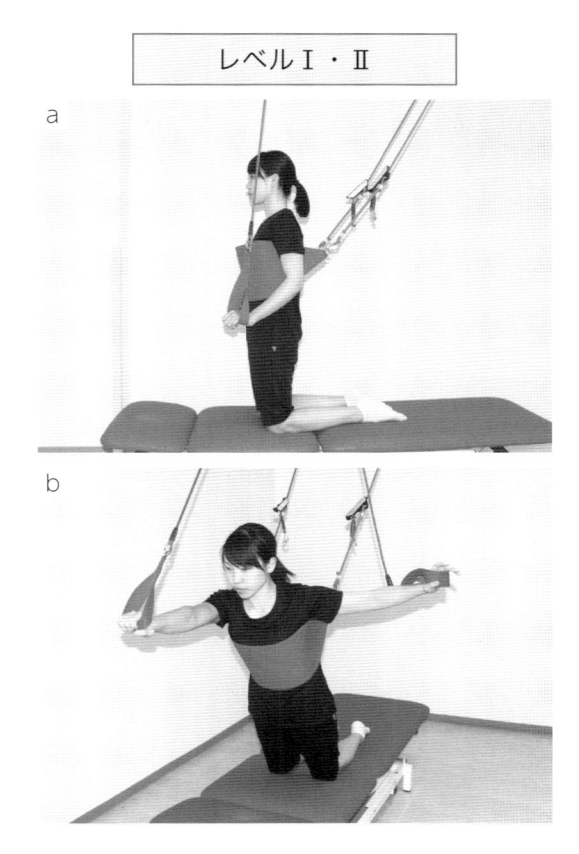

レベルⅠ・Ⅱ

a

b

サスペンションポイントの真下で膝立ち位をとる．手でストラップを把持し，ウエストの高さに合わせる．腹部はエラスティックコードを付けたワイドスリングで支持する．片側肘関節を屈曲させ（肩関節は外転位），身体を前方に倒す．倒しながら反対側の上肢は外側方向に移動させ（ここでは左上肢），身体を支持しないようにする．屈曲させた肘関節を伸展させ，身体を起こしながら最後に上肢を前方に強く突き出す（肩甲帯の前方突出）．レベルⅠ：エラスティックコードによるサポートを行っても動作ができない．レベルⅡ：エラスティックコードによるサポートを行えば動作が行える．または，レベルⅢで痛みが生じるか，Ⅲの動作が不可能だった場合もレベルⅡとする．

### レベルⅢ

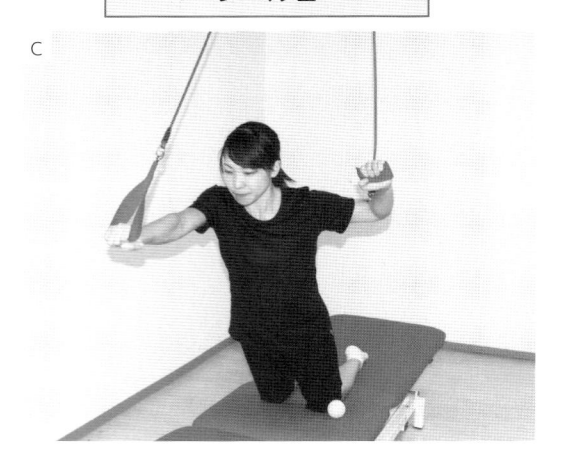

c

腹部のワイドスリングのサポートなしに動作が可能．または，レベルⅣで痛みが生じるか動作が不可能だった場合もレベルⅢとする．

### レベルⅣ

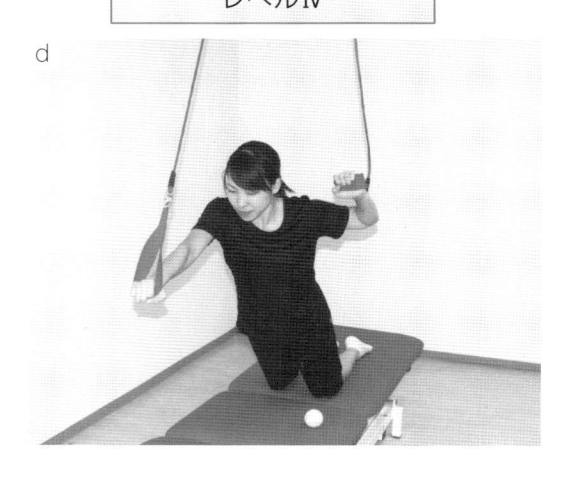

d

手で把持するストラップが，サスペンションポイントから垂直に垂らした位置になるまで膝の位置を後退させる．または，レベルⅤで痛みが生じるか動作が不可能だった場合もレベルⅣとする．

### レベルⅤ

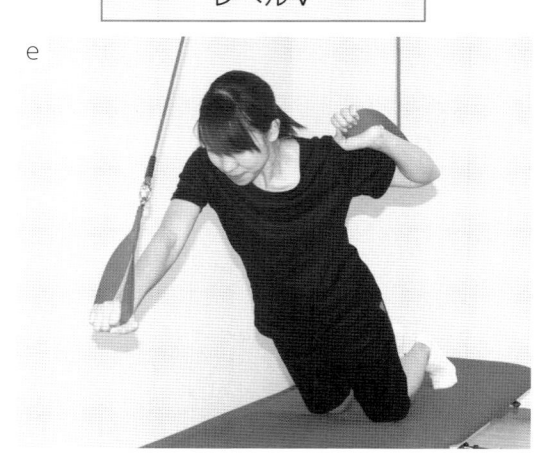

e

レベルⅣの動作からさらにロープを長くし，床面から10 cmくらいの高さにする．

## ■ トリートメント

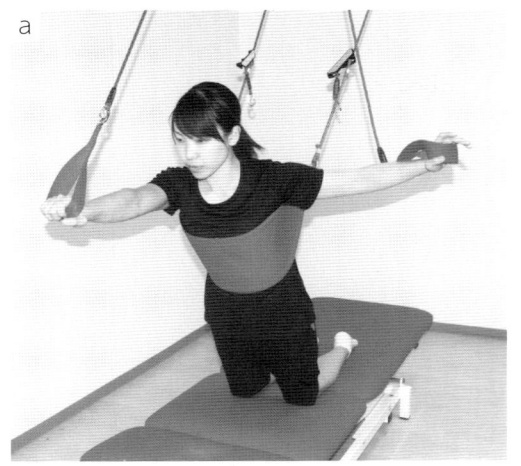

a

サポートあり

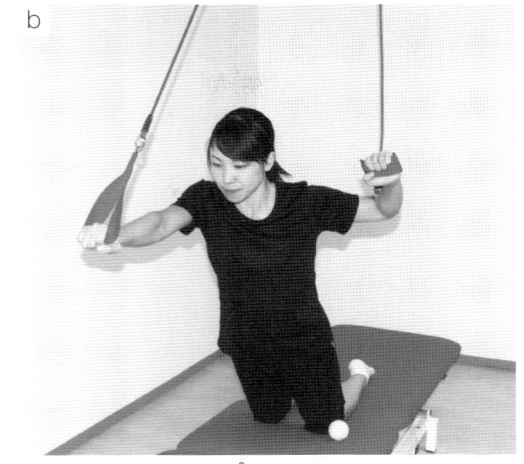

b

サポートなし

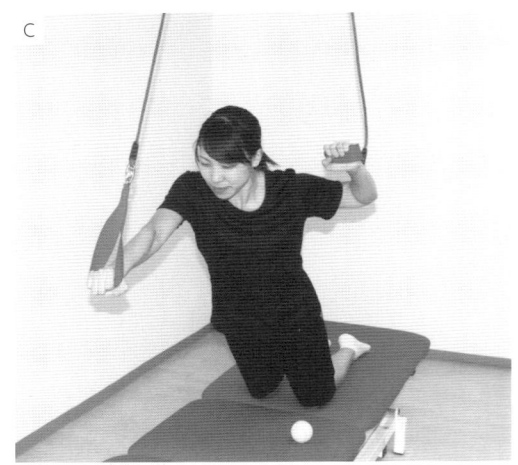

c

膝を後方へ

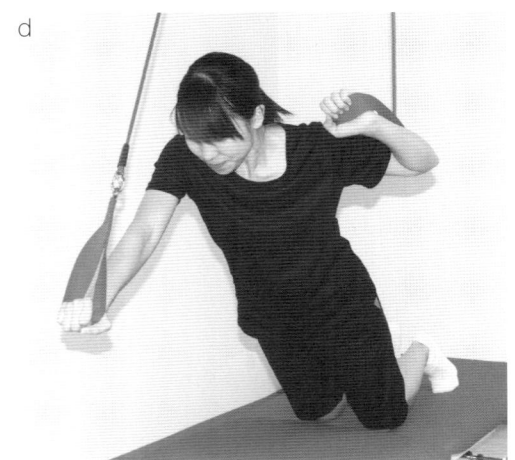

d

ロープを伸ばす

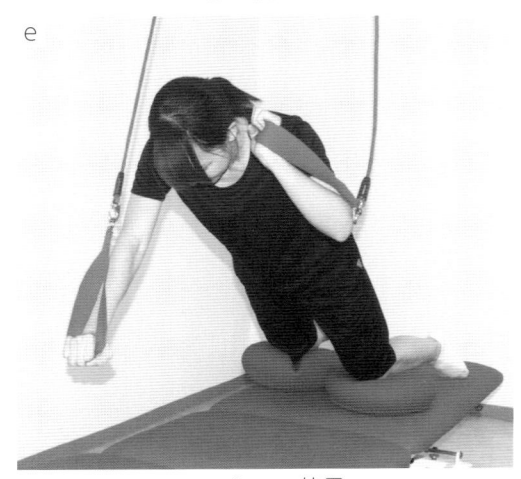

e

クッション使用

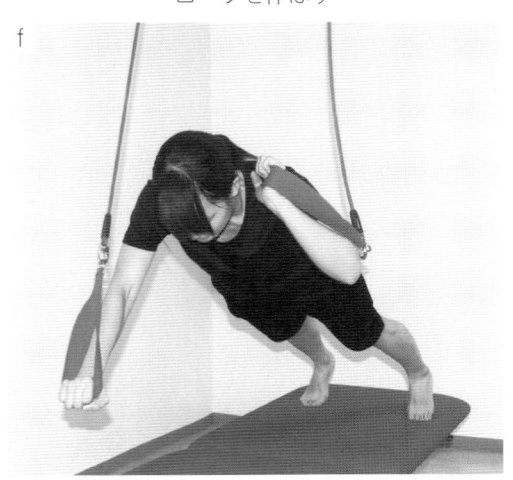

f

下肢伸展

3 上肢に対するアプローチ

II サスペンション・エクササイズの基礎

## ■ トレーニング

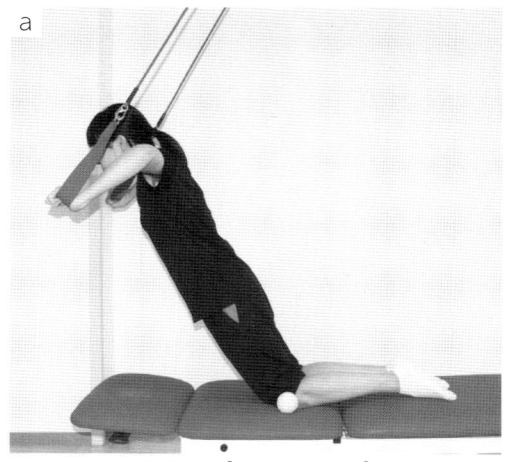

a
両上肢プッシュアップ

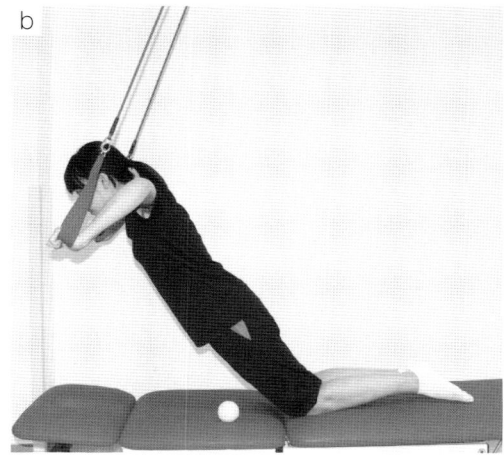

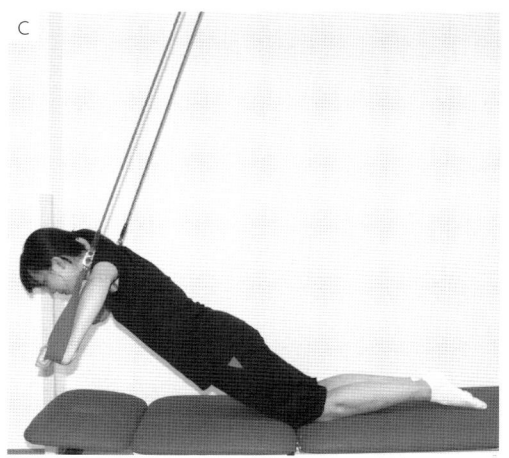

b
膝を後方へ

c
ロープを伸ばす

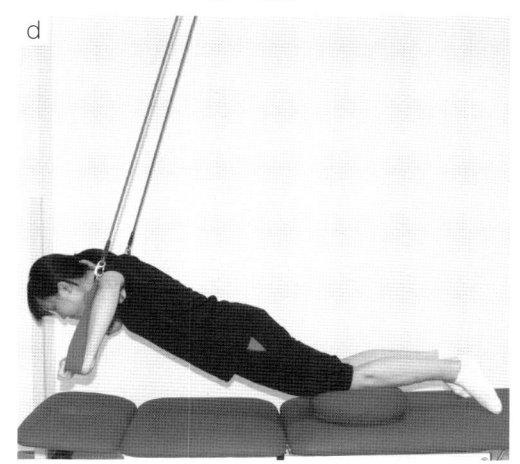

d
クッション使用

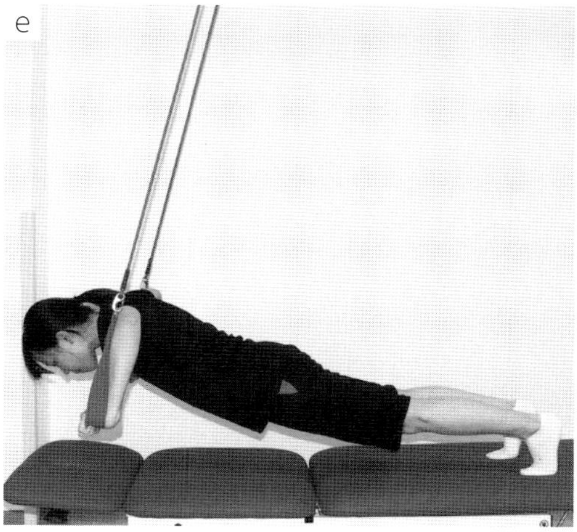

e
下肢伸展

## 3 | 肩甲帯後退

■ ウィークリンクテスト

すべてのレベルにおいて，次の点をチェックする．
①肩関節が90°屈曲位に維持されている．
②翼状肩甲が起こらない．
③体幹の回旋・側屈が起きない．

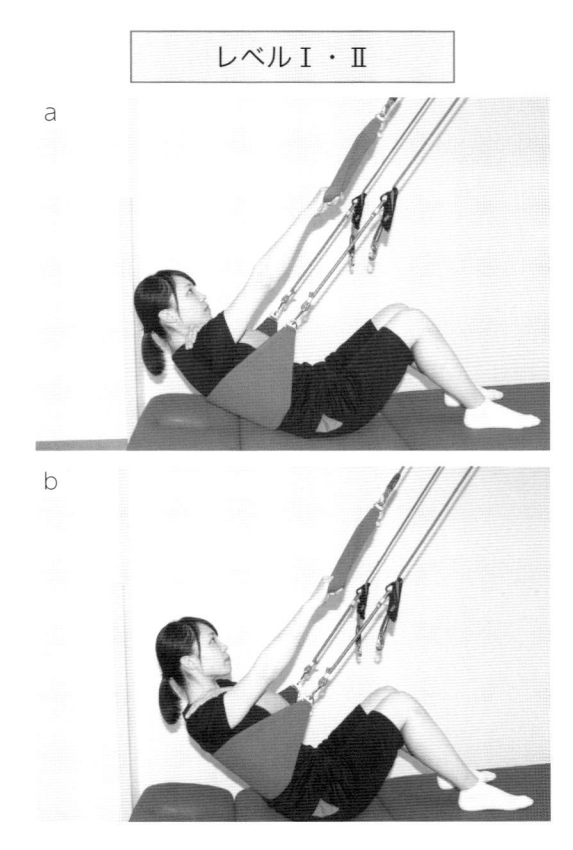

レベルⅠ・Ⅱ

a

b

サスペンションポイントの真下につま先がくるように座り，膝関節・股関節ともに90°屈曲位をとる．片手でストラップを把持し，頭部の高さに合わせ肘関節が伸展位になるまでロープを引く．胸部は，エラスティックコードを付けたワイドスリングで支持し，ストラップを把持していないほうの上肢は胸の上に置く．ストラップを把持した上肢が最大限に伸張されるまで後方にもたれかかり，上肢の伸展位を保持する．頸部中間位のままロープを引くように肩甲帯を後退させながら，身体を起こす．レベルⅠ：エラスティックコードによるサポートを行っても動作ができない．レベルⅡ：エラスティックコードによるサポートを行えば動作が行える．または，レベルⅢで痛みが生じるか，Ⅲの動作が不可能だった場合もレベルⅡとする．

### レベルⅢ

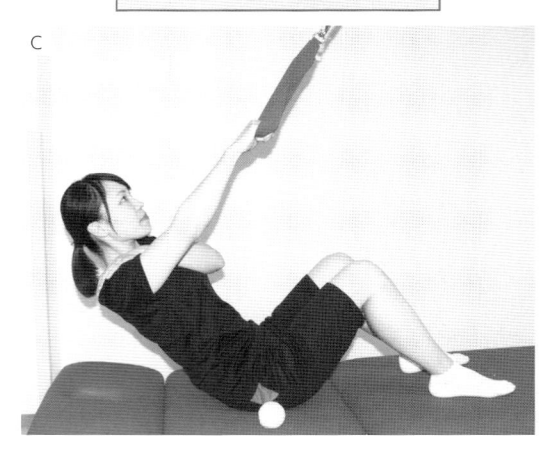

c

胸部のワイドスリングのサポートなしに動作が可能．または，レベルⅣで痛みが生じるか動作が不可能だった場合もレベルⅢとする．

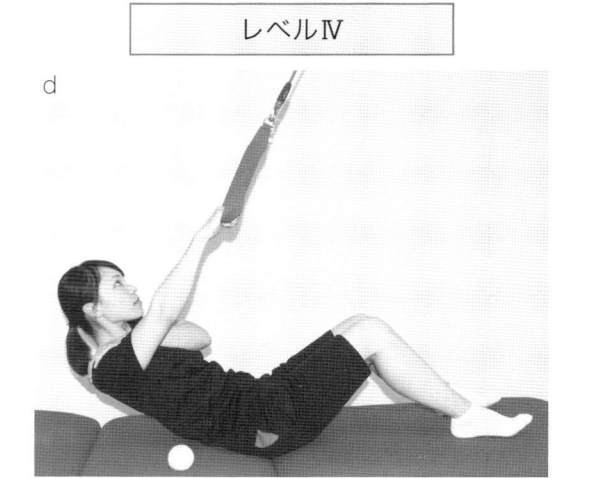

### レベルⅣ

d

骨盤の位置を頭側から尾側方向に移動させる．または，レベルⅤで痛みが生じるか動作が不可能だった場合もレベルⅣとする．

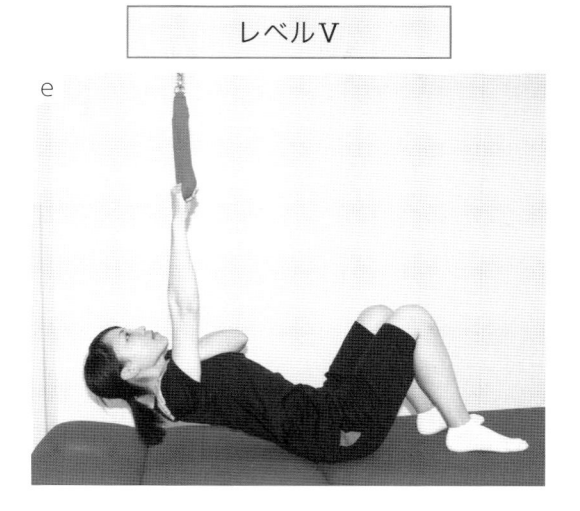

### レベルⅤ

e

ロープが垂直になる位置でストラップを把持し，動作が可能．

3　上肢に対するアプローチ

## ■ トリートメント

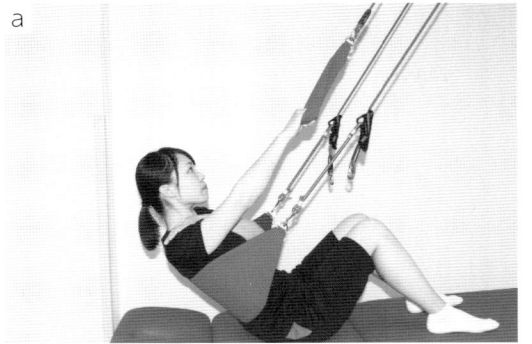

a

サポートあり

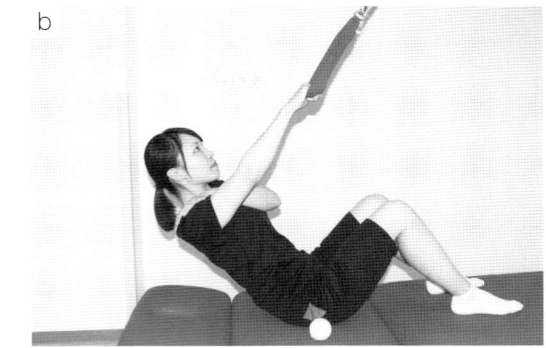

b

サポートなし

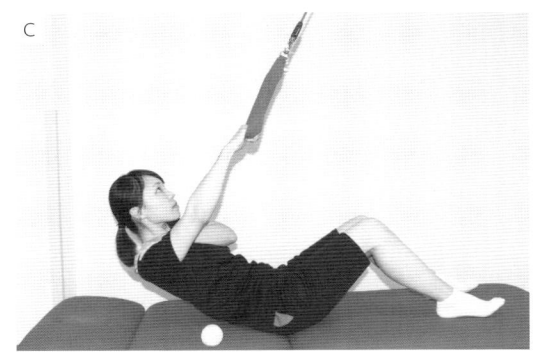

c

臀部を尾側へ

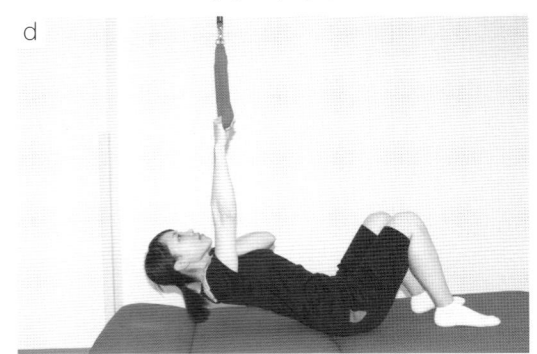

d

ロープを垂直位

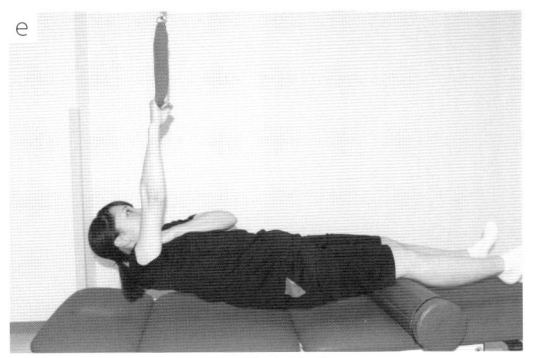

e

ロールを使用

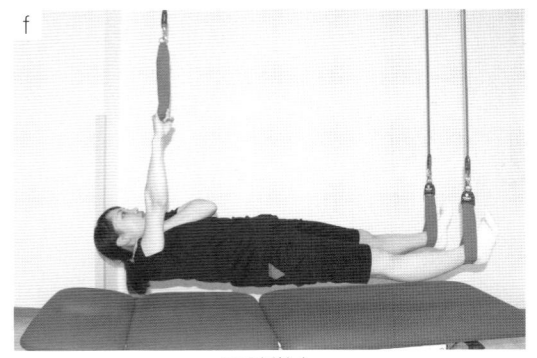

f

下肢挙上

Ⅱ サスペンション・エクササイズの基礎

107

## ■ トレーニング

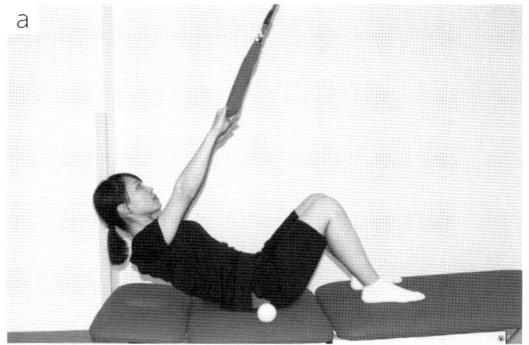

a

両上肢プルアップ

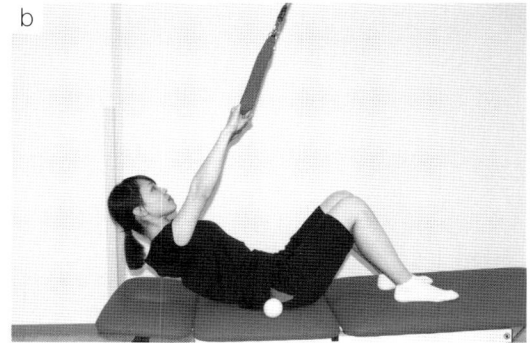

b

臀部を尾側へ

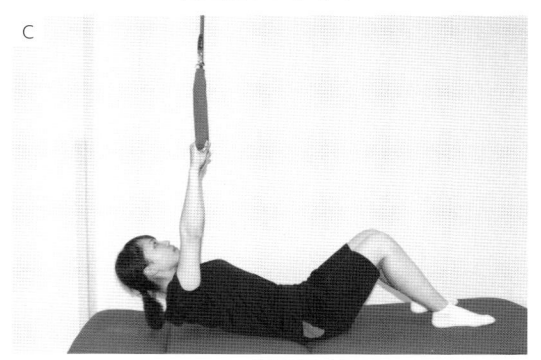

c

ロープを垂直位

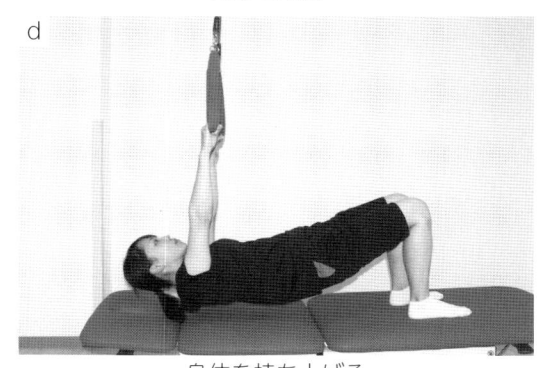

d

身体を持ち上げる

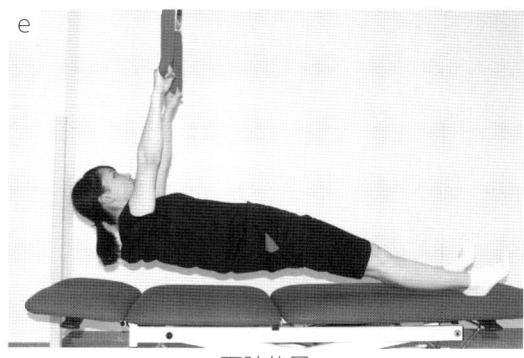

e

下肢伸展

## 4｜背臥位でのプルアップ・プラス

■ ウィークリンクテスト

すべてのレベルにおいて，次の点をチェックする．
①肘関節屈曲角度が90°以上である．
②翼状肩甲が起こらない．
③体幹の回旋・側屈が起きない．

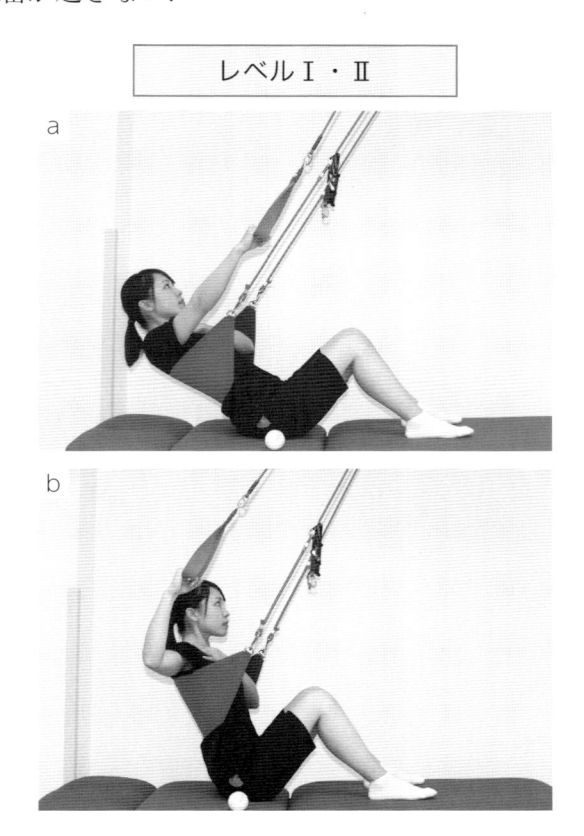

レベルⅠ・Ⅱ

a

b

　サスペンションポイントの真下につま先がくるように座り，膝関節・股関節ともに90°屈曲位をとる．片手でストラップを把持し，頭部の高さに合わせ肘関節が伸展位になるまでロープを引く．胸部は，エラスティックコードを付けたワイドスリングで支持し，ストラップを把持していないほうの上肢は胸の上に置く．ストラップを把持した上肢が最大限に伸張されるまで後方にもたれかかり，上肢の伸展位を保持する．肩関節90°外転，肘関節90°屈曲位になるように，頭部中間位のままロープを引くように肩甲帯を内転させながら身体を起こす．レベルⅠ：エラスティックコードによるサポートを行っても動作ができない．レベルⅡ：エラスティックコードによるサポートを行えば動作が行える．または，レベルⅢで痛みが生じるか，Ⅲの動作が不可能だった場合もレベルⅡとする．

レベルⅢ

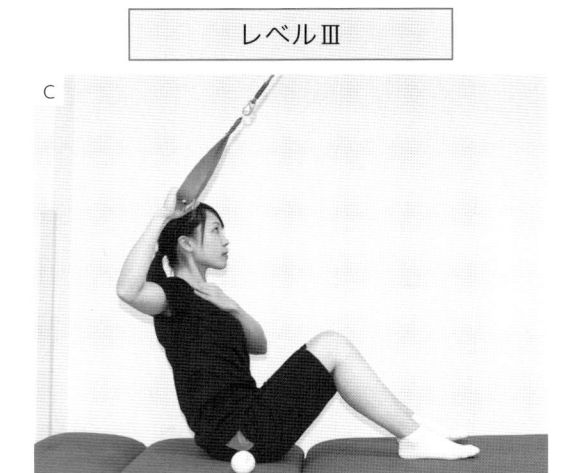

c

胸部のワイドスリングのサポートなしに動作が可能．または，レベルⅣで痛みが生じるか動作が不可能だった場合もレベルⅢとする．

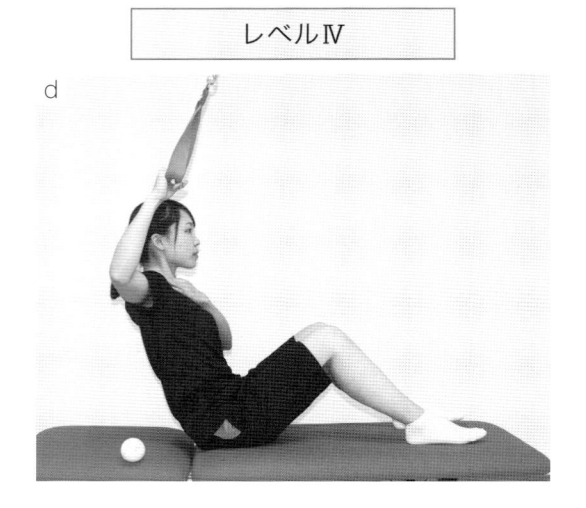

レベルⅣ

d

骨盤の位置を頭側から尾側方向に移動させる．または，レベルⅤで痛みが生じるか動作が不可能だった場合もレベルⅣとする．

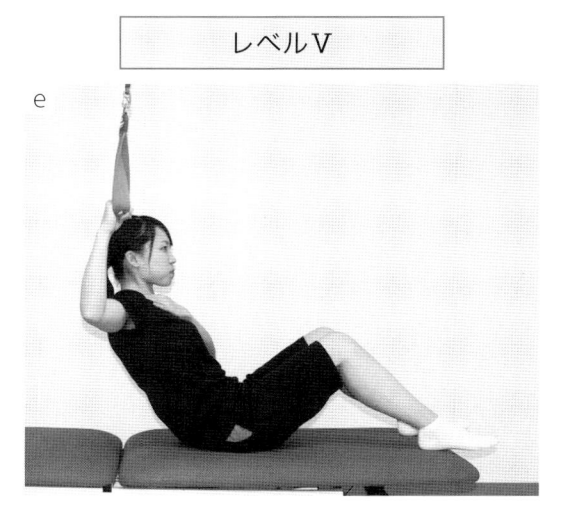

レベルⅤ

e

ロープが垂直になる位置でストラップを把持し，動作が可能．

3 上肢に対するアプローチ

■ トリートメント

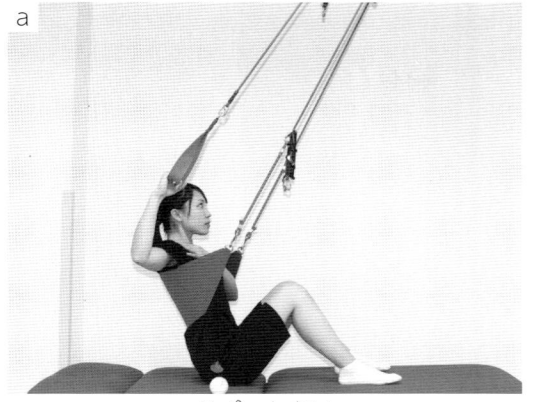

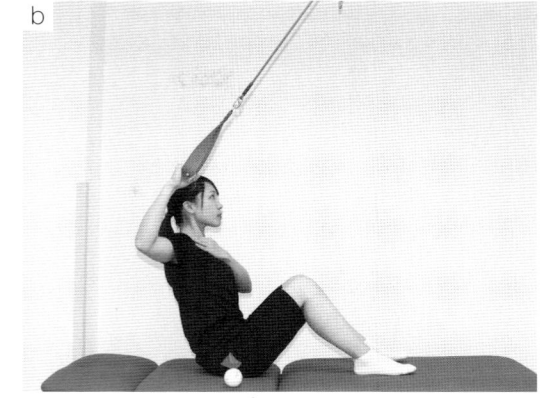

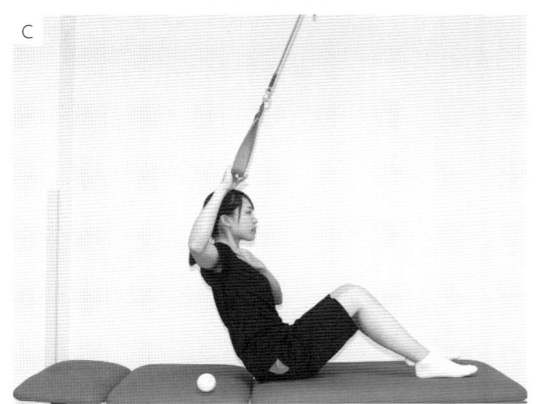

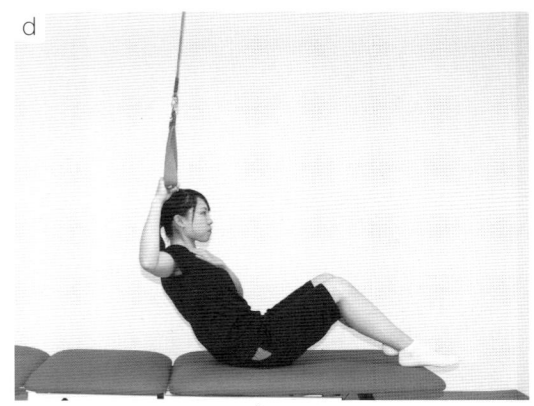

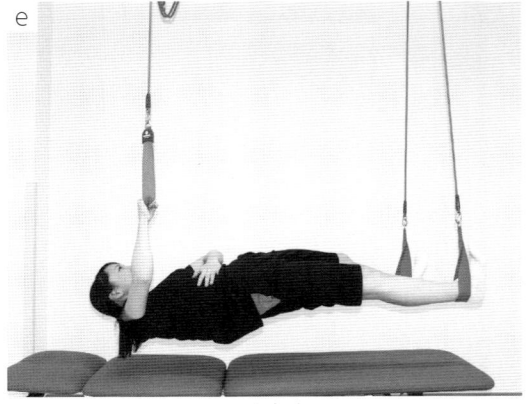

a　サポートあり

b　サポートなし

c　臀部を尾側へ

d　ロープを垂直位

e　下肢挙上

II サスペンション・エクササイズの基礎

## ■ トレーニング

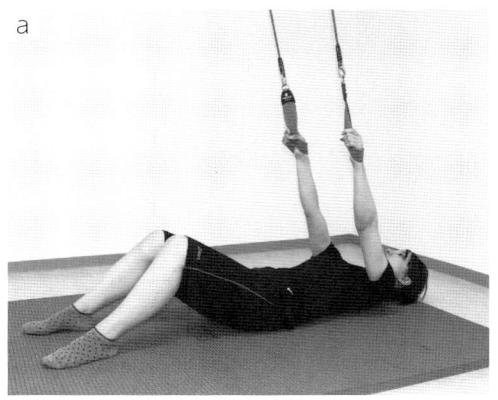

a

両上肢プルアップ

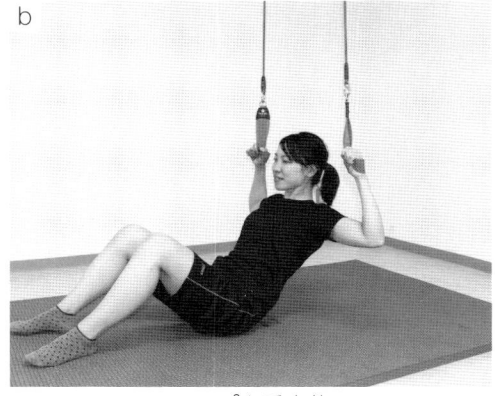

b

ロープを垂直位

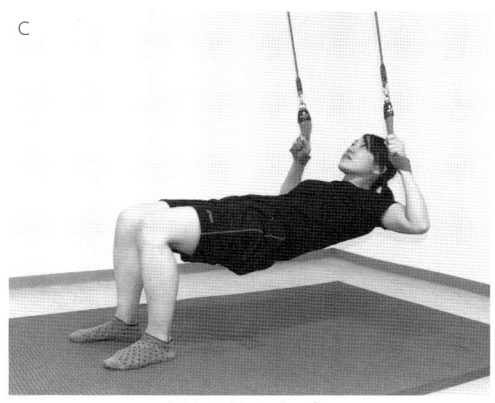

c

身体を持ち上げる

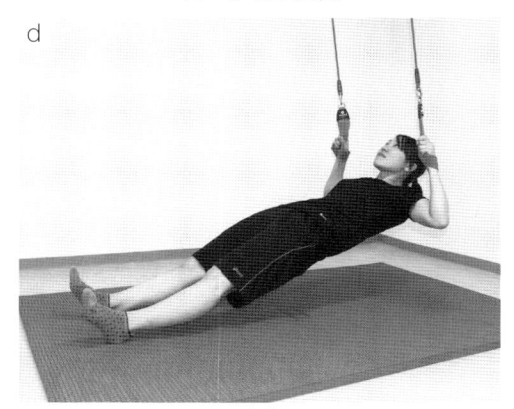

d

下肢伸展

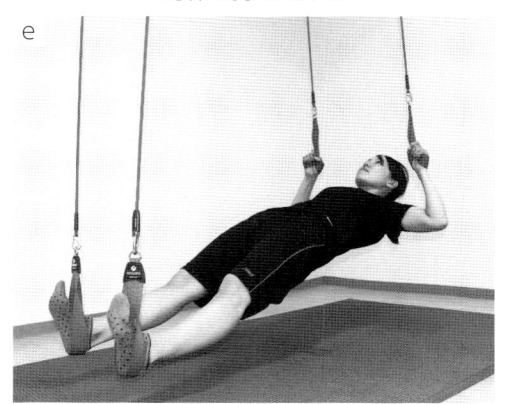

e

下肢挙上

## 5 ｜膝立ち位での肩関節伸展

### ■ ウィークリンクテスト

すべてのレベルにおいて，次の点をチェックする．
①肩関節の屈曲が180°付近から開始し，身体が真っすぐのまま肩関節を伸展させる．
②翼状肩甲が起こらない．
③体幹の回旋・側屈が起きない．

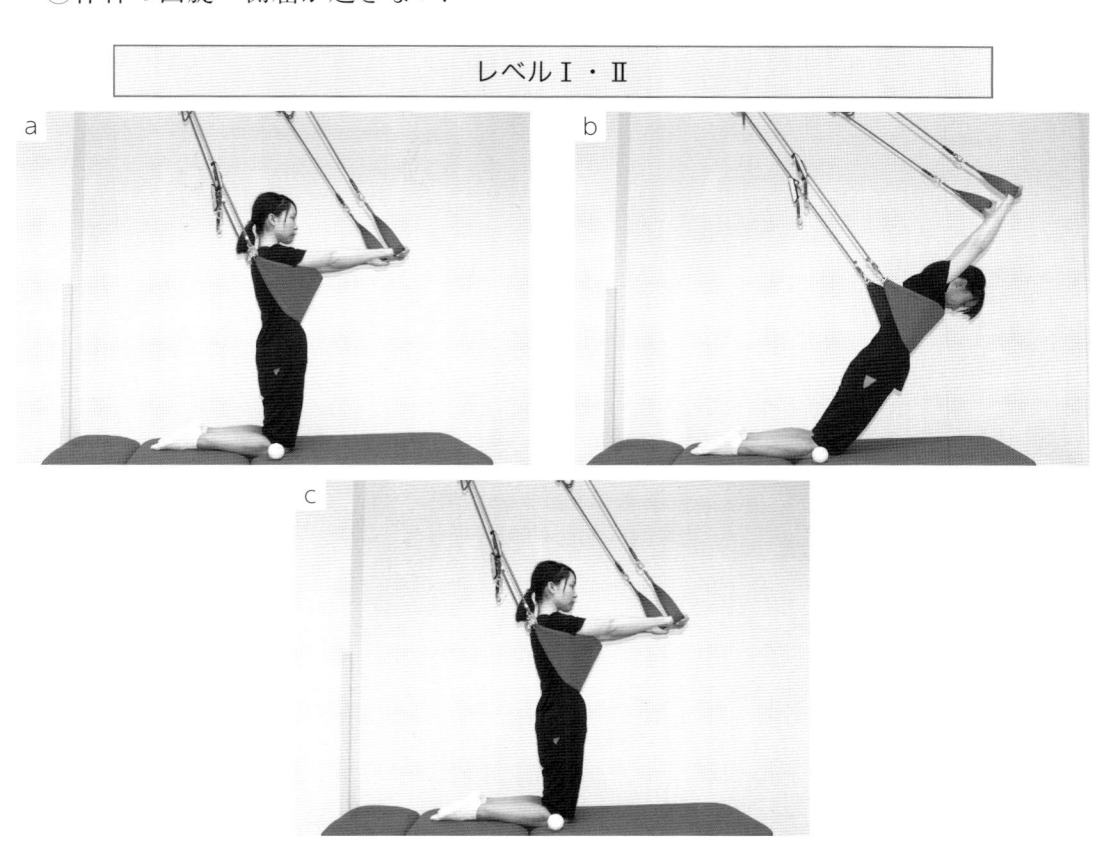

レベルⅠ・Ⅱ

a

b

c

サスペンションポイントの真下で膝立ち位をとる．手でストラップを把持し，肩の高さに合わせる．腹部は，エラスティックコードを付けたワイドスリングで支持する．両上肢を真っすぐ伸ばしたまま身体を前方に倒す．肩関節を伸展させて開始肢位に戻る．レベルⅠ：エラスティックコードによるサポートを行っても動作ができない．レベルⅡ：エラスティックコードによるサポートを行えば動作が行える．または，レベルⅢで痛みが生じるか，Ⅲの動作が不可能だった場合もレベルⅡとする．

### レベルⅢ

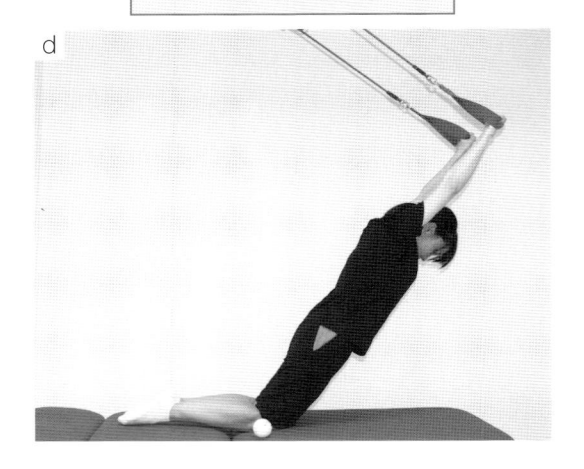

d

腹部のワイドスリングのサポートなしに動作が可能．または，レベルⅣで痛みが生じるか動作が不可能だった場合もレベルⅢとする．

### レベルⅣ

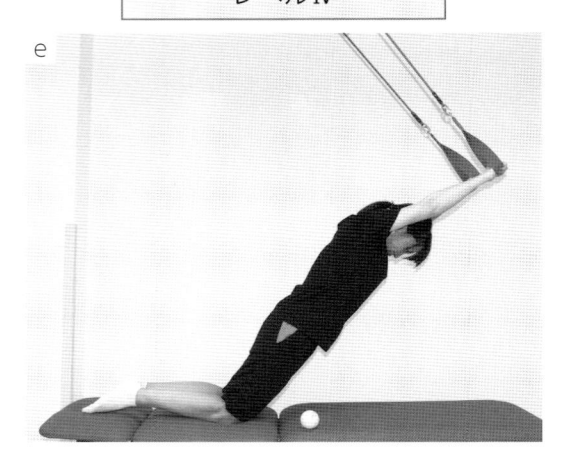

e

膝の位置を後方に移動させる．または，レベルⅤで痛みが生じるか動作が不可能だった場合もレベルⅣとする．

### レベルⅤ

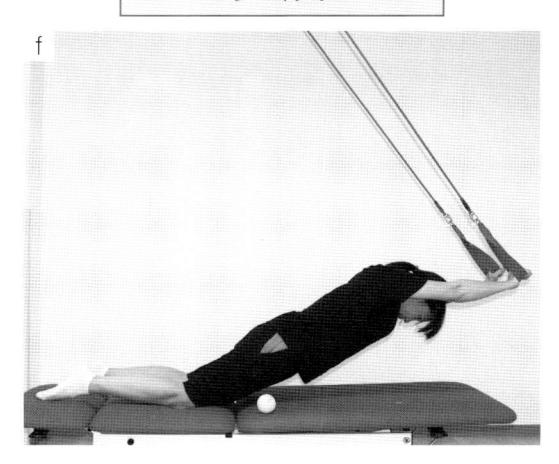

f

身体を前に倒した際のロープの高さを床面から10 cmくらいの位置とし，同様の動作を行う．

3　上肢に対するアプローチ

■ トリートメント

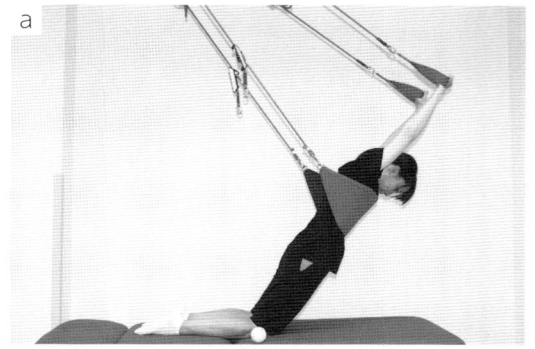

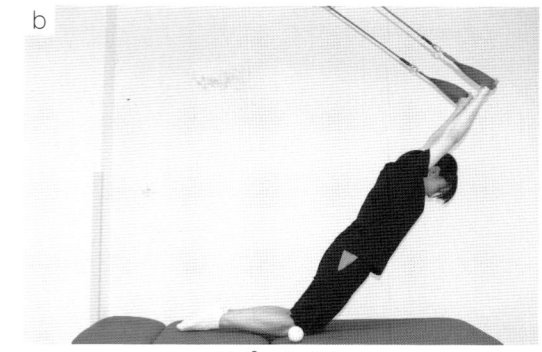

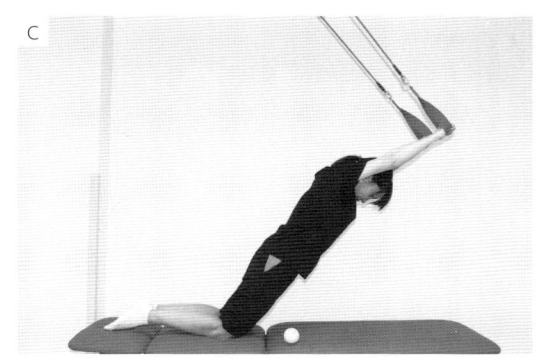

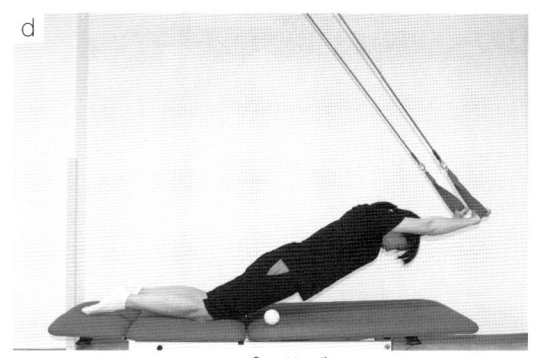

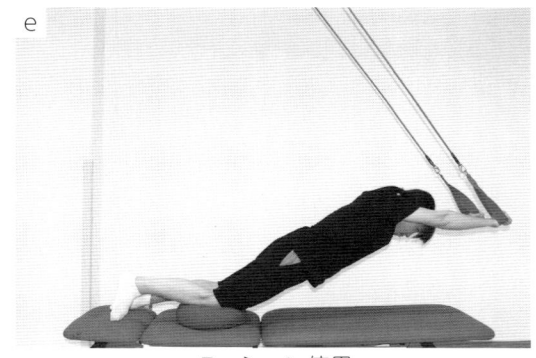

a　サポートあり

b　サポートなし

c　膝を後方へ

d　ロープを伸ばす

e　クッション使用

II　サスペンション・エクササイズの基礎

## ■ トレーニング

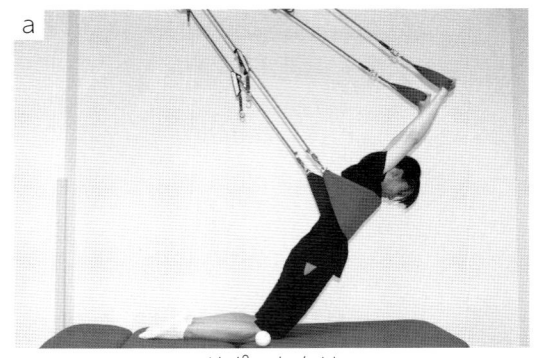

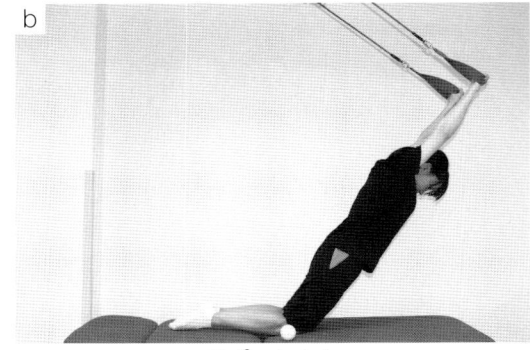

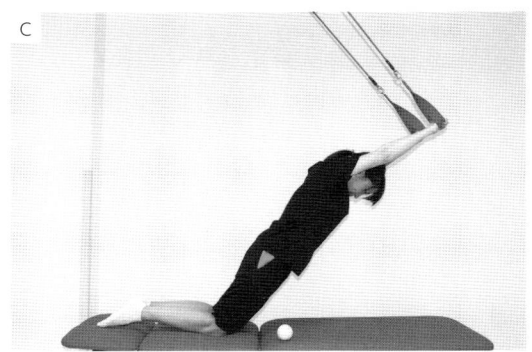

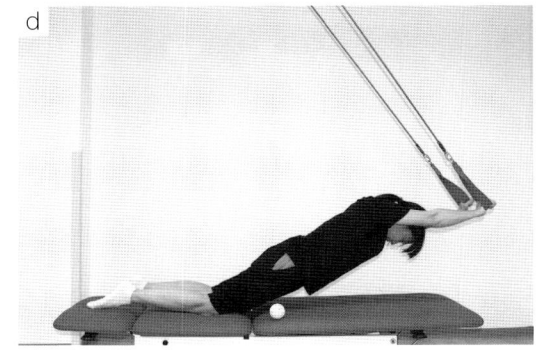

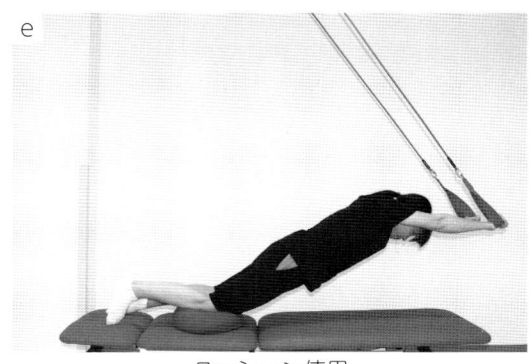

a
サポートあり

b
サポートなし

c
膝を後方へ

d
ロープを伸ばす

e
クッション使用

## 6 ｜ 背臥位での肩関節外転

### ■ ウィークリンクテスト（口絵カラー⑤参照）
すべてのレベルにおいて，次の点をチェックする．
①肩関節が180°まで外転している．
②翼状肩甲が起こらない．
③身体が真っすぐ保持できている．
④体幹の回旋・側屈が起きない．

レベルⅠ・Ⅱ

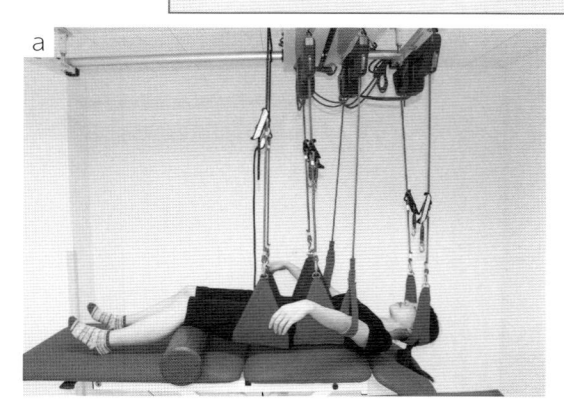

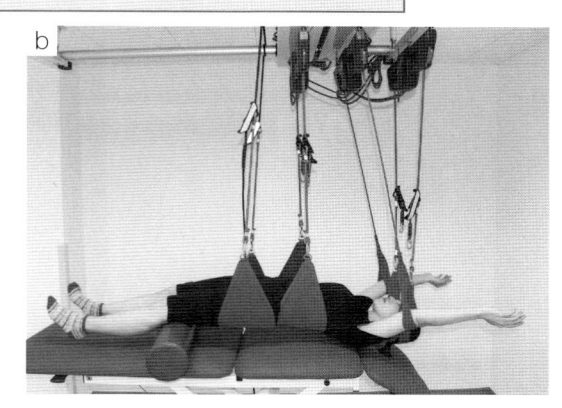

背臥位で，サスペンションポイントの真下に肩を置き，ストラップを上腕に通す．頭部は，エラスティックコードを付けたスプリットスリングで支持する．胸部は，エラスティックコードを付けたワイドスリングで支持する．骨盤帯は，エラスティックコードを付けたワイドスリングで支持する．膝下にはロールやクッションを置く．股関節を中間位まで伸展させ，上肢はストラップ内で下方に押し付け，身体を床面から浮かせる．身体が浮いたら，両肩関節を180°付近まで外転させる．レベルⅠ：エラスティックコードによるサポートを行っても動作ができない．レベルⅡ：エラスティックコードによるサポートを行えば動作が行える．または，レベルⅢで痛みが生じるか，Ⅲの動作が不可能だった場合もレベルⅡとする．

### レベルⅢ

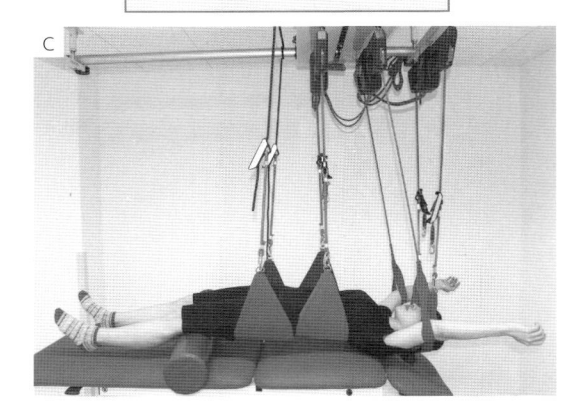

c

胸部・骨盤帯のワイドスリングのサポート量を減らす．または，レベルⅣで痛みが生じるか動作が不可能だった場合もレベルⅢとする．

### レベルⅣ

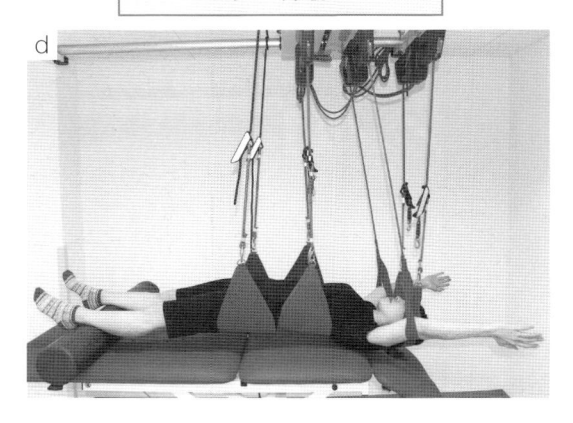

d

膝部のロールまたはクッションを足関節付近に移動させる．または，レベルⅤで痛みが生じるか動作が不可能だった場合もレベルⅣとする．

### レベルⅤ

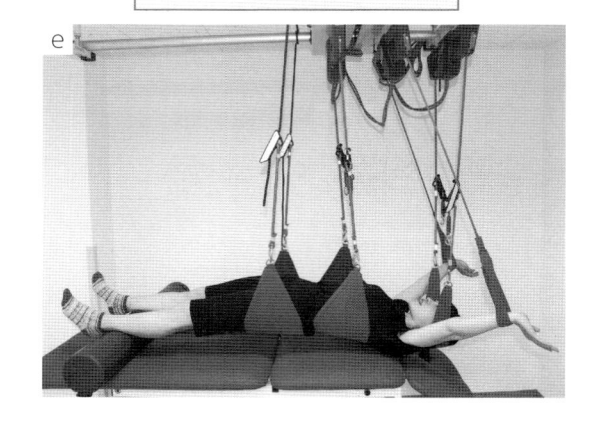

e

上腕部のストラップを手関節付近に移動させる．

3 上肢に対するアプローチ

## ■ トリートメント（口絵カラー⑥参照）

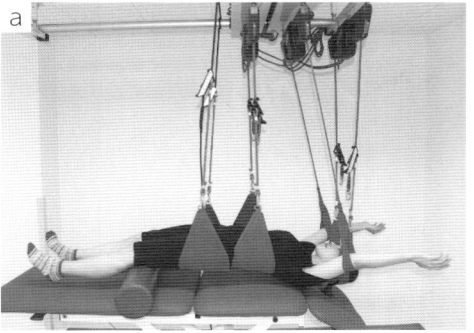

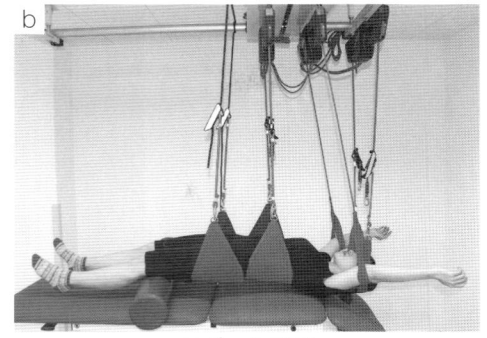

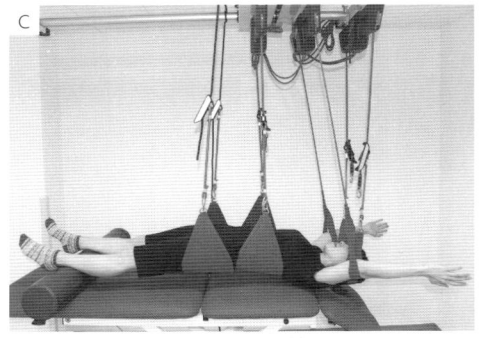

a
サポートあり

b
サポート軽減

c
ロールを足関節へ

## ■ トレーニング

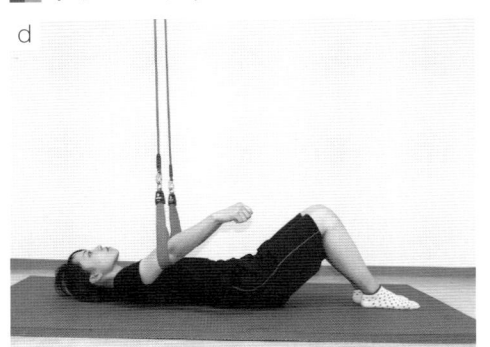

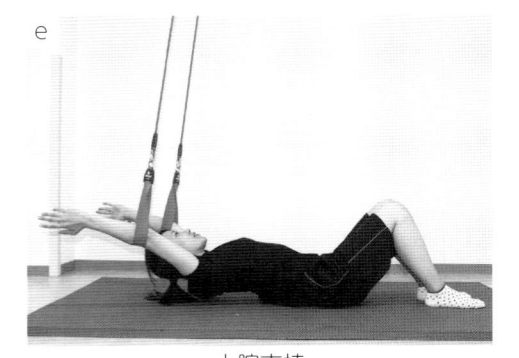

d
サポートなし

e
上腕支持

f
前腕支持

II サスペンション・エクササイズの基礎

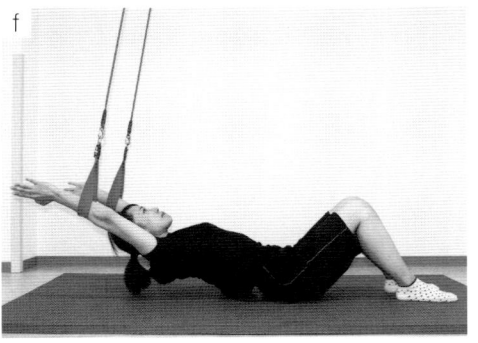

## 7 | 膝立ち位での肘関節伸展

### ■ ウィークリンクテスト

すべてのレベルにおいて，次の点をチェックする．
①肘関節は最大伸展できる．
②身体が真っすぐ保持できている．
③体幹の回旋・側屈が起きない．

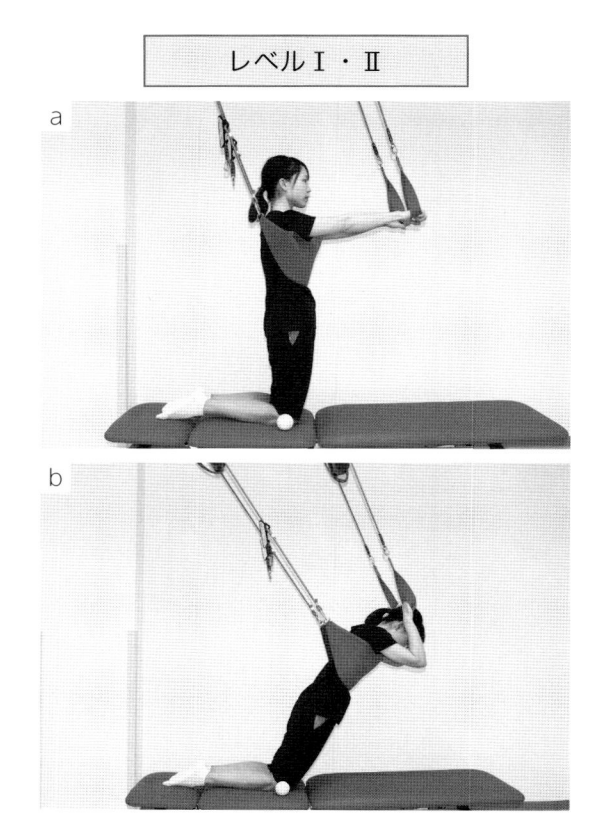

レベルⅠ・Ⅱ

サスペンションポイントの真下で膝立ち位をとる．手でストラップを把持し，肩の高さに合わせる．腹部は，エラスティックコードを付けたワイドスリングで支持する．できるだけ前方に身体を倒し，肩関節90°屈曲位を保持しながら肘の屈伸を行う（手関節背側を肩関節に近づける）．レベルⅠ：エラスティックコードによるサポートを行っても動作ができない．レベルⅡ：エラスティックコードによるサポートを行えば動作が行える．または，レベルⅢで痛みが生じるか，Ⅲの動作が不可能だった場合もレベルⅡとする．

### レベルⅢ

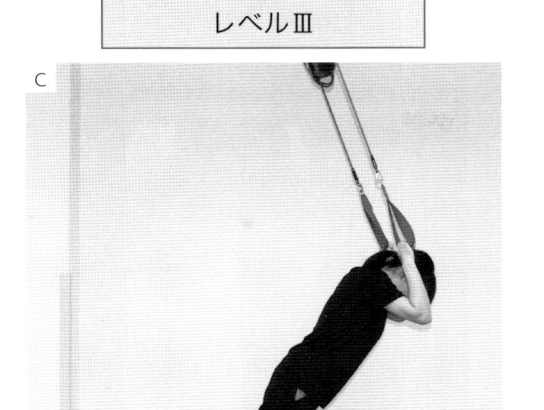

c

腹部のワイドスリングのサポートなしに動作が可能．または，レベルⅣで痛みが生じるか動作が不可能だった場合もレベルⅢとする．

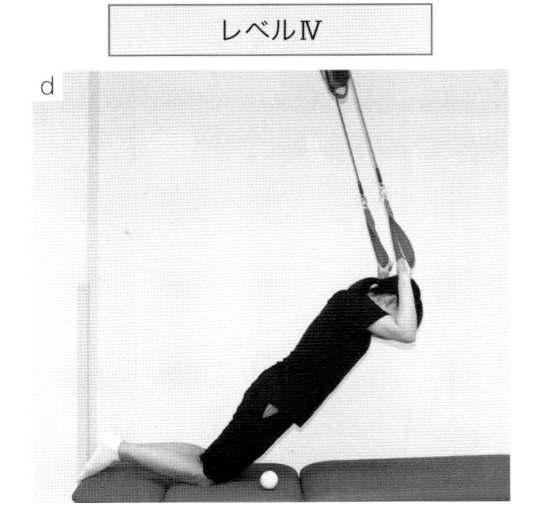

### レベルⅣ

d

膝の位置を後方に移動させる．または，レベルⅤで痛みが生じるか動作が不可能だった場合もレベルⅣとする．

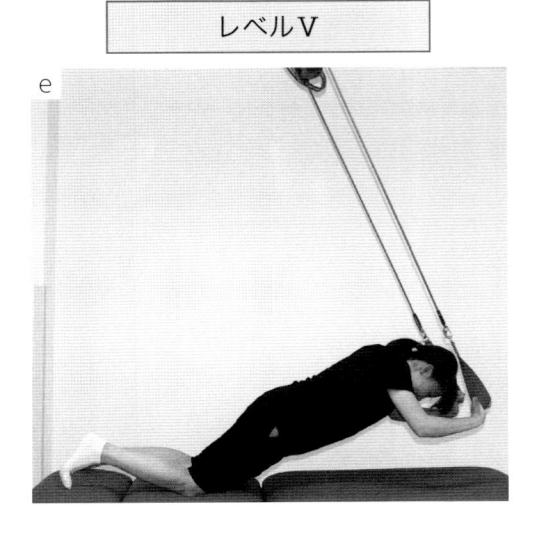

### レベルⅤ

e

ロープを長くする．

## ■ トリートメント

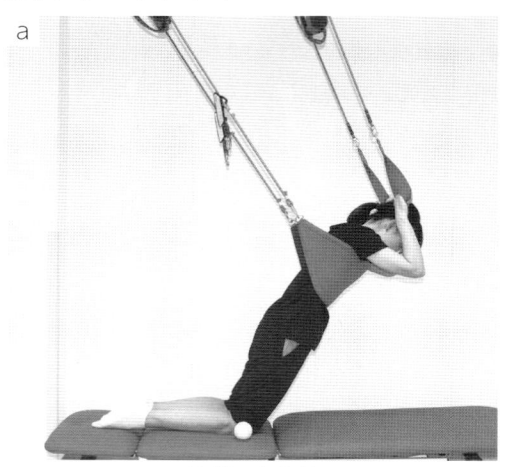

a

サポートあり

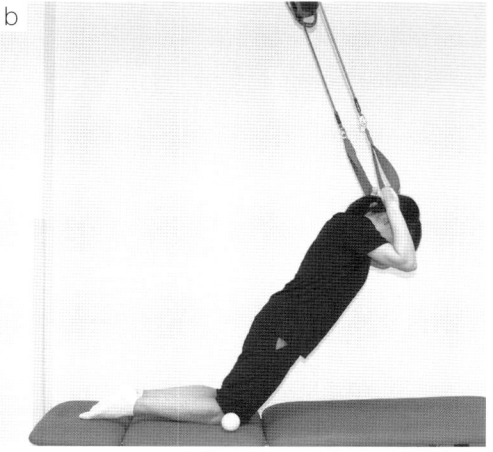

b

サポートなし

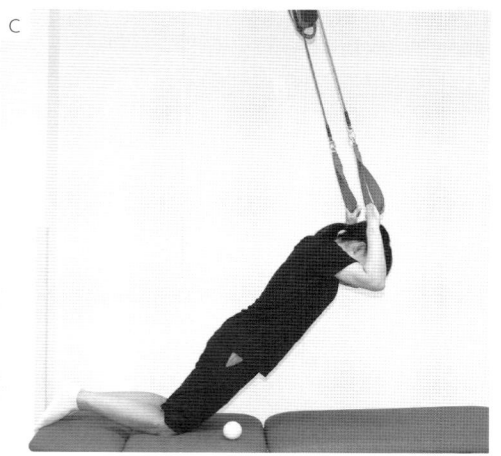

c

膝を後方へ

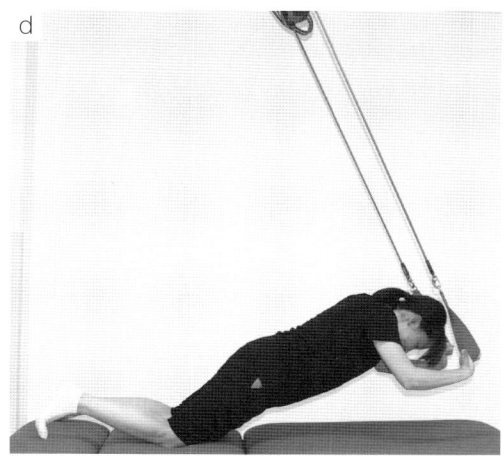

d

ロープを伸ばす

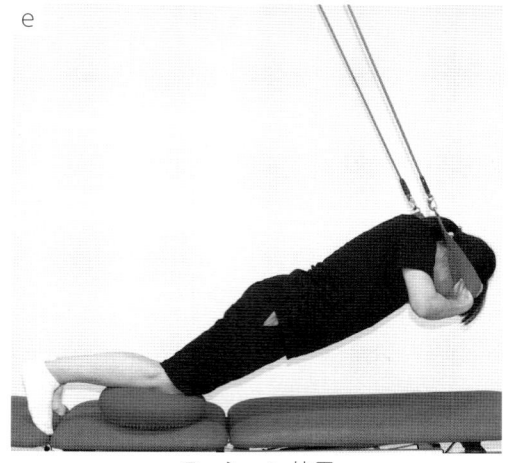

e

クッション使用

3 上肢に対するアプローチ

## ■ トレーニング

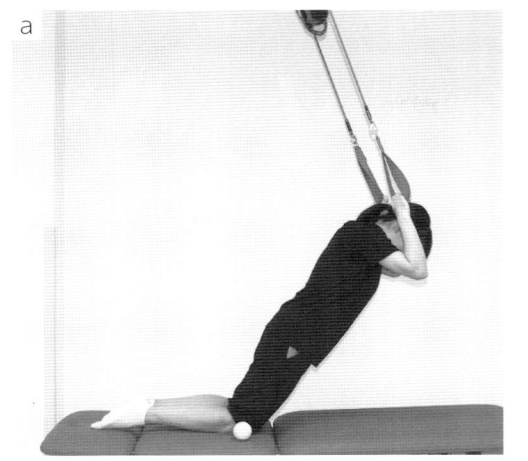

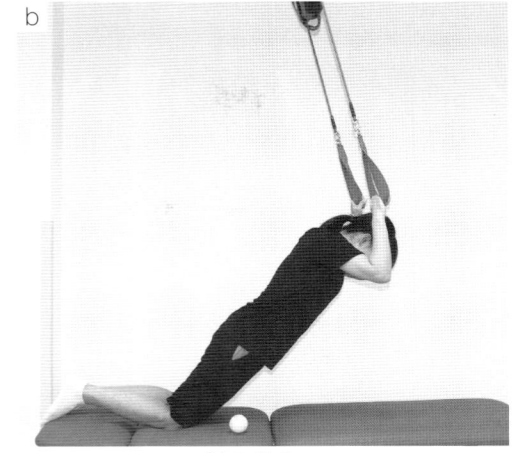

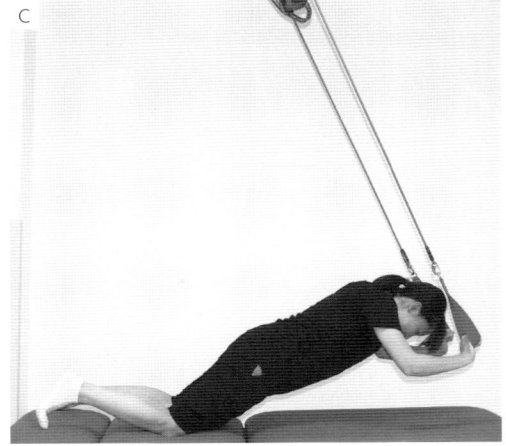

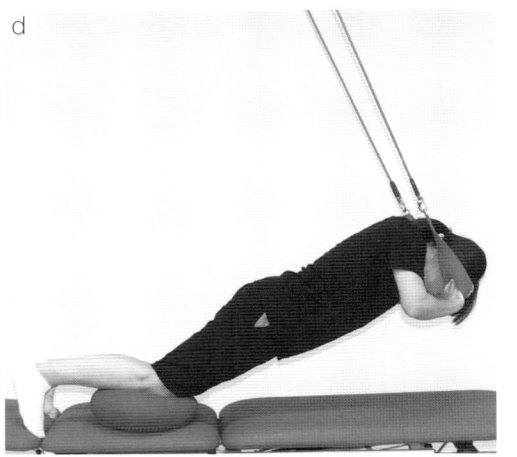

a　サポートなし

b　膝を後方へ

c　ロープを伸ばす

d　クッション使用

II　サスペンション・エクササイズの基礎

## 8 ｜ 座位での肘関節屈曲

■ ウィークリンクテスト

すべてのレベルにおいて，次の点をチェックする．
①肘関節屈曲角度は90°以上である．
②身体が真っすぐ保持できている．
③体幹の回旋・側屈が起きない．

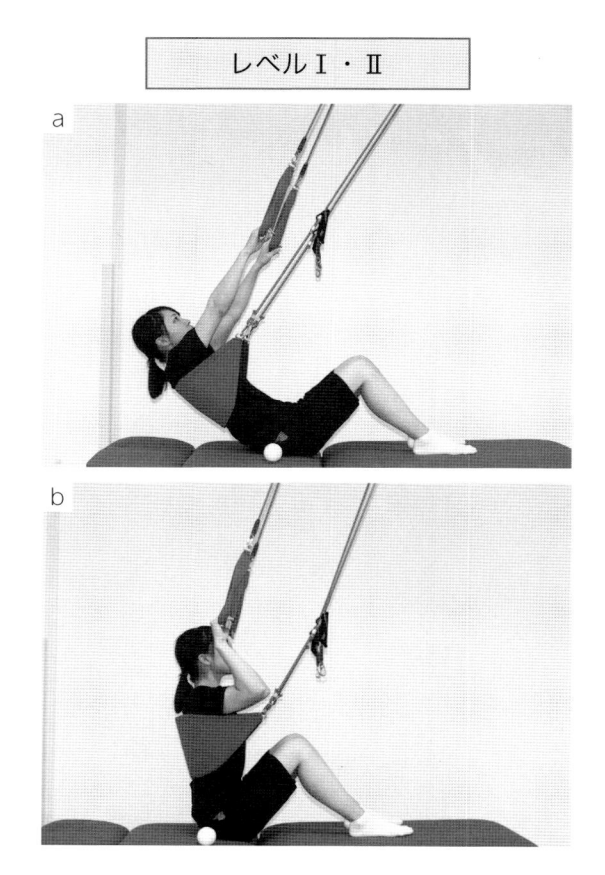

レベルⅠ・Ⅱ

a

b

サスペンションポイントの真下につま先がくるように座り，膝関節・股関節ともに90°屈曲位をとる．両手でストラップを把持し頭部の高さに合わせ，肘関節が伸展位になるまでロープを引く．胸部は，エラスティックコードを付けたワイドスリングで支持する．ストラップを把持した上肢が最大限に伸張されるまで後方にもたれかかり，上肢の伸展位を保持する．頸部中間位のまま肘関節を最大屈曲させて身体を起こす．レベルⅠ：エラスティックコードによるサポートを行っても動作ができない．レベルⅡ：エラスティックコードによるサポートを行えば動作が行える．または，レベルⅢで痛みが生じるか，Ⅲの動作が不可能だった場合もレベルⅡとする．

3 上肢に対するアプローチ

### レベルⅢ

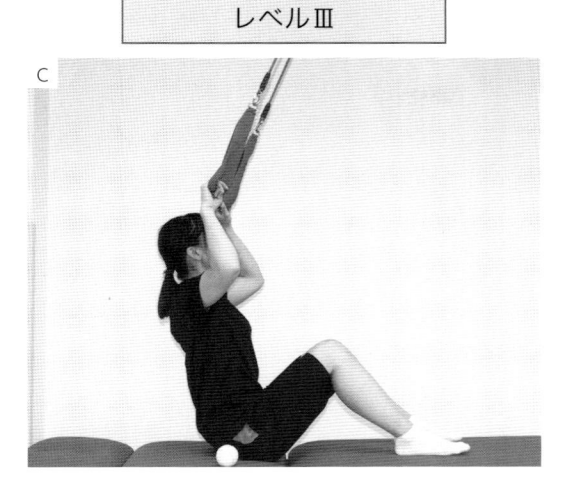

c

胸部のワイドスリングのサポートなしに動作が可能．または，レベルⅣで痛みが生じるか動作が不可能だった場合もレベルⅢとする．

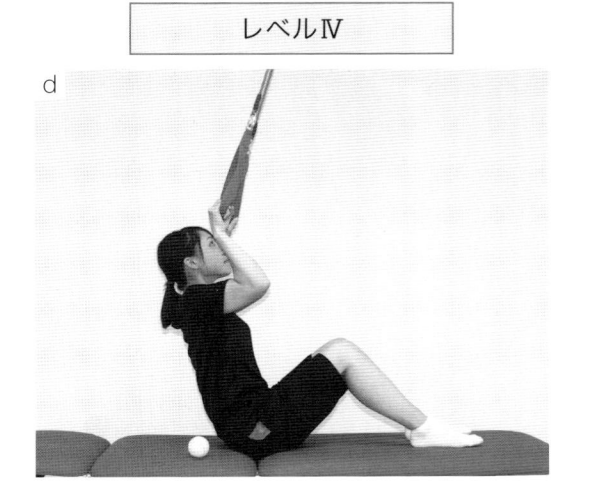

### レベルⅣ

d

臀部の位置を頭側から尾側方向に移動させる．または，レベルⅤで痛みが生じるか動作が不可能だった場合もレベルⅣとする．

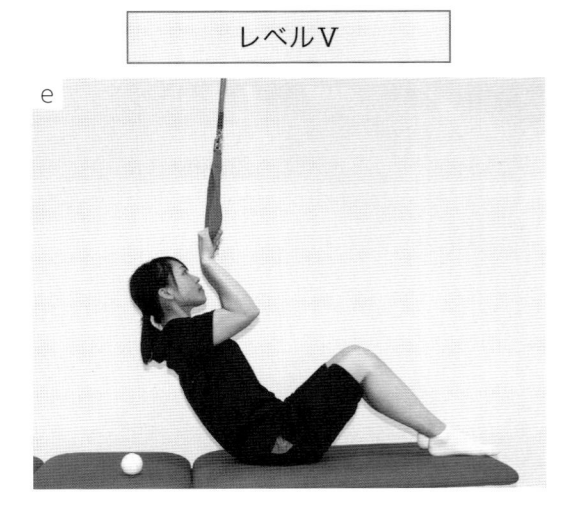

### レベルⅤ

e

ロープが垂直になるまで頭側から尾側方向に移動させる．

Ⅱ　サスペンション・エクササイズの基礎

## ■ トリートメント

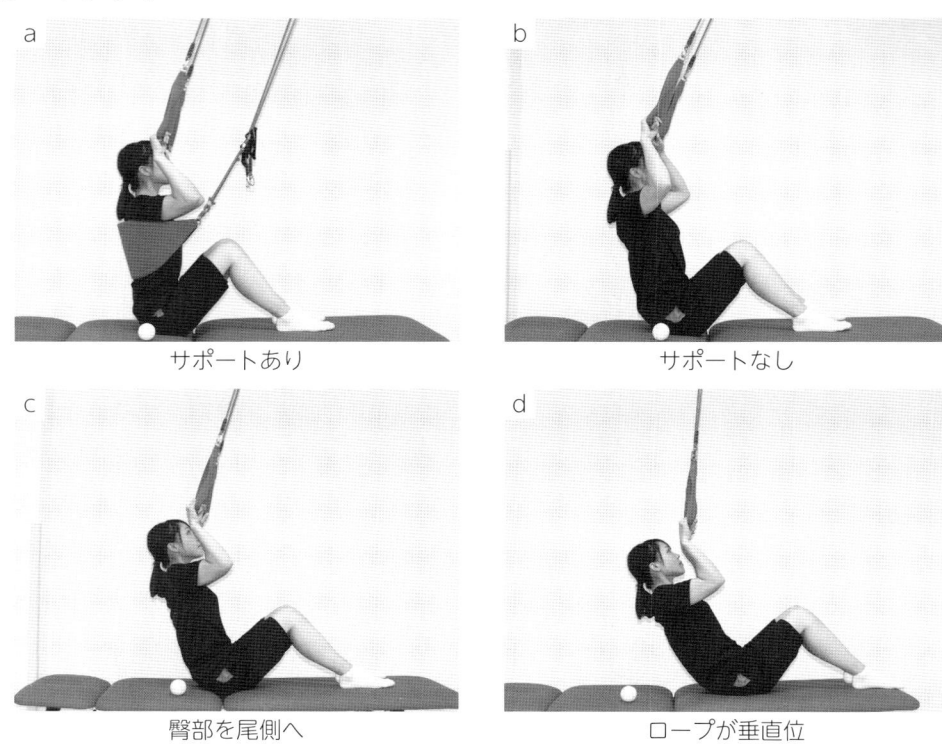

a

サポートあり

b

サポートなし

c

臀部を尾側へ

d

ロープが垂直位

## ■ トレーニング

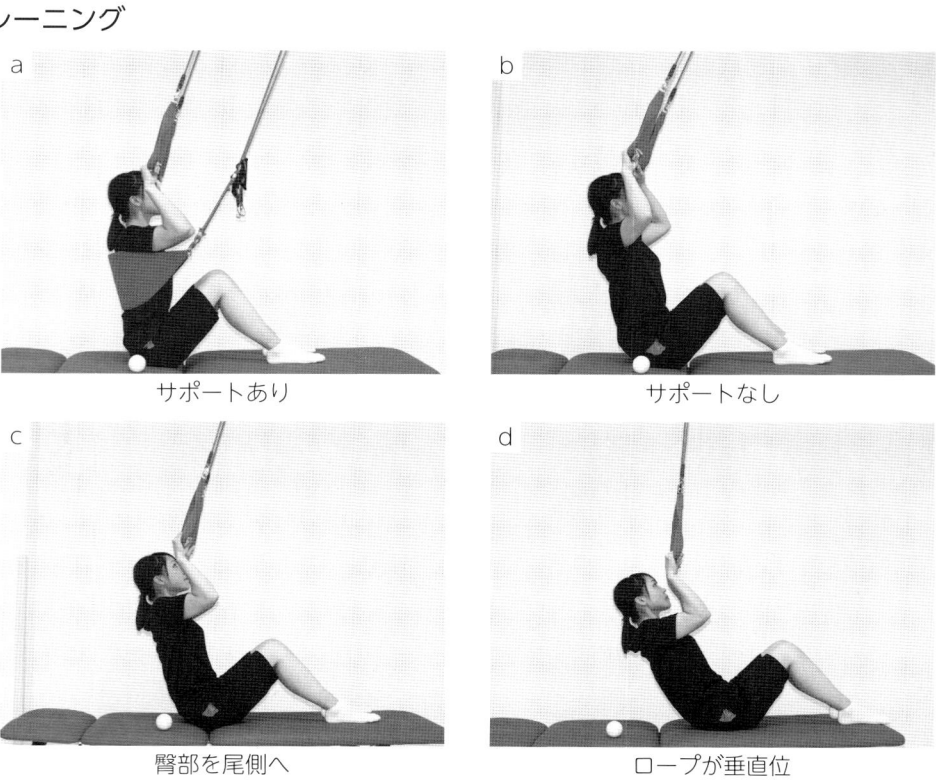

a

サポートあり

b

サポートなし

c

臀部を尾側へ

d

ロープが垂直位

# 4 頸部に対するアプローチ

## モビリティー・エクササイズ（OKC）

### 1｜側 屈

**スタートポジション**

a

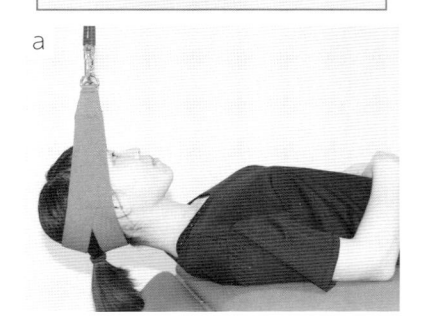

**エクササイズ**

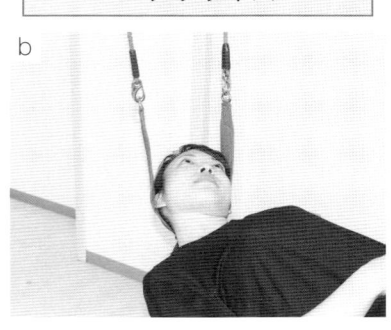

b

背臥位でスプリットスリング内に頭部を置く．快適な高さになるようスプリットスリングを調整する．

頸部を横へゆっくり動かす（耳を肩に近づけるように）．このエクササイズは，自動的にまたは他動的に実施する．

### 2｜回 旋

a

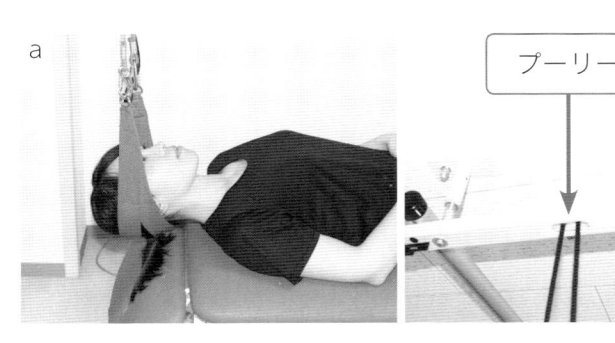

プーリー

b

背臥位でスプリットスリング内に頭部を置く．天井フレームのプーリーにロープを通し，快適な高さになるようスプリットスリングを調整する．

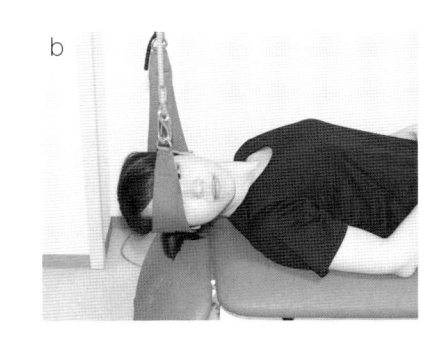

頭部をゆっくり回旋させる．このエクササイズは，自動的にまたは他動的に実施する．

## 3 | 屈曲・伸展

スタートポジション

エクササイズ

a

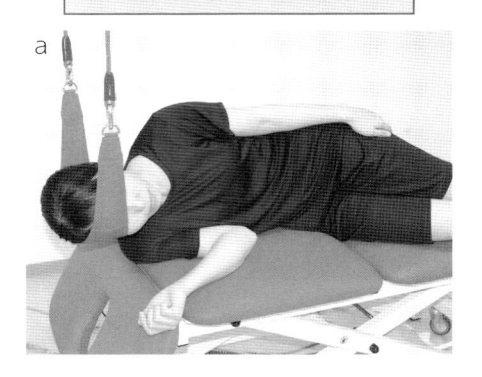

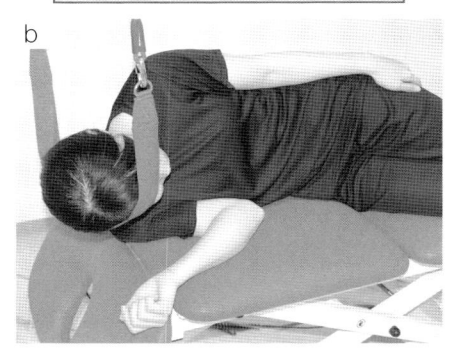

b

側臥位でスプリットスリング内に頭部を置く．快適な高さになるようにスプリットスリングを調整する．

頭部をゆっくり屈曲・伸展させる．このエクササイズは，自動的にまたは他動的に実施する．

## 4 | 他動的ストレッチ

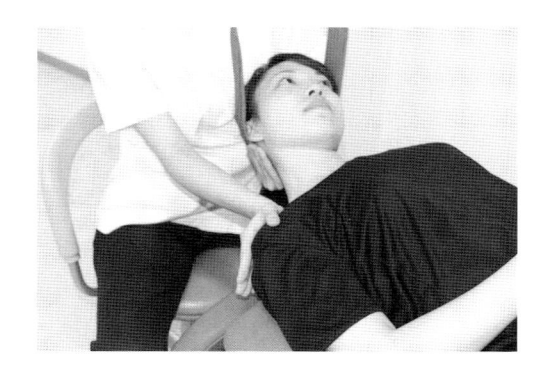

背臥位でセラピストの片手は頭部の下，もう片方の手は肩の上に置く．頭部を側屈し，同時に肩を下方に押す．

## 5 | 牽　引

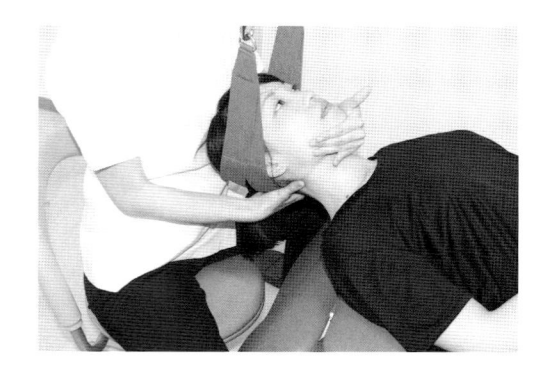

背臥位でセラピストの片手は頭部の下，もう片方の手は顎に置く．頭部をやさしく牽引する．

# 頸部へのウィークリンクテスト，トリートメント

## 1 | 頸部セッティング

　頸部セッティングは，頸部の深部安定化システム（図2-8）に対してニュートラルゾーンでの保持時間を測定し，評価・治療する方法である．頸部に痛みがなく正常な機能を有する者は，ニュートラルポジションでの保持が可能である．保持ができない時は，深部安定化システムの機能低下の徴候として判断される．このニュートラルゾーンの評価は，姿勢保持能力によって行う．

　また，次の3つの現象のうち1つでも起こった時は評価を中止する．
　①疲労を生じる．
　②痛みを生じる．
　③疲労も痛みもないが姿勢保持できない．

　この際の時間を記録し，トリートメントを行った際の変化基準として用いる．

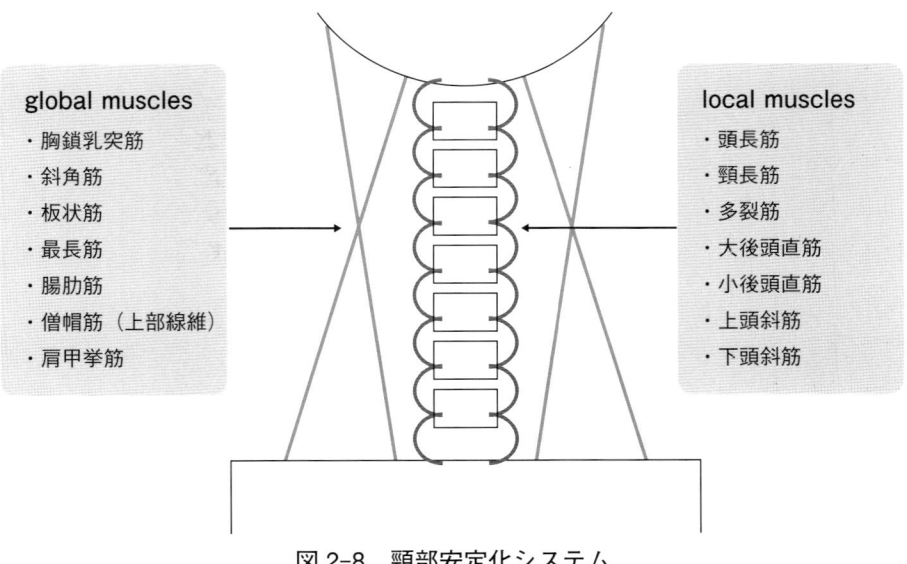

**global muscles**
・胸鎖乳突筋
・斜角筋
・板状筋
・最長筋
・腸肋筋
・僧帽筋（上部線維）
・肩甲挙筋

**local muscles**
・頭長筋
・頸長筋
・多裂筋
・大後頭直筋
・小後頭直筋
・上頭斜筋
・下頭斜筋

図2-8　頸部安定化システム

## 2｜背臥位での頸部セッティング

### ■ ウィークリンクテスト

スタートポジション

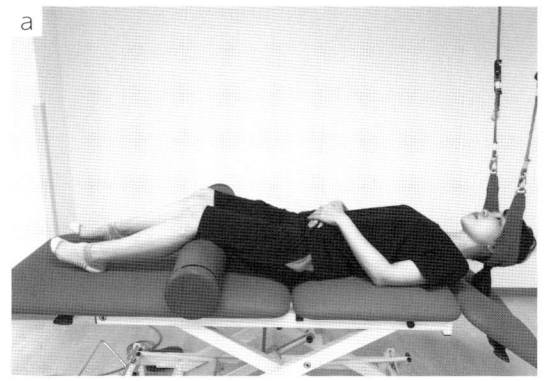

背臥位でサスペンションポイントから垂直に垂らしたロープにスプリットスリングを付け，頭部を支持する．膝の下にロールやクッションを入れ痛みがなくリラックスできる安楽な肢位をとる．ベッドの頭部付近を下げ，スプリットスリングを快適な高さに調節する．

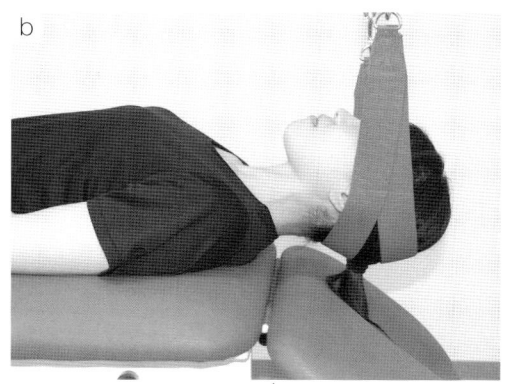

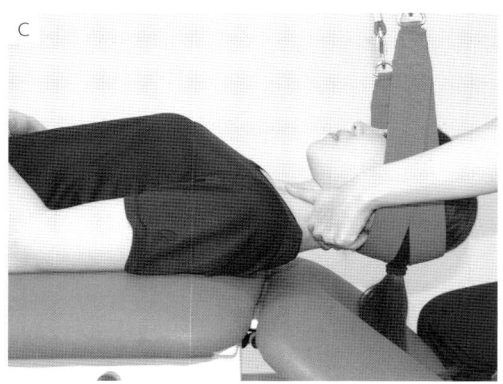

セラピストの母指と母指球を胸鎖乳突筋上に置く．ほかの指で頸部をやさしく包む．頸椎を下方にわずかに押し，頸椎前弯を軽減させる．両手をゆっくり離し，最小限の力で修正したポジションを維持させる．疲労・痛みを感じる，またはポジションを維持できなくなった時間を記録する．

### ■ トリートメント

ウィークリンクテストで実施した最小限の努力で保持できるポジション（ニュートラルポジション）で，できる限り長く保持させる．この際に，痛みを誘発させないことが重要である．セット間では30秒の休憩をとる．実施後は，あらためてウィークリンクテストを実施する．

## 3｜腹臥位での頸部セッティング

■ ウィークリンクテスト

スタートポジション

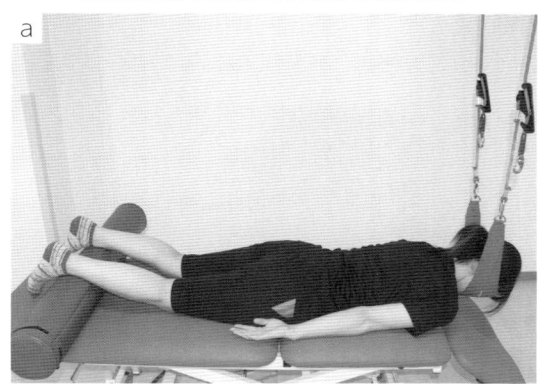

腹臥位で，サスペンションポイントから垂直に垂らしたロープにスプリットスリングを付け，鼻の基部と前額面を支持する．足の下にロールやクッションを入れ，痛みがなくリラックスできる安楽な肢位をとる．ベッドの頭部付近を下げ，スプリットスリングを快適な高さに調節する．

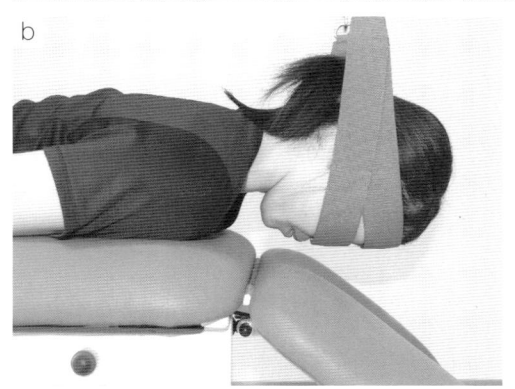

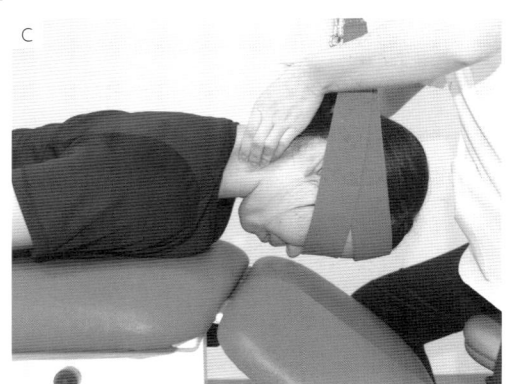

セラピストの第2～4指先端を頸椎横突起下に置く．頸椎を天井方向にわずかに挙上し，頸椎前弯を軽減させる．両手をゆっくり離し，最小限の力で修正したポジションを維持させる．疲労・痛みを感じる，またはポジションを維持できなくなった時間を記録する．

■ トリートメント

ウィークリンクテストで実施した最小限の努力で保持できるポジション（ニュートラルポジション）で，できる限り長く保持させる．この際に，痛みを誘発させないことが重要である．セット間では30秒の休憩をとる．実施後は，あらためてウィークリンクテストを実施する．

## 4 | 頸部後屈

■ ウィークリンクテスト

次の点をチェックする.
①頸椎の可動域.
②身体が真っすぐ保持できている.
③体幹の回旋・側屈が起きない.

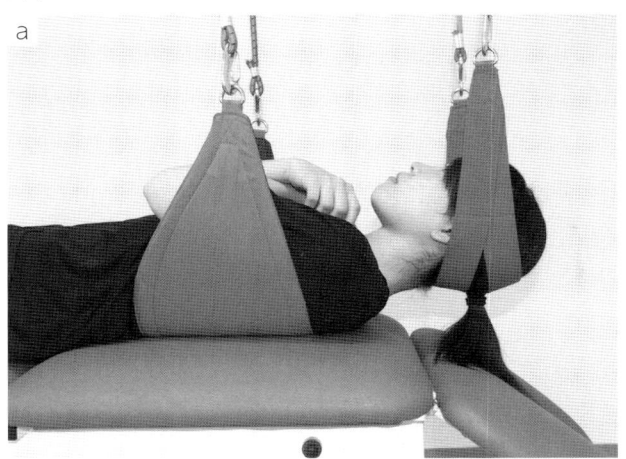

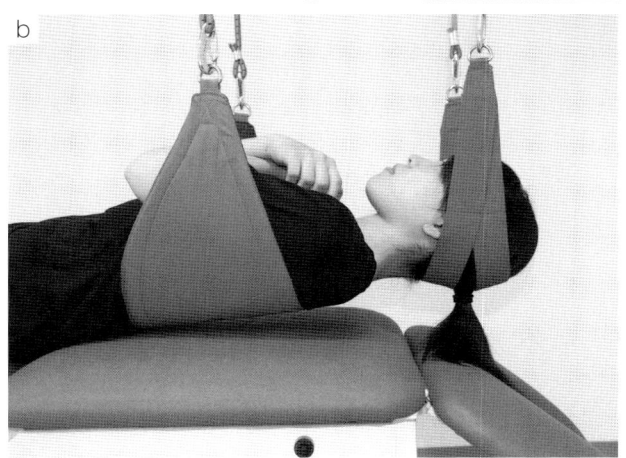

背臥位で,サスペンションポイントから垂直に垂らしたロープにスプリットスリングを付けて頭部を支持する.胸部は,サスペンションポイントから垂直に垂らしたエラスティックコードにワイドスリングを付けて支持する.スプリットスリング内の頭部を下方に押し付け,上半身を床面から挙上させる.

## 5 | 頸部伸展

■ ウィークリンクテスト

次の点をチェックする.
①頸椎の可動域.
②身体が真っすぐ保持できている.
③体幹の回旋・側屈が起きない.

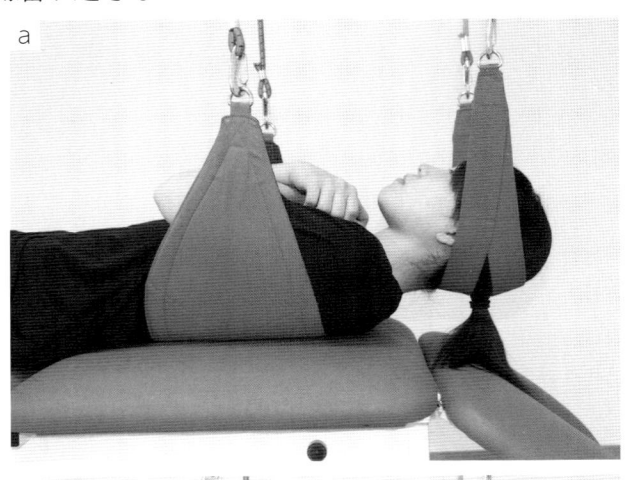

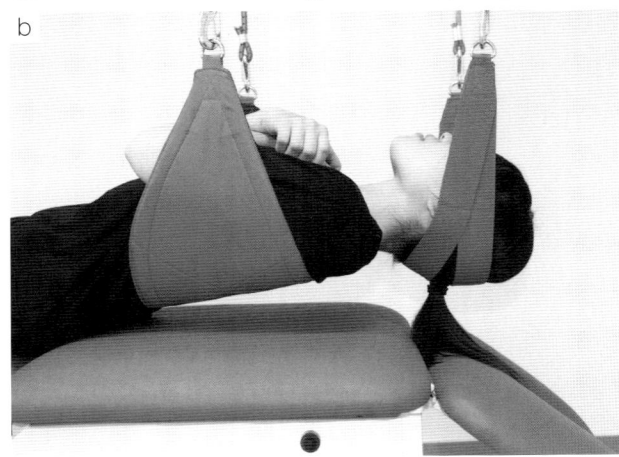

背臥位で,サスペンションポイントから垂直に垂らしたロープにスプリットスリングを付けて頭部を支持する.胸部は,サスペンションポイントから垂直に垂らしたエラスティックコードにワイドスリングを付けて支持する.スプリットスリング内の頭部を下方に押し付け,上半身を床面から挙上させる.さらに,できるだけ頸部を伸展させる.

## 6 | 頸部側屈

■ ウィークリンクテスト

次の点をチェックする．
①頸椎の可動域．
②身体が真っすぐ保持できている．
③体幹の回旋・側屈が起きない．

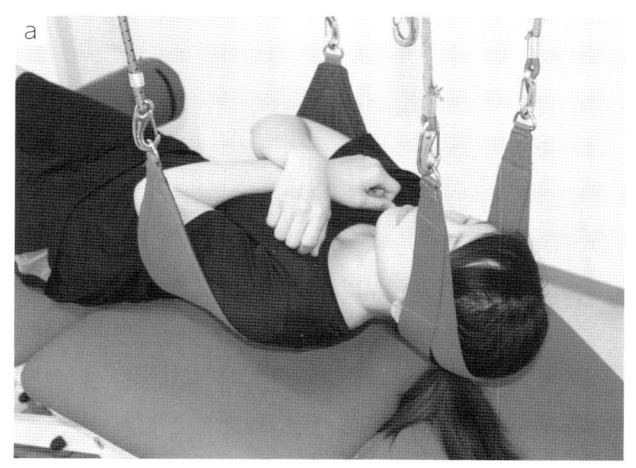

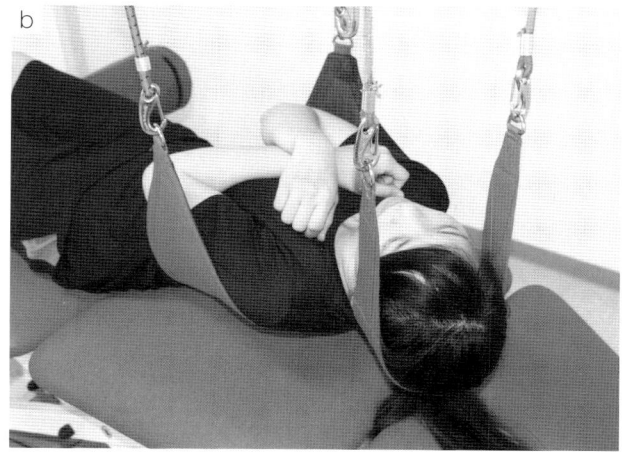

背臥位で，サスペンションポイントから垂直に垂らしたロープにスプリットスリングを付けて頭部を支持する．胸部は，サスペンションポイントから垂直に垂らしたエラスティックコードにワイドスリングを付けて支持する．スプリットスリング内の頭部を下方に押し付け，上半身を床面から挙上させる．さらに，できるだけ頸部を側屈せる（耳を肩に近づけさせる）．

## 7 | 頸部回旋

### ■ ウィークリンクテスト
次の点をチェックする.
①頸椎の可動域.
②身体が真っすぐ保持できている.
③体幹の回旋・側屈が起きない.

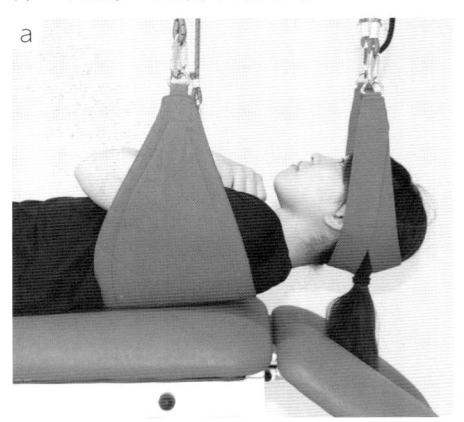

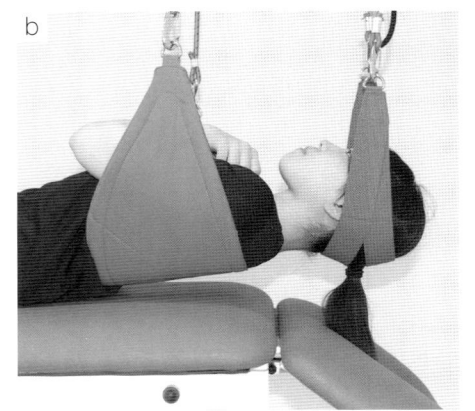

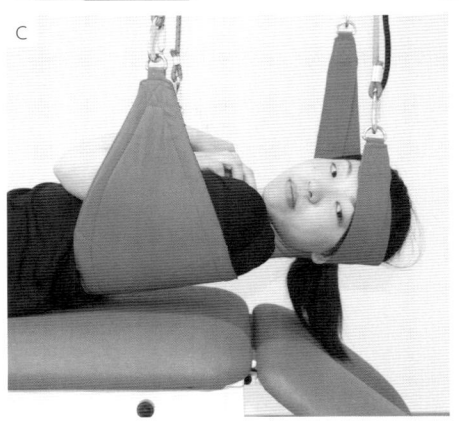

背臥位でプーリーを通し, サスペンションポイントから垂直に垂らしたロープにスプリットスリングを付けて頭部を支持する. 胸部は, サスペンションポイントから垂直に垂らしたエラスティックコードにワイドスリングを付けて支持する. スプリットスリング内の頭部を下方に押し付け, 上半身を床面から挙上させる. さらに, できるだけ頸部を回旋させる.

## ●文　献

1) Sapsford PR, Hodges PW, Richardson CA et al : Co-activation of the abdminal and pelvic floor muscles during voluntary exercises. *Neurourol Urodyn* **20** : 31-42, 2001
2) Cresswell AG, Oddsson L, Thorstpnsson A : The influence of sudden perturbations on trunk muscle activity and intra-abdominal pressure while standing. *Exp Brain Res* **98** : 336-341, 1994
3) Cresswell AG, Grundstörn H, Thorstensson A : Observation on intra-abdminal pressure and patterns of abdominal intra-muscular activity in man. *Acta Physiol Scand* **144** : 409-418, 1992
4) Panjabi MM : Lumber spine instability : a biomechanical challenge. *Current Orthopaedics* **8** : 100-105, 1994

# Suspension Exercise

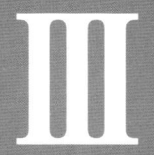

# III

## サスペンション・エクササイズの応用

# 1 サスペンション・エクササイズの特徴とは

　サスペンション・エクササイズを進めていく上での特徴として，ニューラック（Neurac）という方法を用いるとより効果的に進めることができる．

　ニューラック法とは，Neuromuscular-activation の「Neur」と「ac」を合体させた造語である．すなわち，神経筋の活性化を目指す方法であると解釈してよいと思われる．

　機能的運動は，固有受容感覚（propriocepter）と視覚，平衡感覚から入力された情報を脳で統合し，フィードバック・フィードフォーワード機構として提供される．このことにより姿勢の安定性が得られ，特定の筋肉グループの起動でモータープログラムの間に複雑な情報交換が生じる．感覚-運動システムは，この相互作用を示したものと解釈されている．

　人の運動は，神経筋系および感覚運動系が制御するプログラムによって行われる．多くの研究から疼痛の存在や筋の長期不使用によって，視覚・前庭感覚・固有受容感覚活動が「ズレ」として表出しやすい（図 3-1）．

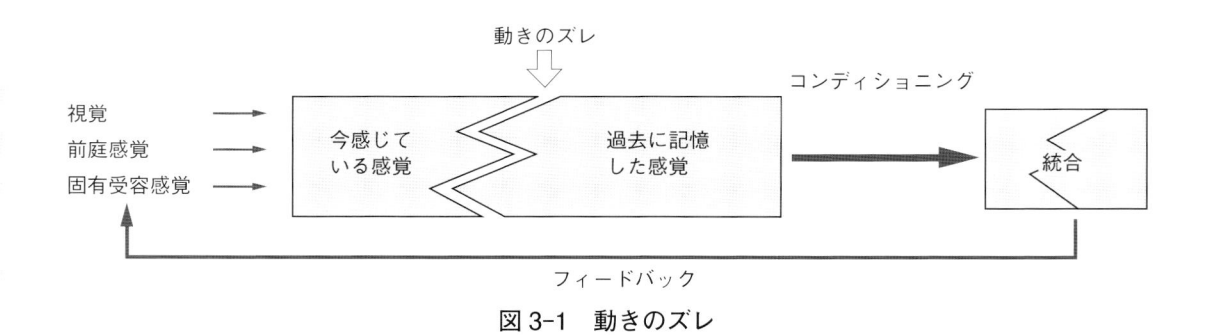

**図 3-1　動きのズレ**

　図 3-1 に示すように，コンディショニングの過程で人は動きのズレを統合していくのである．この動きのズレは，運動の拙劣さ，筋力低下と神経筋制御の低下，易疲労性，そして QOL の低下につながる．痛み自体が軽減しても，神経プログラムの動きのズレがそのままでは，再受傷や新たな疼痛の発生が起こりうる．こうした解消されにくい症状は，能動的なトレーニングを行わない限り，慢性化していくことが多い．

　この方法は，「眠っている」筋を刺激し，その活動性を回復し本来の機能を取り戻す．感覚運動系を刺激することによって，痛みを引き起こすことなく神経筋系を再活性化する．脳や脊髄，筋の受容器から発し，それらの間を行き来する情報によって，運動プログラムが適切に再編される．単純に例えれば，「眠っていた」筋が「目を覚まし」，筋本来の機能と神経の発火パターンを再獲得するといえるのである．

ニューラックを進めるにあたり，作用原理として，次の4つの要素が挙げられる．
①ロープの位置やクッションによる不安定性と，自重を利用
②注意深く計画された上肢，下肢および体幹（頭部）の運動
③痛みを伴わずに行われる高強度の閉鎖性運動連鎖（closed kinetic chain：CKC）トレーニング
④ロープやスリングに加えられる様々な振動刺激

この方法は，筋の機能異常に対してウィークリンクテストで評価する．活動性が低下した「眠っている」筋がどれで，どれくらいの筋出力が発揮できるかを特定し，筋力低下と動きの制限の程度を確認する．ウィークリンクを特定した後，ニューラックによる治療を開始する．

# 2 ウィークリンクテストスコア

　ウィークリンクテストスコアについては，2009年9月，ノルウェーのアレンダルで行われた国際会議後のワークショップにて，新しいテスト方法と記録方法が国際インストラクターに発表された．そして，ニューラックを進める際には，このテスト方法で評価を行うことが確認された．

　評価法の内容は，レベルⅠ～Ⅴまでのテスト肢位を明確に設定し，左右それぞれでテストを行い，それぞれの課題に対して5段階レベルで評価を行う．

　各レベルの得点と評価基準については，図1-18（p.33）に示したとおりである．

　もしレベルⅠもしくはレベルⅡのテストで代償動作が確認された場合，その内容（状態）を記述する．また，仮に一方の側がレベルⅤで，もう一方がレベルⅢという2段階の違いがある場合，ウィークリンクがあるとみなす．患者のパフォーマンスに問題がない場合は記録する必要はない．

　以上のテスト結果を参考にし，治療場面では，ウィークリンクが認められたレベルよりも負荷量の少ないレベルでの運動を設定する．評価と治療が一体となって，運動連鎖に対して有効なこの方法を進めていくことは重要である．

## テスト方法の解説

### 1｜骨盤帯の挙上

■ テスト動作を行った時に考慮すること
- 骨盤のレベルが同じであるか．
- 腰椎に正常な前弯が認められるか．
- 体幹の側屈や回旋などの代償動作はないか．
- 両方の肩甲帯は浮き上がっていないか．

## レベルⅠ・Ⅱ

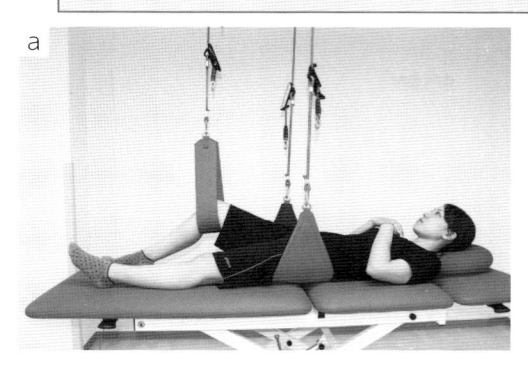

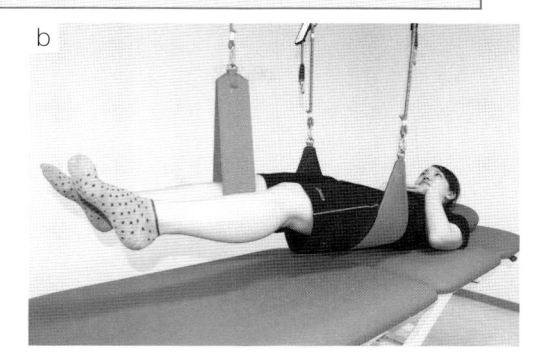

a b

- 背臥位の姿勢で，両上肢は胸の上に置く．
- エラスティックコードを取り付けたワイドスリングを骨盤の下に入れる．
- ナロースリングを膝下に入れ，膝関節90°屈曲位の高さになるように膝関節を屈曲させる．
- 膝関節を伸展し，ナロースリングを押し付けることにより骨盤を挙上する．この時，自由になっている下肢とテスト側の下肢の位置関係は平行とする．
- 運動最終肢位は，体幹と下肢が一直線になるまで骨盤を挙上する．

## レベルⅢ

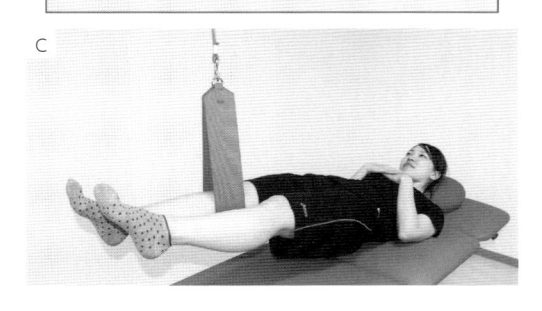

c

エラスティックコードを取り付けたワイドスリングを骨盤の下から取り外し，膝関節を伸展し，ナロースリングを押し付けることにより骨盤を挙上する．この時，自由になっている下肢とテスト側の下肢は平行の位置関係にあるようにする．運動最終肢位は，体幹と下肢が一直線になるまで骨盤を挙上する．

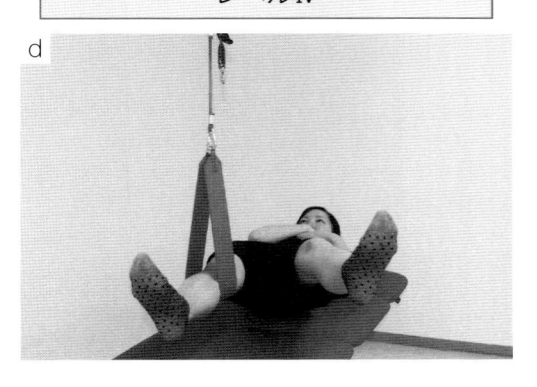

## レベルⅣ

d

レベルⅢの動作からさらに自由な下肢を外転させる．

レベルV

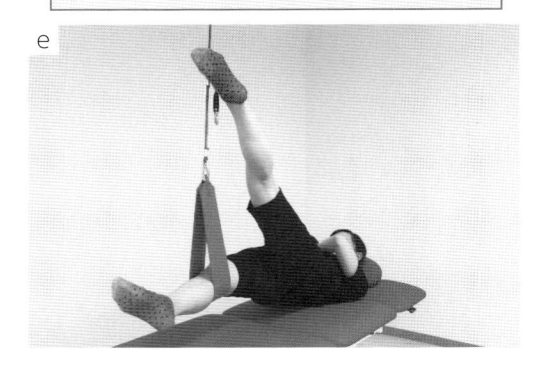

レベルIVの動作からさらに骨盤を回旋させる．

■ 課題

パートナー同士でそれぞれのテストスコアを確認する．

ウィークリンクが確認されたらトリートメントを実施し，実施前後のパフォーマンスを比べる．

## 2｜腹臥位でのブリッジ

■ テスト動作を行った時に考慮すること
- 骨盤のレベルが同じであるか．
- 腰椎に正常な前弯が認められるか．
- 体幹の側屈や回旋などの代償動作はないか．

レベルI・II

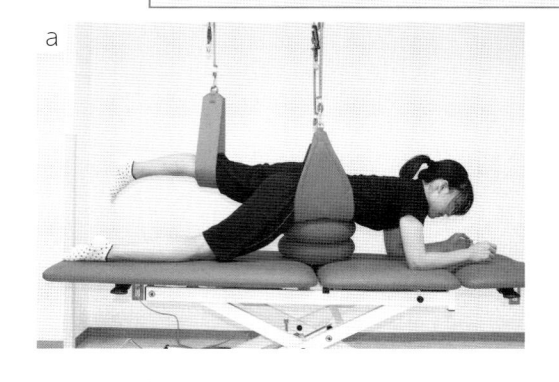

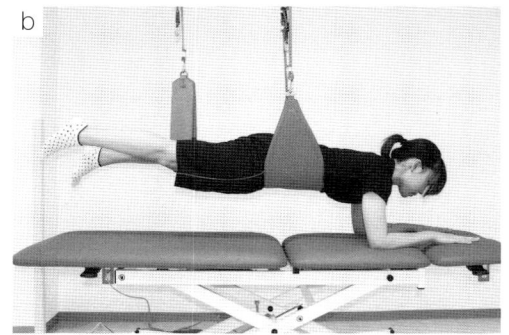

- 腹臥位で，上半身は両前腕で支持する．腰椎の過伸展を防ぐために，腹部にクッションを入れる．
- ナロースリングを膝部分に通し，踵の高さを肩関節と同じにする．
- 腹部はエラスティックコードを付けたワイドスリングで支持する．
- 運動最終肢位は，体幹と下肢が一直線になるまで骨盤を挙上する．

## レベルⅢ

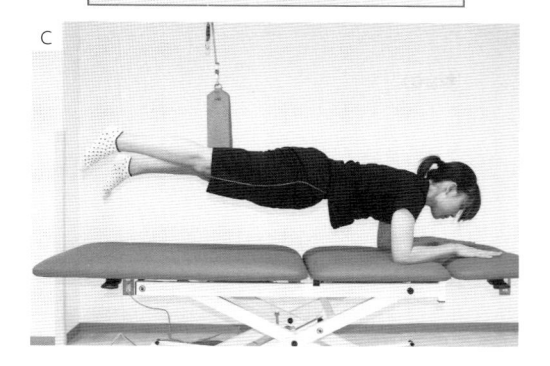

c　エラスティックコードを取り付けたワイドスリングを骨盤の下から取り外し，体幹と下肢が一直線になるまで骨盤を上げる．

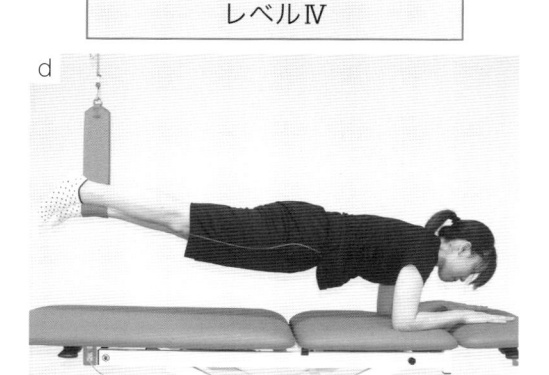

## レベルⅣ

d　ナロースリングを足関節に移動して，体幹と下肢が一直線になるまで骨盤を上げる．

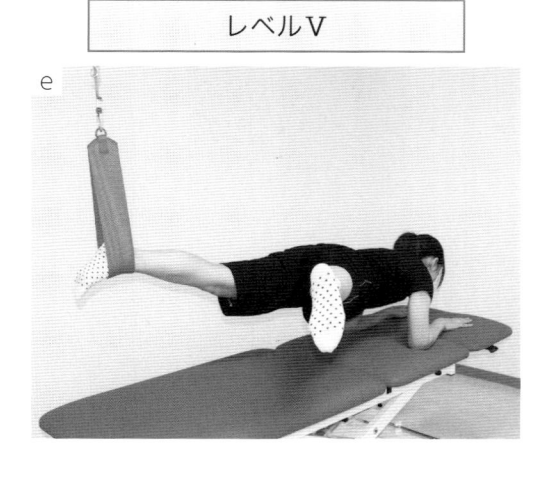

## レベルⅤ

e　Ⅳの動作にさらに自由な下肢を外転させる．

### ■ 課題

パートナー同士でそれぞれのテストスコアを確認する．ウィークリンクが確認されたらトリートメントを実施し，実施前後のパフォーマンスを比べる．

## 3 | 側臥位での股関節外転

■ テスト動作を行った時に考慮すること
- 股関節が屈曲・伸展中間位か.
- 上側の下肢はロープと接触していないか.
- 体幹と下肢は一直線上にあるか.
- 腰椎に正常な前弯が認められるか.
- 体幹の側屈や回旋などの代償動作はないか.

レベルⅠ・Ⅱ

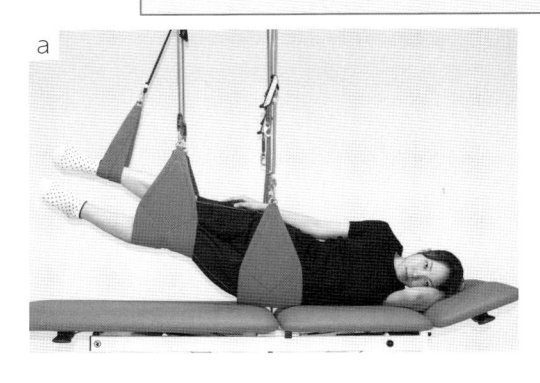

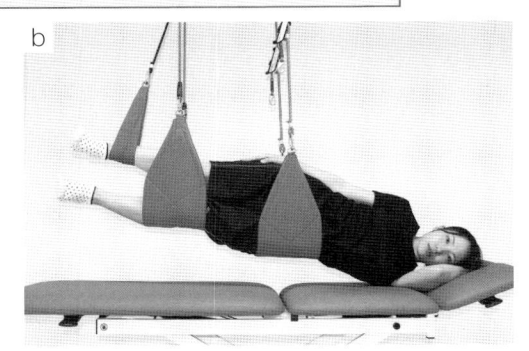

- 上側の上肢は体側に置く.
- 骨盤はエラスティックコードを付けたワイドスリングで支持する.
- 膝部はロープを付けたワイドスリングで支持し，上側肩関節の高さまで上げる. 上側の下肢はエラスティックコードを付けたストラップで支持する.
- 運動最終肢位は，外転した両下肢中央が体幹と一直線になるまで骨盤を上げる.

レベルⅢ

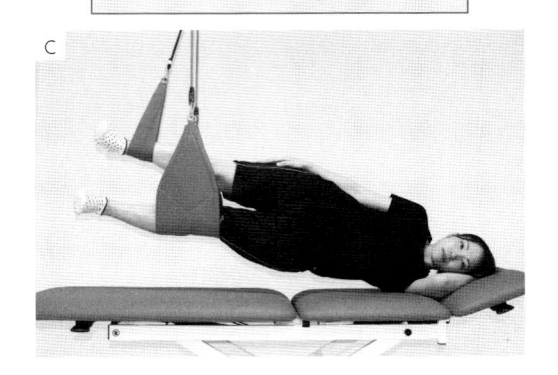

エラスティックコードを取り付けたワイドスリングを骨盤の下から取り外す.

レベルⅣ

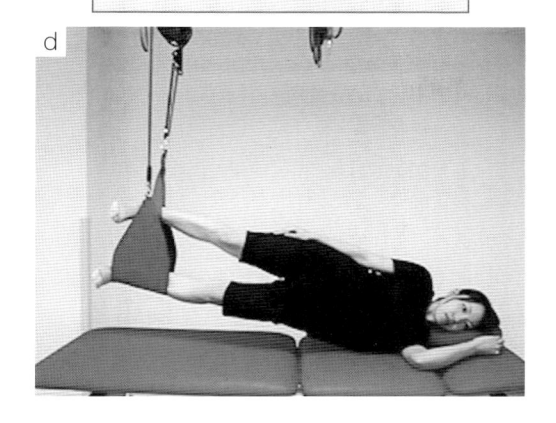

d　ワイドスリングの位置を足関節に移動させる．

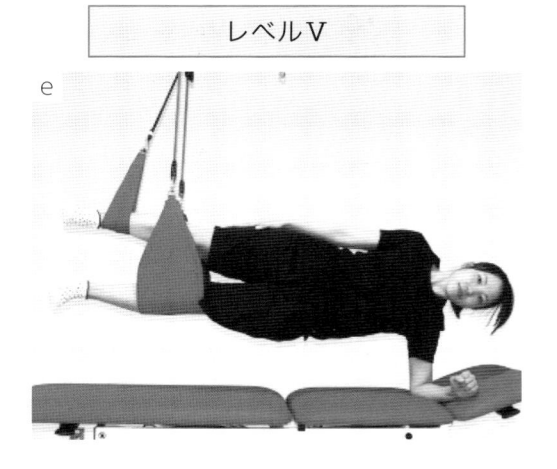

レベルⅤ

e　前腕支持とし，外転した両下肢と体幹が一直線になるまで骨盤を上げる．

■ 課題

　パートナー同士でそれぞれのテストスコアを確認する．
　ウィークリンクが確認されたらトリートメントを実施し，実施前後のパフォーマンスを比べる．

## 4｜肩甲帯の外転

■ テスト動作を行った時に考慮すること
　・肩甲帯が挙上，後退していないか．
　・肩関節や上肢がロープと接触していないか．
　・体幹と下肢は一直線上にあるか．
　・腰椎に正常な前弯が認められるか．
　・体幹の側屈や回旋などの代償動作はないか．

| レベルⅠ・Ⅱ |

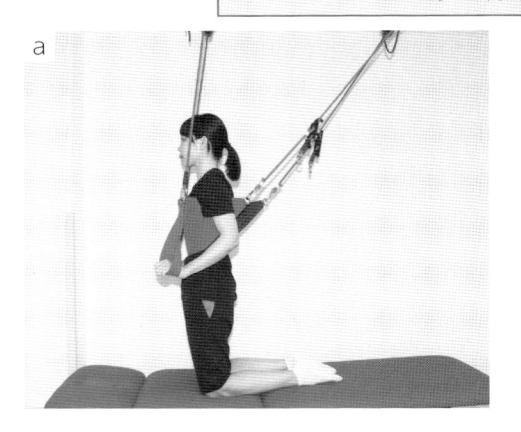

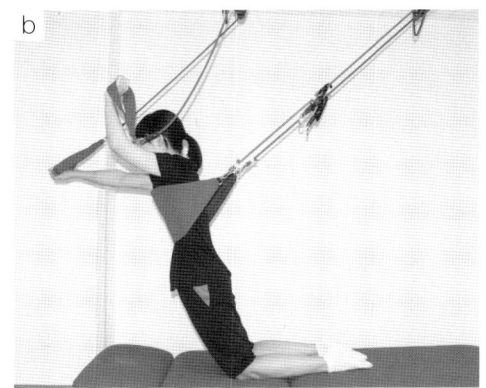

- サスペンションポイントの真下で膝立ち位をとる．
- ストラップの高さはウエストの位置とし，エラスティックコードを取り付けたワイドスリングで胸部を支持する．
- 体幹を一直線にして，肘関節を伸展位にしたままの上肢が床面と平行になるまで前傾する．
- 前傾姿勢を保持したまま一方の肘関節を90°屈曲させ，反対側の上肢で体重を支持する．
- 体重を支持している上肢を前方に突き出すように，肩甲骨の前方突出動作を行う．

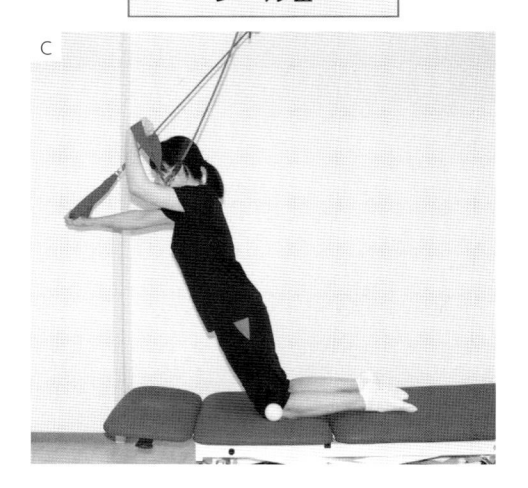

| レベルⅢ |

エラスティックコードを取り付けたワイドスリングを胸から取り外す．

## レベルIV

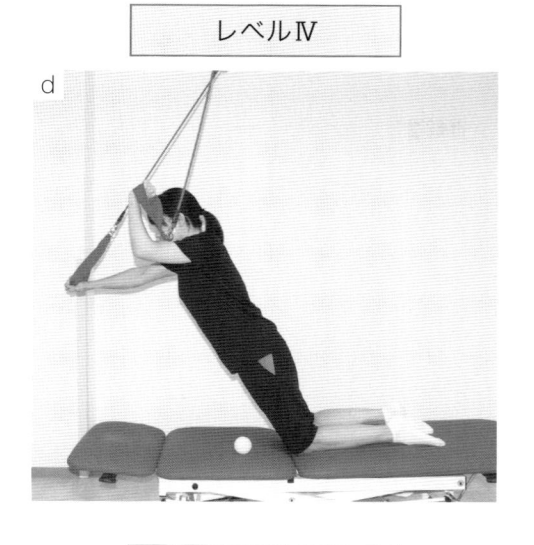

d　膝を後方に動かし肩関節が90°屈曲位になるまで前傾する．

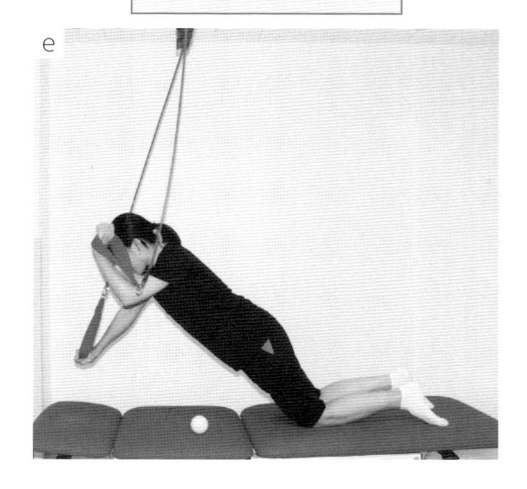

## レベルV

e　レベルIVの動作からさらにロープの長さを床面から10 cmくらいまで降ろし，肩関節が90°屈曲位になるまで前傾する．

■ 課題

パートナー同士でそれぞれのテストスコアを確認する．

ウィークリンクが確認されたらトリートメントを実施し，実施前後のパフォーマンスを比べる．

　　　　　　　　　＊　　　　　＊　　　　　＊

以上のテストを有効的に活用しながら，「何をもって正常とするか？」「客観的に評価ができているか？」「信頼性は？」「変動性は？」「情報収集ができているか？」「機能テストとの関連づけができているか？」など，評価を繰り返し行うことで，評価者自身のスキルアップを図っていくことが重要である．

# 3 振動刺激と滑車による不安定

## 振動刺激の効果

　ニューラック法の適切な治療ポイントは，ウィークリンクテストで見つけ出すことができるので，そのポイントで「CKCを用いた」「不安定なサポート」「高い負荷」「痛みのない状況で進める」ということが重要である．特に「不安定なサポート」については，空中に四肢を吊り上げることである程度可能となるものの，吊り上げているロープを叩くこと，すなわち振動刺激を加えることにより，さらなる不安定環境を提示することができる．

　レッドコード社からは両側のロープから振動を伝えることのできる「レッドコードスティミュラ」という機器が提供されており（図3-2），周波数や時間設定が簡便であることから，臨床でよく用いられている．

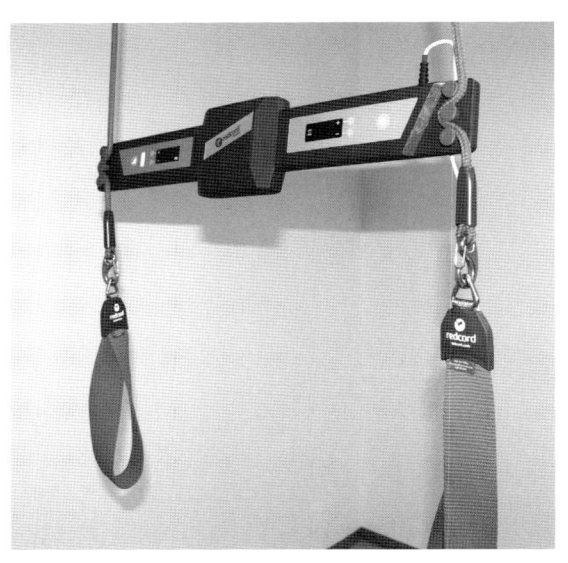

図3-2　ロープに振動刺激を伝えるレッドコードスティミュラ

　振動刺激の有効性については，今のところ十分なコンセンサスは得られていないものの，先行研究を考慮し，周波数を選択する．筆者らは筋紡錘からのさらなる固有受容性入力のためには，リラックスした状態の筋肉では80～100 Hzの間で刺激を加え（Burke）[1]，中程度の萎縮がみられる時は40 Hz以上とし（Fallon）[2]，多くの効果的筋肉活動と筋力増強のためには，30～50 Hz（Lou）[3]で振動刺激を使用することを奨励

## 3 振動刺激と滑車による不安定

している．また，柔軟性向上のためには 30 〜 50 Hz（Sands）[4]，痛みの軽減のためには 50 〜 150 Hz（Lundeberg[5]，Roy[6]）がよいとしている．

このように，周波数の設定について幅があるのは，周波数の違いにより筋収縮の抑制と促通の 2 つの効果があるからということも理由なのかもしれない．いずれにしても，振動刺激を受ける対象者の反応を十分に観察し，求めた反応に見合わない場合があることを考慮して進めるべきである．

振動刺激装置（以下，スティミュラ）の使用については，本研究会を中心に現在研究中であるが，ここでは本研究会の小衾による研究[7]を紹介する．「スティミュラの特徴」を，周波数と加速度に着目して調べたものである．方法は，振動の伝搬率が低下しないようにロープを鉛直方向に下垂させるため 2 台のレッドコードを用い，スティミュラを片側に取り付け，サスペンションポイント（SP）とスティミュラの中央部（ch1）・スティミュラ本体（ch2）・スティミュラとハンギングポイント（HP）の中央部（ch3）に加速度計を取り付けている（図 3-3）．

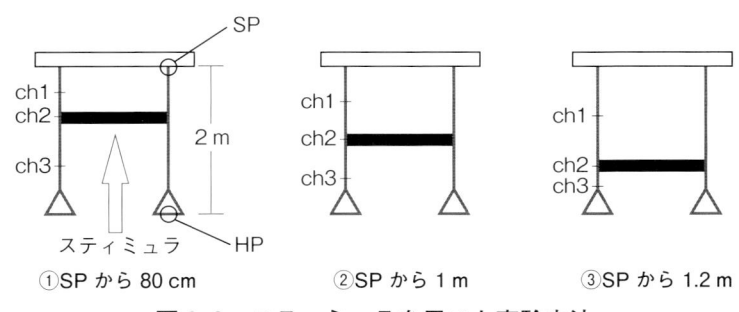

**図 3-3　スティミュラを用いた実験方法**
① SP から 80 cm　② SP から 1 m　③ SP から 1.2 m

加速度計は 3 軸となるように設定し，振動により加速度計にズレが生じないように両面テープで貼付した．各振動刺激条件 7 条件，振動刺激部位をサスペンションポイントから 80 cm，1 m，1.2 m の 3 条件で，実際の臨床でよく使われる肢位（図 3-4）をイメージし，実際の測定は，木板の重さを 13 kg に固定した状態（図 3-5）においての振動振幅を 3 秒間測定し算出した．

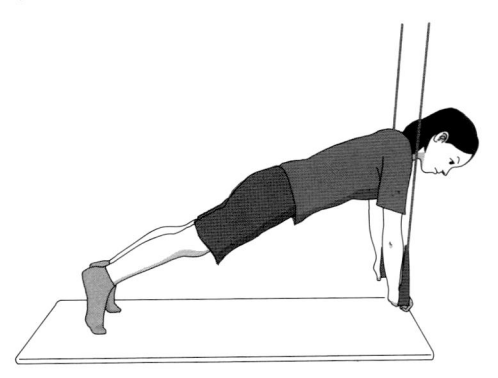

**図 3-4　肢位のイメージ**

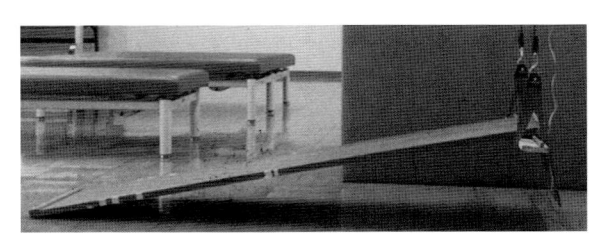

**図 3-5　測定環境**

結果として振動数にあまり関係なく，「② SP から 1 m」が振動刺激を変化できる環境であることがわかった．これは，スティミュラが SP と HP の中間位置であることは，振動の共振や位相の変化によって周波数や加速度が増加したと考えられる．よって，スティミュラの値と HP の値が異なることが推察でき，各セラピストは十分にレッドコードの伝搬を熟知して使用する必要があると思われる，とまとめている．

　以上のことより，推奨される周波数を記載したが，必ずしも環境によっては正確な周波数でないことを考慮してほしい．一般的にスティミュラを使用する場合は，常に低い振動頻度から始め（15 〜 20 Hz），徐々に許容限度の振動まで高めるために，振動頻度を上げていく．対象者が最も快適であると感じる振動頻度を見つけ，自律神経系から生じると考えられる現象がみられたら，振動を中止することが望ましい．

## 体幹筋収縮の視点から

　筆者ら[8]は，local muscles を活性化させる振動刺激方法の検討を行った．その結果，腕立ち肢位では上肢からの振動刺激によって，腹横筋の有意な筋厚増加を確認している．このことについて Hodges[9] は，腹横筋が動作に対して先行収縮をすると報告している．具体的に上肢運動の場合，動作より腹横筋収縮が 30 ms 速く，下肢運動においては，動作より 110 ms 速く動くと報告していることを勘案すると，下肢は重量が大きく，実験肢位が空中に姿勢を保持する不安定な環境であることから，より早く反応する上肢に振動刺激を加えることにより，有効な腹横筋収縮を得られたものと考えられる．また腹横筋は，速い動きでのフィードフォワードは可能であるが，遅い動きでは活動がみられない[10]という報告からも，静止姿勢であるものの常に不安定環境であったことで，速い姿勢維持が求められ，有効な反応を導き出せたと考えることができる．

## 滑車機能を使用した不安定

　レッドコード社はスティミュラと共に，不安定環境で滑車機能が使用できるレッドコード・アクシス（以下，アクシス）をリリースしている（図 3-6）．

　この機器は，全く新しいレベルでサスペンション運動を可能とする画期的な運動装置であると考えている．これは，新たな機能の演習，進行とバリエーション多数の可能性を作成し，回転運動を誘導し，従来のサスペンション・エクササイズに加え，より不安定な環境を提供し，エクササイズに回転を加えることによって，軸は従来の練習の難易度をより上げることになり，さらなる不安定性の程度を増加させる．

　「この不安定性により，良好な移動制御が必要な回転システムでバランスをとらなけ

## 3 振動刺激と滑車による不安定

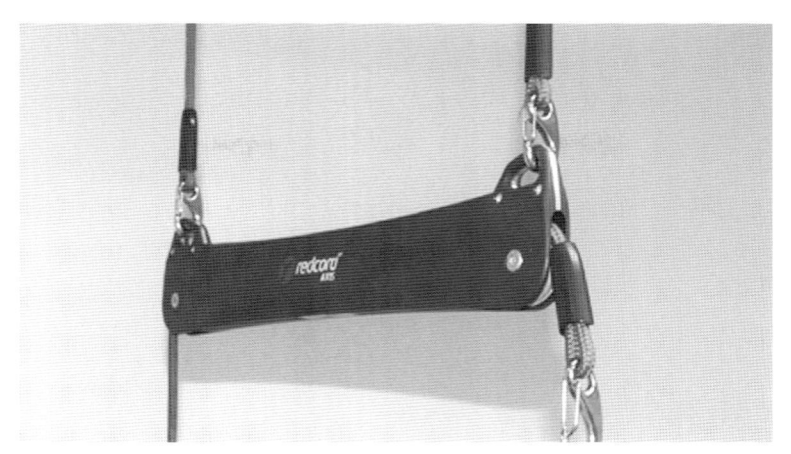

図 3-6 ロープに接続される滑車機能をもつレッドコード・アクシス

ればならない」ということになる．CKC 環境の中で動作を行うことができるのである．振動刺激と同様に，アクシスを腕立て肢位の CKC 環境でのポジションで使用してみると，スティミュラとは異なり，下肢への装着で腹横筋の筋厚増加が確認された．体幹に最も近く，関わる関節形状を勘案すると，上肢の場合は肩関節となり，広い可動性と浅い関節構造をしている．一方，下肢においては股関節となり，その構造は深く，可動性も肩関節に比べると小さい．

アクシスのもつ大きな不安定運動は股関節に有効で，スティミュラのもつ細かい振動は上肢に有効であるという結果となった．この機器を使用することで，体幹に対して有効な刺激を入力することができる．筋厚測定には個人差が大きく関わるので，外腹斜筋，内腹斜筋，腹横筋の側腹 3 筋の合計筋厚から，腹横筋厚を算出し，検討した結果を示す（図 3-7）．

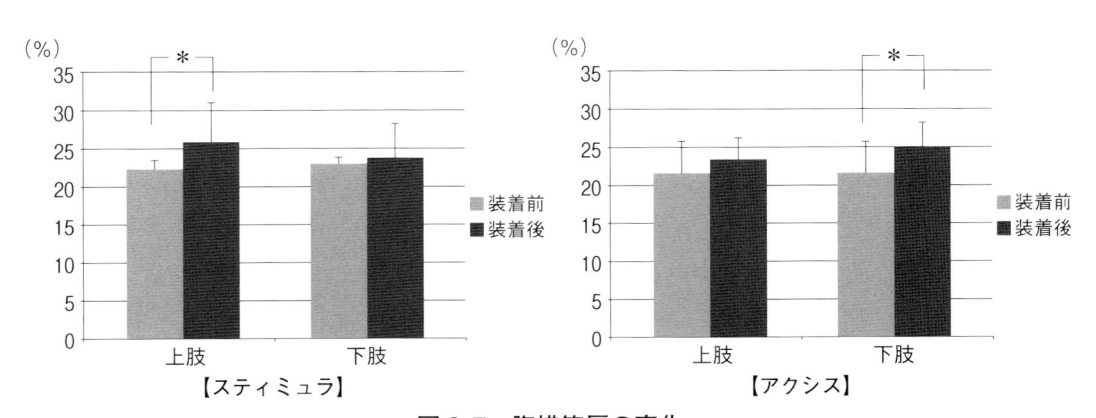

図 3-7　腹横筋厚の変化

1. 振動刺激装置を使用した等張性エクササイズ

↓

2. 振動刺激装置を使用したダイナミック・エクササイズ

↓

3. ダイナミック・エクササイズ

図 3-8　エクササイズの進め方

　このように，不安定な環境で機器を使用することは，多くの効果をもたらすことが考えられ，本研究会では図 3-8 のような進め方を提案している．

# 4 振動刺激を用いたエクササイズ

## 振動刺激を用いたエクササイズの実際

### 1 | 足関節

スタートポジション

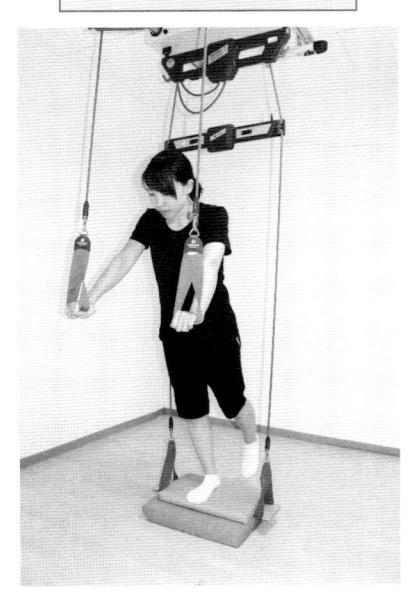

クッションの上で，プラットフォームが付いたロープにスティミュラを取り付け片足で立つ．バランスサポートのために，必要に応じて別のサスペンション機器で上肢で把持する．

■ 姿勢
① 股関節と膝関節を真っすぐに維持する．
② 前足部に荷重する．

■ 手順
① 休息を必要とするまでこの肢位を維持するように指示する．
② 多様な足関節底屈曲角度で繰り返す．
③ 最大底屈まで5回ダイナミックに繰り返し，3セットを行い終了する．

## 2 | 膝関節屈曲

スタートポジション

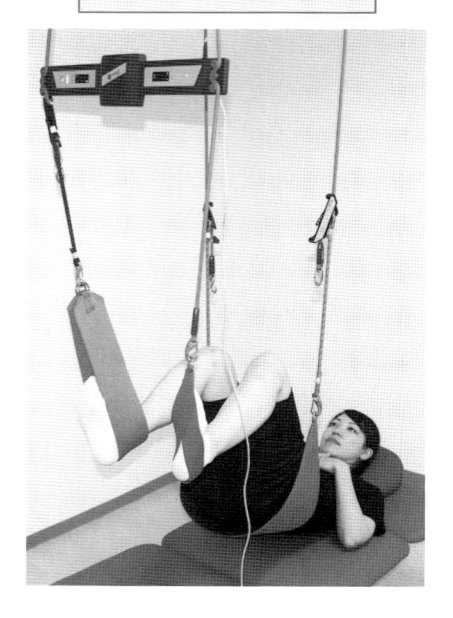

背臥位で胸の前で腕を組む．両方の股関節と膝関節を90°とし，一側下肢にはストラップを付け，踵を支持する．反対側はエラスティックコードを取り付けたナロースリングで支持する．下腿が床面と平行の高さになるようにする．腰部はエラスティックコードを取り付けたワイドスリングで支持する．スティミュラは，両下肢を支持するロープに取り付ける．

■ 姿勢
①股関節と膝関節の屈曲位を維持する．
②スリング内に踵を押し付けるようにして，床面から骨盤を持ち上げる．

■ 手順
①休息を必要とするまでこの肢位を維持するように指示する．
②徐々にエラスティックコードの介助を軽減する．
③介助なしで姿勢を保持できるまで継続する．
④5回ダイナミックに繰り返し，3セットを行い終了する．

## 3 | 膝関節伸展

スタートポジション

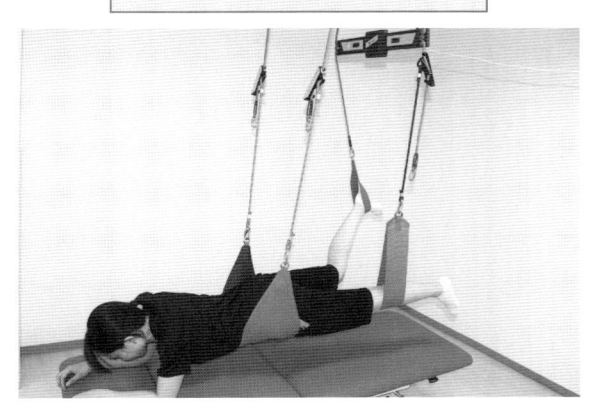

腹臥位で前腕支持とし，腰椎の過前弯を避けるため腹部の下にクッションを置く．一側下肢の足部にはストラップを付け，膝関節が屈曲45°になるように高さを調節する．反対側下肢は，エラスティックコードを付けたナロースリングを膝下に通し，肩関節，股関節，膝関節が一直線上になるように高さを調節する．腹部は，エラスティックコードを取り付けたワイドスリングで支持する．スティミュラは，両下肢を支持するロープに取り付ける．

■ 姿勢
①ストラップを付けた下肢（ここでは左下肢）の股関節と膝関節を伸展することによって，床面から自由な脚を持ち上げる．
②身体を真っすぐになる位置まで持ち上げる．
③真っすぐに脚を維持する．
④膝関節を45°まで屈曲することで身体を下げる．

■ 手順
①休息を必要とするまでこの肢位を維持するように指示する．
②徐々にエラスティックコードの介助を軽減する．
③介助なしで姿勢を保持できるまで継続する．
④5回ダイナミックに繰り返し，3セットを行い終了する．

## 4 | スクワット

スタートポジション

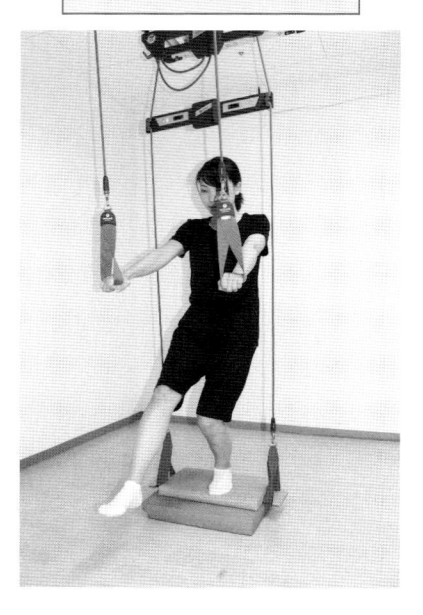

クッションの上にあるボードが付いたレッドコードのロープにスティミュラを取り付け，その上に片脚で立つ．バランスサポートのために，必要に応じて別のサスペンション機器で上肢を把持する．

■ 姿勢
①膝関節屈曲45°まで片脚でスクワットをする．
②踵を浮かせない．
③第2足趾上で膝の位置をコントロールする．

■ 手順
①休息を必要とするまでこの位置を維持するように指示する．
②多様な膝関節の屈曲角度で繰り返す．
③5回スクワットを繰り返し3セット行う．

## 5 | 股関節外転

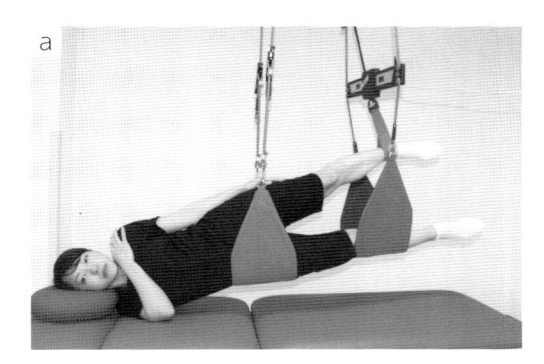

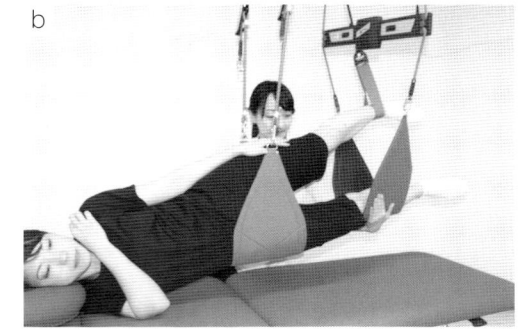

a  b

側臥位で，クッションを頭部の下に敷き，上肢は胸の前で組む．下側の下肢は，ワイドスリングを付けたロープで支持し（膝関節周囲），ワイドスリングの下側と上側の肩関節が同じ高さに調整する．骨盤は，エラスティックコードを取り付けたワイドスリングで支持する．上側に位置する下肢は，エラスティックコードを取り付けたストラップで支持し，膝を支持するロープにスティミュラを取り付ける．

■ 姿勢

① 腰椎の過伸展を増加することなく，下側の股関節を伸展位にする．
② スリング内の下側の脚を下に押し付けること（股関節外転）によって，骨盤を持ち上げる．
③ もし，股関節伸展を維持することができない場合，セラピストは徒手的に補助する．

■ 手順

① 休息を必要とするまでこの位置を維持するように指示する．
② 徐々にエラスティックコードの介助を軽減する．
③ 介助なしで姿勢を保持できるまで継続する．
④ 5回ダイナミックに繰り返し，3セットを行い終了する．

## 6 | 股関節屈曲

スタートポジション

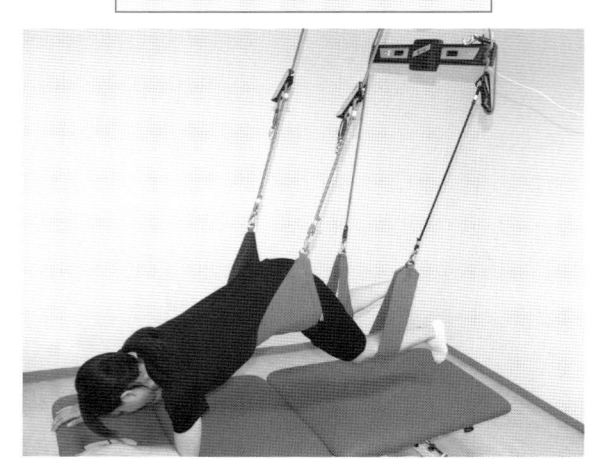

腹臥位で前腕支持とし，腰椎の過伸展を避けるように腹部の下にクッションを置く．一側の膝にスプリットスリングを取り付け，反対側の下肢はエラスティックコードを取り付けたナロースリングで支持する．両下肢の高さは床面から30 cm程度とする．腹部はエラスティックコードを付けたワイドスリングで支持する．スティミュラは下肢を支持するロープに取り付ける．

■ 姿勢
①股関節を伸展させることで，床面から自由な下肢を持ち上げる．
②身体が真っすぐになる位置まで持ち上げる．
③骨盤を持ち上げ，股関節45°屈曲位になるように胸に膝を引き付ける．

■ 手順
①休息を必要とするまでこの位置を維持するように指示する．
②徐々にエラスティックコードの介助を軽減する．
③介助なしで姿勢を保持できるまで継続する．
④5回ダイナミックに繰り返し3セット行う．

## 7 | 背臥位での腰部セッティング

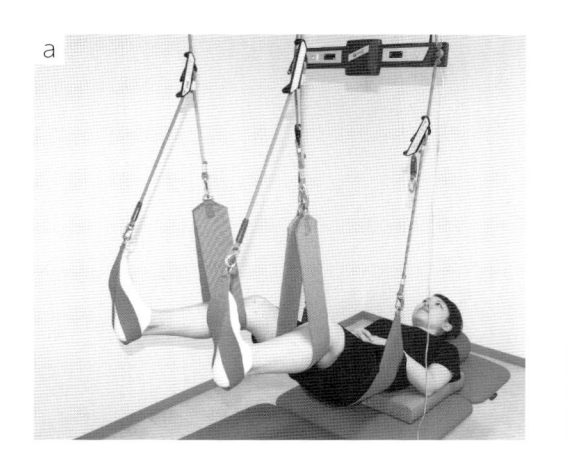

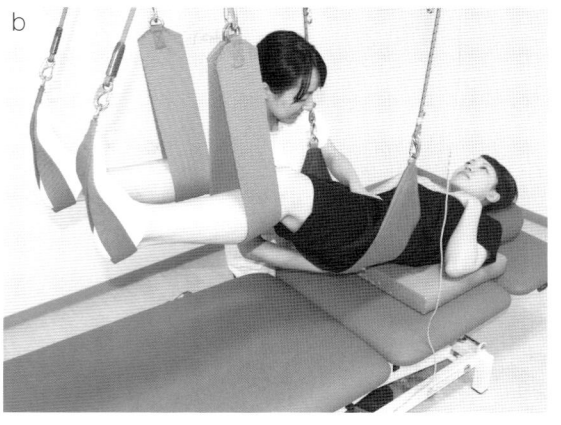

a　　　　　　　　　　　　　　b

背臥位で上肢は胸の前で組む．上背部にクッションを入れ，骨盤はエラスティックコードを取り付けたワイドスリングで支持する．両下肢はナロースリングを取り付けたロープとストラップを付けたロープでそれぞれ膝部・足部を支持する．スティミュラは骨盤を支持するロープに取り付ける．

### ■ 手順

①仙骨の下に片手を置き，もう一方の手は腹部の下に置く．
②腰椎の前弯を軽減させるために，2mm 程度両手でやさしく押し付ける．
③ゆっくりと両手を取り除き，できる限りわずかな努力で修正した肢位を維持するように指示する．
④骨盤を持ち上げる．
⑤休息を必要とするまでこの肢位を維持するように指示する．
⑥徐々にエラスティックコードの介助を軽減する．
⑦介助なしでその肢位を維持することができるまで継続する．
⑧5回ダイナミックに繰り返し3セット行う．

## 8 | 腹臥位での腰部セッティング

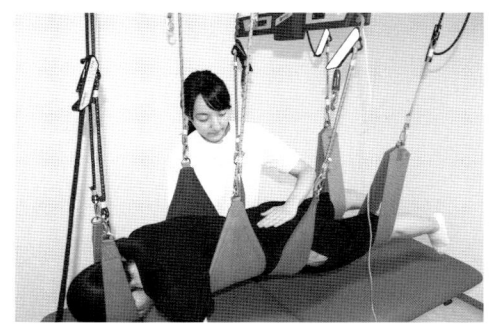

スタートポジション

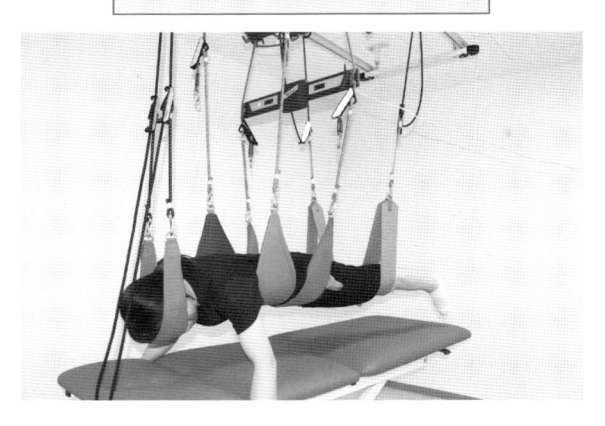

腹臥位をとり，エラスティックコード（黒）を取り付けたスプリットスリングで頭部を支持する．胸部はロープに付けたワイドスリングで，腹部はエラスティックコードを取り付けたワイドスリングで支持し，スティミュラに当たらないよう調整する．大腿遠位部は，ロープを取り付けたナロースリングで支持する．

■ 調整
①被検者はスリングで吊られているので，治療台を下げる．前腕に身体荷重がかからないようにセットする．
②わずかに腰椎前弯を増加しながら身体を水平位にする必要がある．
③セラピストは他動的に，わずかな力で前弯を修正するため，腹部下のスリングに取り付けたエラスティックコードは張った状態にする必要がある．

■ 手順
①仙骨上に片方の手を置き，もう一方の手は腹部の下に置く．
②腰椎前弯を減少させるため，2 mm 程度両手でやさしく正しい位置に修正する．
③ゆっくり両手を外し，わずかな努力で修正した姿勢を維持するように指示する．
④休息を必要とするまでこの肢位を維持するように指示する．
⑤徐々にエラスティックコードの介助を軽減する．
⑥介助なしでその肢位を維持することができるまで継続する．

腰部セッティング

## 9 | 頸部と上部体幹（頸部セッティング）

スタートポジション

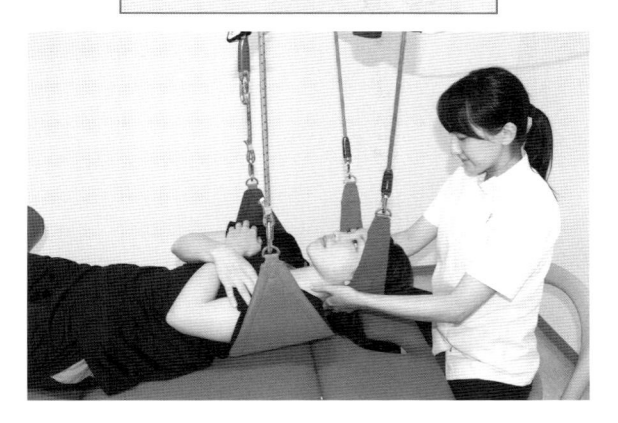

背臥位で上肢は胸の前で組む．ロープを取り付けたスプリットスリングで頭部を支持する．胸部はエラスティックコードを取り付けたワイドスリングで支持する．頭部を支持するロープにスティミュラを取り付ける．

### ■ 調整
① 被検者に最も快適な肢位にする．
② スプリットスリングは，後頭部と頭頂部にかかるように間をあける．
③ 頭部がスプリットスリングで支持されたら，治療台の頭部部分を下げる．
④ 頸椎がわずかに屈曲するように，スプリットスリングの高さを調節する．
⑤ 胸椎の下でエラスティックコードに取り付けたワイドスリングは，セラピストのわずかな努力で上半身を持ち上げることができるように，張った状態である必要がある．
⑥ この肢位は，正常な頸椎のニュートラルゾーン内にある必要がある．

### ■ 手順
① それぞれの側で，胸鎖乳突筋に母指と母指球を置く．
② やさしく両手をたたみ，頸部周辺に残りの手指を添える．
③ 頸椎の後方中央の位置をやさしく圧迫することで，頸椎の前弯を減少させる．
④ ゆっくりセラピストの両手を取り除き，できるだけわずかな努力で修正した肢位を維持するように指示する．
⑤ 頭部の下に片手を置き，もう一方の手は胸椎背面に置く．
⑥ 上半身をわずかに持ち上げる．
⑦ 休息を必要とするまでこの肢位を維持するように指示する．
⑧ 徐々にエラスティックコードの介助を軽減する．
⑨ わずかなエラスティックコードの助けで位置を維持できるまで継続する．
⑩ 5回のダイナミックな伸展を3セット行う．

頸部セッティング

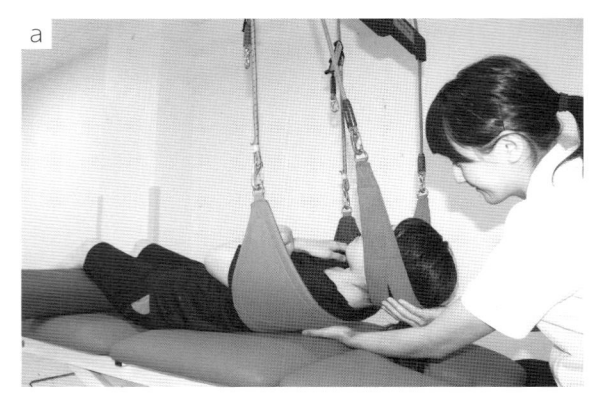

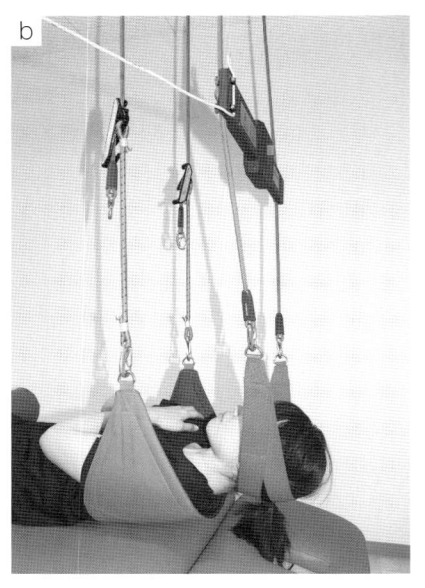

## 10 | 腹臥位での頸部セッティング

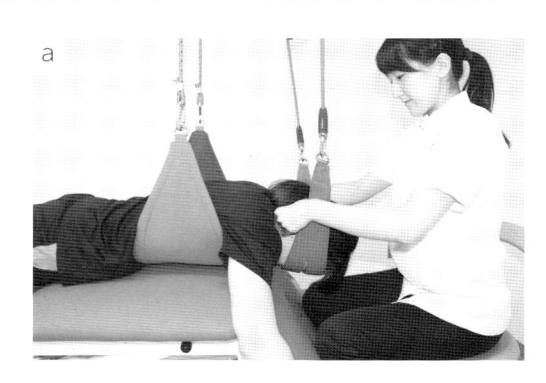

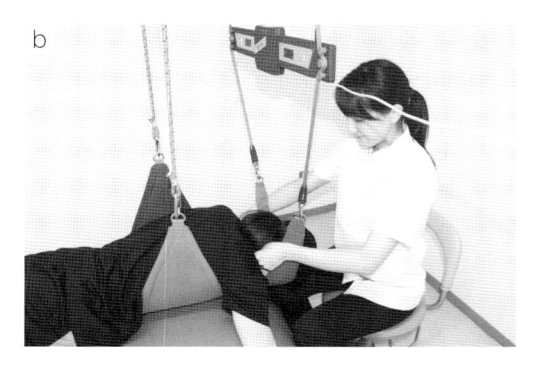

腹臥位で，頸部はロープに付けたスプリットスリングで，胸部はエラスティックコードを取り付けたワイドスリングで支持する．また，腰椎の過伸展を避けるため腹部の下にクッションを置く．

### ■ 調整
①鼻の基部と前頭部でスリングできるよう，スプリットスリングの間をあける．
②頭部がスプリットスリングのみによって支持されたら，治療台の頭部部分を下げる．
③頸部がリラックスする肢位になるように，スプリットスリングの高さを調整する．
④この肢位は，頸椎の中央部分でニュートラルゾーン内に調整する．
⑤胸椎を支持するワイドスリングは，セラピストのわずかな努力で上半身を持ち上げることができるように，張った状態である必要がある．

### 手順

① 頸椎の中央部内の横突起の下に，第2～4指の指尖を置く．
② 支持のため棘突起に母指を置く．
③ 頸椎棘突起の中央部をやさしく持ち上げることで，頸椎の前弯を軽減させる．これを頸椎セッティングという．
④ セラピストの両手をゆっくり取り除き，できる限りわずかな努力で修正した肢位を維持するように指示する．
⑤ 前頭部に片方の手を置き，もう一方の手は胸の下に置く．
⑥ 休息を必要とするまで，この肢位を維持するように指示する．
⑦ 徐々にエラスティックコードの介助を軽減する．
⑧ わずかなエラスティックコードの助けで位置を維持できるまで継続する．
⑨ 5回のダイナミックな伸展を3セット行う．

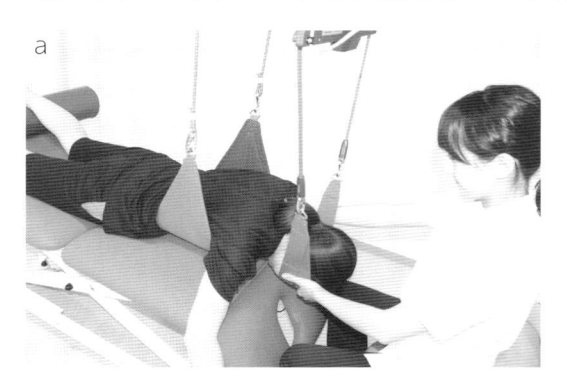

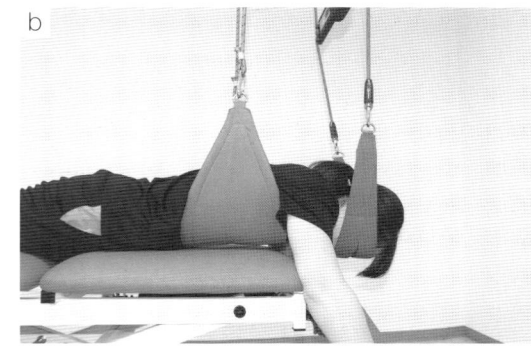

a　　　　　　　　　　b

頸部セッティング

## 11 | 肩関節伸展

スタートポジション

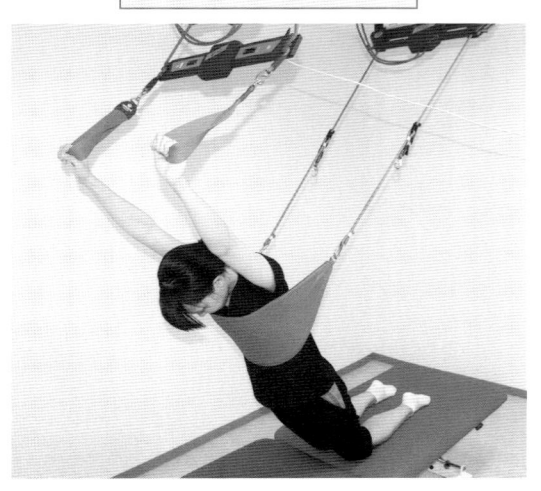

サスペンションポイントの直下で膝立ち位をとる．ストラップ内に両手を通し，肩関節の高さにする．エラスティックコードを取り付けたワイドスリングによって腹部を支持する．スティミュラは上肢側のロープに取り付ける．

■ 姿勢
①腕を真っすぐに維持する．
②肩関節を屈曲することで，できる限り遠くにもたれかかる．

■ 手順
①休息を必要とするまでこの位置を維持するように指示する．
②徐々にエラスティックコードの介助を軽減する．
③介助なしでその肢位を維持することができるまで継続する．
④5回ダイナミックに繰り返し3セット行う．

■ 負荷
徐々にストラップの高さを下げるか，または徐々に足部を後方に移動させる．

## 12 │ プッシュアップ

スタートポジション

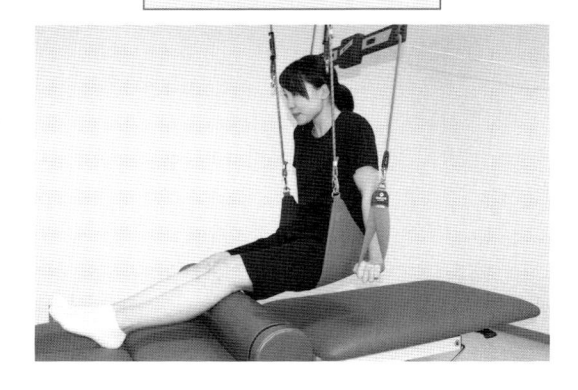

サスペンションポイントの直下で長座位をとり，両膝下にロールを置く．ストラップに手を通し，高さは床面から10cmとする．エラスティックコードを取り付けたワイドスリングを座面の下に入れ，両手を支持するロープにスティミュラを取り付ける．

■ 姿勢
肘を伸ばすことで身体を持ち上げる．

■ 手順
①休息を必要とするまでこの位置を維持するように指示する．
②徐々にエラスティックコードの介助を軽減する．
③介助なしでその肢位を維持することができるまで継続する．
④5回ダイナミックに繰り返し3セット行う．

● 文　献

1) Burke D, Hagbarth KE, Löfstedt L, et al：The responses of human muscle spindle endings to vibration of non-contracting muscles. *J Physiol* 261：673-693, 1976
2) Fallon JB, Macefield VG：Vibration sensitivity of human muscle spindles and Golgi tendon organs. *Muscle Nerve* 36：21-29, 2007
3) Luo J, McNamara B, Moran K：The use of vibration training to enhance muscle strength and power. *Sports Med* 35：23-41, 2005
4) Sands WA, McNeal JR, Stone MH, et al：Flexibility enhancement with vibration：Acute and Long-term. *Med Sci Sports Exerc* 38：720-725, 2006
5) Lundeberg TC：Vibratory stimulation for the alleviation of chronic pain. *Acta Physiol Scand Suppl* 523：1-51, 1983
6) Roy EA, Hollins M, Maixner W：Reduction of TMD pain by high-frequency vibration: a spatial and temporal analysis. *Pain* 101：267-274, 2003
7) 小枩武陛, 他：レッドコードを用いた間接的振動刺激の特性について―周波数, 加速度に着目して―. レッドコードサイエンス 3：9-19, 2015
8) 宮下　智, 和田良広, 鈴木正則：Local Muscles を活性化させる振動刺激方法の検討. 日本橋学館大学紀要 12：33-41, 2013
9) Hodges PW, Richardson CA：Delayed postural contraction of transversus abdominis in low back pain associated with movement of the lower limb. *J Spinal Disord* 11：46-56, 1998
10) Hodges PW, Richardson CA：Feedforward contraction of transversus abdominis is not influenced by the direction of arm movement. *Exp Brain Res* 114：362-370, 1997

Suspension Exercise

# IV
アスリートに対する
サスペンション・エクササイズ

# 1 体幹エクササイズ

　本章では，運動選手を中心として，比較的高負荷での運動を必要とする場合に実施するトレーニング方法を説明する．トレーニングは，運動開始時よりエラスティックコードでの補助は行わず，自重を利用する．通常のエクササイズよりもさらに高負荷であり，痛みや疲労といった対象者の状態を踏まえて実施する．

　近年，アスリートに対するエクササイズとして，ウエイトトレーニングのみならず，コアエクササイズに注目が注がれている．単なる高負荷のトレーニングであると，その負荷に選手が耐えられず，けがや障害の原因となるからである．サスペンション・エクササイズでは，エクササイズ，トレーニングを3段階で構築していくことを提案している．コアスタビリティ，スポーツコンディショニングコースで習得を目指す内容であるが，コンディショニングをスリー・ステップで考えていく．
　この「スリー・ステップ・コンディショニング」という方法は，3段階の切り口から体幹部を刺激することにより，人体の中心部を安定させ，動作をスムーズにするものである．前述したとおり，様々な実践により，local muscles が関与する脊柱の安定性を向上させるために進める腹横筋の収縮エクササイズは，リラックス肢位で筋収縮を促がすことは可能になってきている．しかし，腹横筋トレーニングと銘打って進められているものも，実際に超音波診断装置で動作中の腹横筋を観察すると，global muscles によって動作が行われており，目的と合致していない方法も紹介されている．一方，グローバルムーバーについても，多くのトレーニングジムで機器を使用して様々なプログラムを提供しているが，機器を使用した場合，機器が要求する運動方向にしか強化できないというデメリットがあり，筋肉相互の協調性ある筋収縮にはもう少し工夫が必要であると考えている．
　local muscles がかかわり安定性を求めることをローカルスタビライザーといい，global muscles で行われる具体的な動きをグローバルムーバーによる活動とする．しかし，現状のトレーニングでは，両者をスムーズにつなげるためのトレーニングという視点からは，まだ不十分な領域が存在していると考えることができる．グローバルスタビライザーという第2段階のトレーニングを有効に遂行することで，ローカルスタビライザーとグローバルムーバーの両者を結び，「最高のパフォーマンス」に少しでも近づける方法論が確立するのではないかと考えている．
　背臥位などのリラックス肢位でローカルスタビライザーを反応させることにとどまらず，抗重力位である座位や立位，そして動作時にもグローバルスタビライザー，グローバルムーバーが働きつつ，ローカルスタビライザーが効率的に反応するトレーニング場

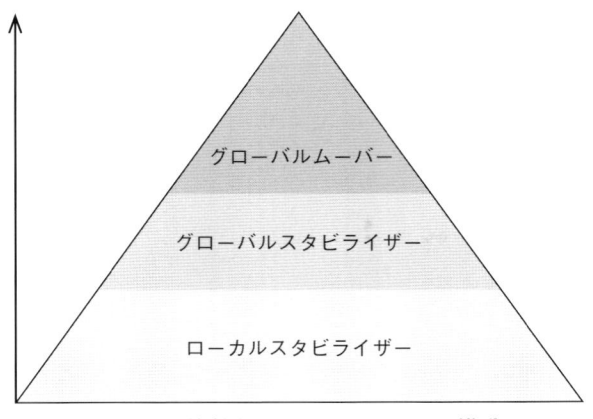

図4-1 体幹部ターゲットの3層構造

面を選手に提示できれば，より速い動きへのチャレンジや，より効率的な筋力発揮などが期待できる（図4-1）．

　筆者らの研究では，腕立て位でのサスペンション・エクササイズがローカルスタビライザーおよびグローバルスタビライザーを有効に引き出すことができるという結果が得られた．この姿勢選択に至るプロセスには，四足動物の姿勢という考え方があった．人間に限らず，動物の腹部は骨で覆われていない．そのため，人の腹部・腰部の安定性は，腹部にある筋肉の収縮で成立していると考えることができる．四足動物の移動時には，さらに内臓部分を一定の位置に保つために，人間よりも多くの筋活動が腹部で発生していると考えた．人間が二足歩行を可能にしたことと腰痛発生は宿命とまで言われている．腹部体幹筋の筋収縮活動の機会が減ったことが腰痛の原因であるという考え方である．

　二足歩行により上肢が自由になったことで，生活の可能性が格段に広がったが，その中心に位置する下部体幹にもう一度注目する必要があるのではないかと思っている．四足動物の走行スピードは，人間よりも遥かに速いのである．フィードフォワードによって腹横筋が収縮した後，四肢が動き出すという先行研究からも，姿勢保持で腹横筋が働きやすい特徴をもつ四足動物を参考にして，トレーニング肢位を見つけ出すことが重要ではないかと考えた結果，腕立て位を選択したのである．

　スポーツで重要視される要素は，スピード・バランス・協調性・俊敏性など複雑な要素を組み合わせて必要な動きを可能とする動的安定性（dynamic stability）である．この動的安定性の獲得には，筋群の活性化（安定化）と神経筋システムの構築が必要であり，サスペンション・エクササイズでは閉鎖性運動連鎖（closed kinetic chain：CKC）で，不安定環境の中での安定性を求める．図4-2に示した方法では，高負荷であるにもかかわらず，運動開始時と終了時の腹横筋厚が有意に増加する結果が得られている．動作中にロープを叩くことにより振動刺激を加えることが可能であり，2台のサスペンション機器を使うことにより空中姿勢をつくり上げ，さらに高負荷環境での運動が可能である．

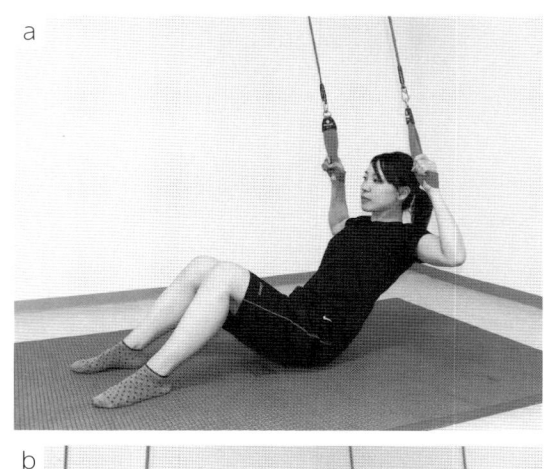

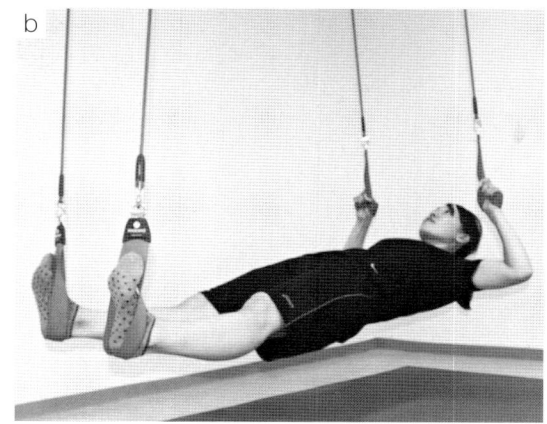

図4-2　高負荷での運動

　サスペンション・エクササイズにかかわる者がスリー・ステップという概念で進めることができれば，スムーズな強化が可能になるものと思われる．それらを踏まえた上で，以下に紹介するトレーニングについて，目的と目標を提示し，選択していくことが重要である．

# 体幹エクササイズの実際

## 1 | 背臥位

### ■ ブリッジ

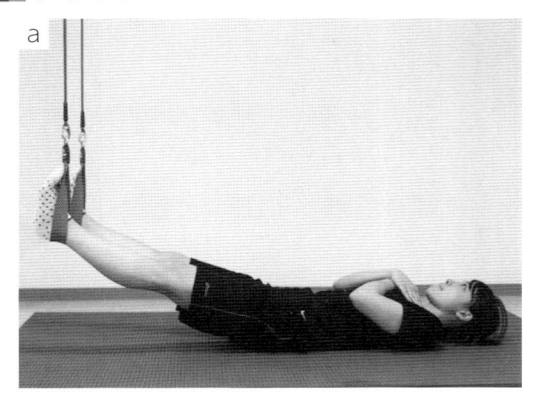

a

背臥位で, サスペンションポイントから垂直に垂らしたロープにストラップを付け, 足関節を支持する.

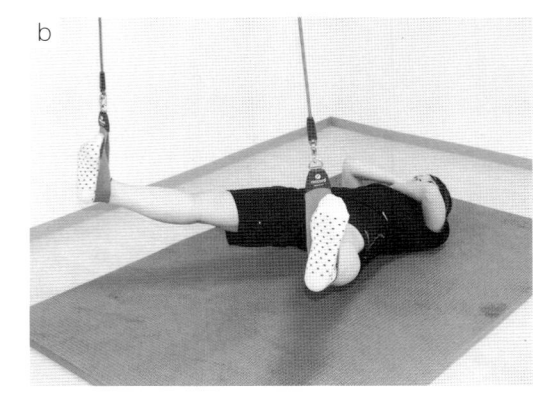

b

上肢は胸の上で組み, 骨盤を挙上し, 両下肢を外転させる.

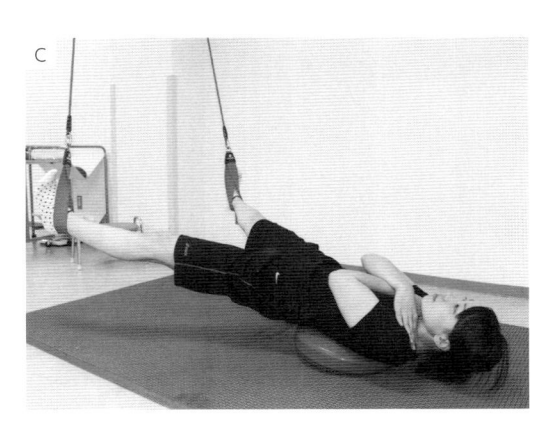

c

さらに, 肩甲骨間にクッションを入れ, 不安定な支持面で実施する.

■ 外転と骨盤回旋

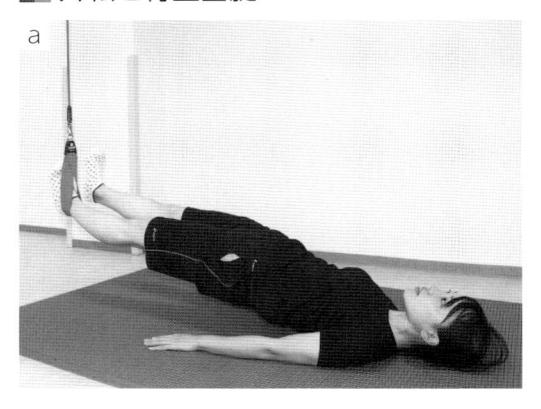

a

背臥位で，サスペンションポイントから垂直に垂らしたロープにストラップを付け，一側足関節で支持する．

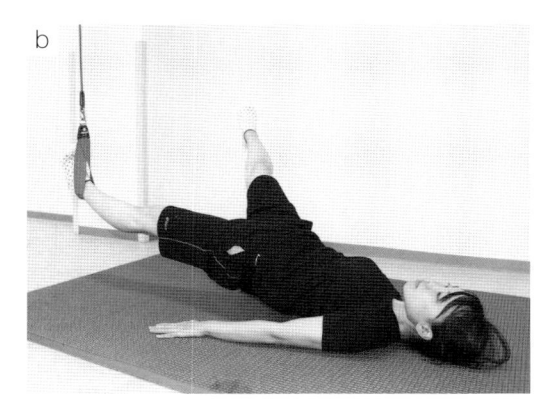

b

上肢は体側に置き，自由な下肢（ここでは右下肢）とストラップに通した下肢を揃えて骨盤を挙上し，両下肢を外転させる．

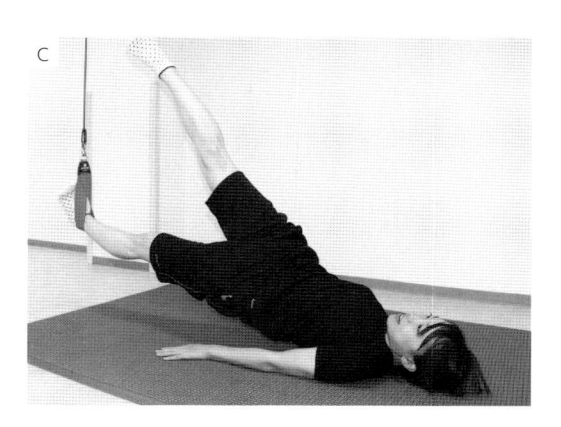

c

さらに，外転させたまま骨盤の回旋運動をする．

## 2｜腹臥位

### ■ ブリッジ

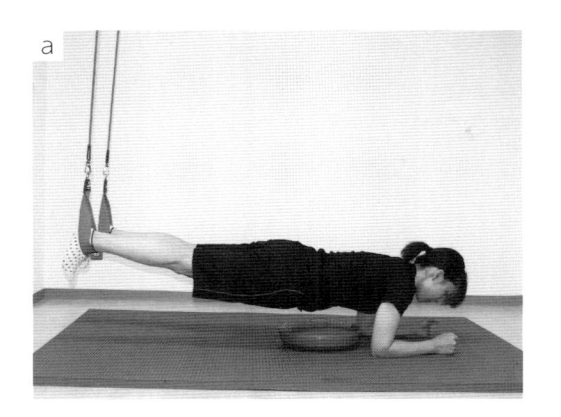

腹臥位で前腕支持となり，サスペンションポイントから垂直に垂らしたロープにストラップを付け，両足関節を支持して骨盤を挙上させる．

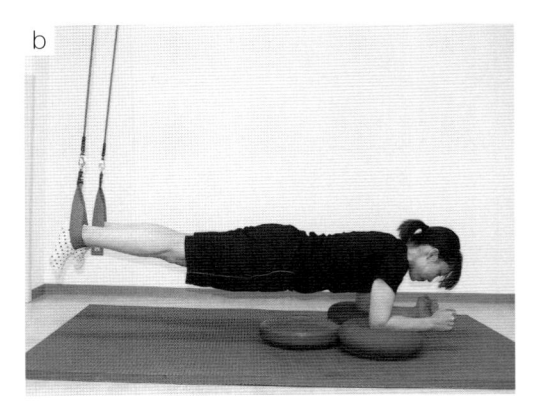

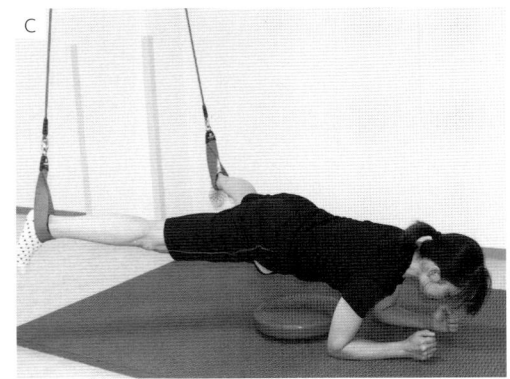

前腕下にクッションを置き，不安定な支持面で実施したり，両下肢を外転させたりする．

■ 外転と骨盤回旋

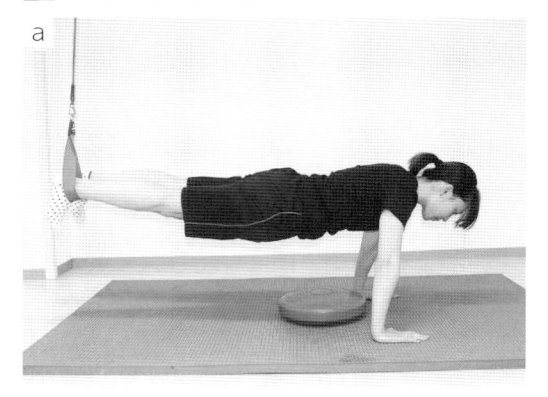

a
手掌支持となり，サスペンションポイントから垂直に垂らしたロープにストラップを付け，一側足関節で支持する．

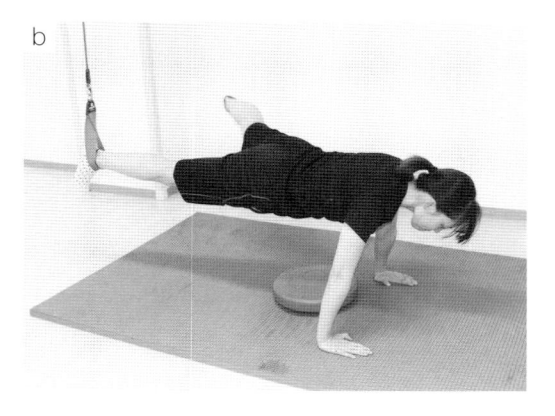

b
自由な下肢（ここでは左下肢）とストラップに通した下肢を揃えて骨盤を挙上する．

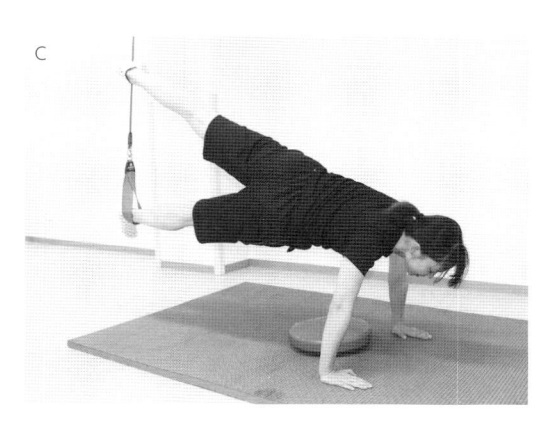

c
そのまま両下肢を外転させたり，骨盤の回旋運動をしたりする．

## 3 | 側臥位

### ■ ブリッジ

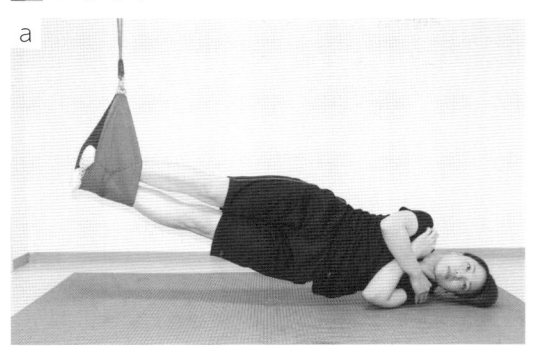

a  側臥位でサスペンションポイントから垂直に垂らしたロープにワイドスリングを付け，下腿遠位部を支持する．

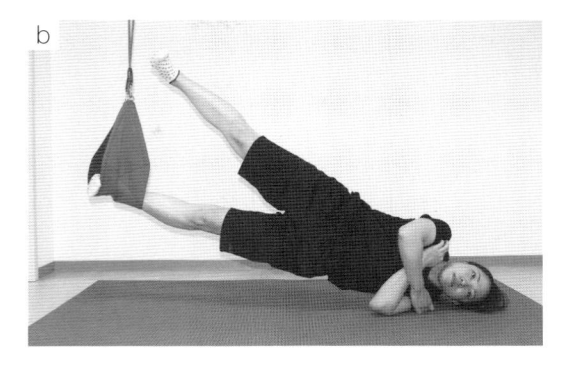

b  両腕を組み骨盤を挙上させる．

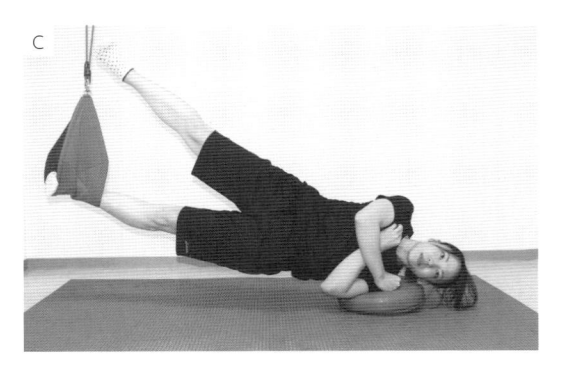

c  上側の下肢外転を行ったり，支持面にクッションを置いて不安定な状態で実施したりする．

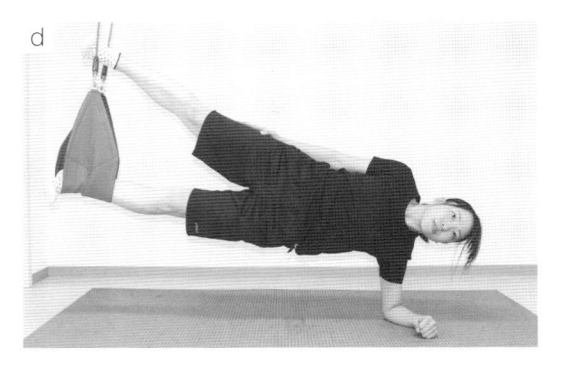

d  側臥位でサスペンションポイントから垂直に垂らしたロープにワイドスリングを付け，下腿遠位部を支持する．前腕支持で骨盤を挙上させる．

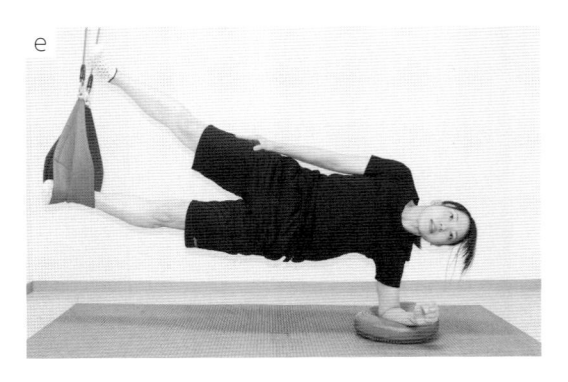

e  上側の下肢を外転させたり，支持面にクッションを置いて不安定な状態で実施したりする．

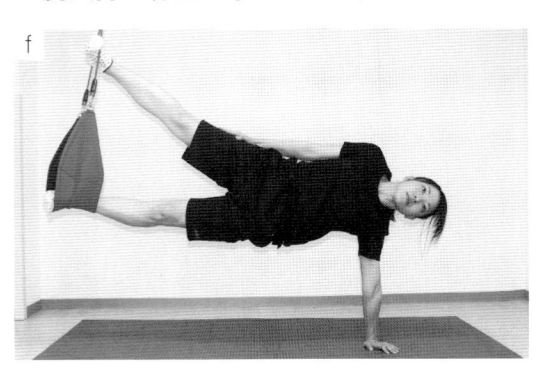

f  手掌支持でも実施する．

## 4 | 立位でのコアエクササイズ

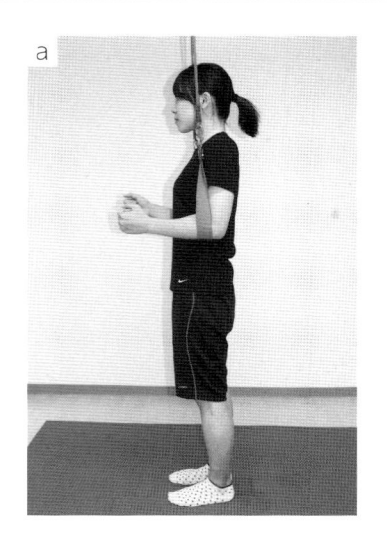

サスペンションポイントの真下で立位をとり，肘90°屈曲位で前腕近位部にストラップを通す．ストラップの高さは肘関節が90°屈曲位となるレベルとする．

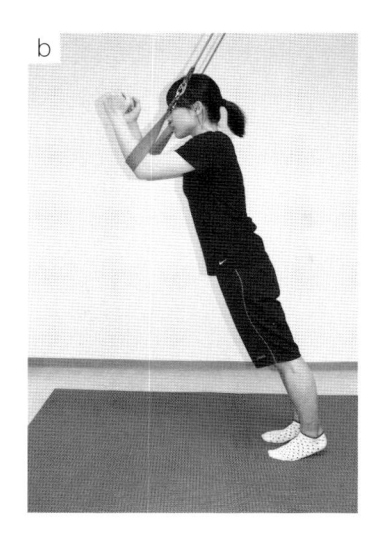

身体を真っすぐに維持し，肩関節の屈曲によって前方にもたれかかり，再度スタートポジションに戻る．

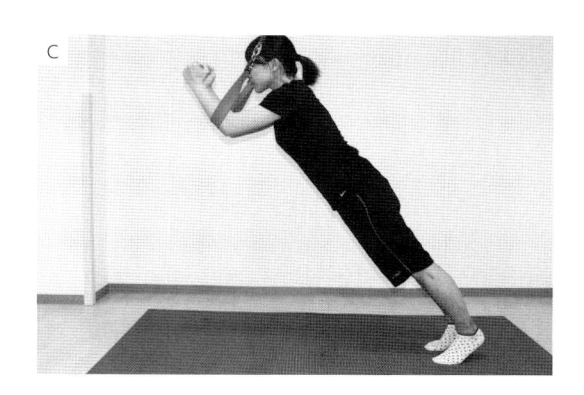

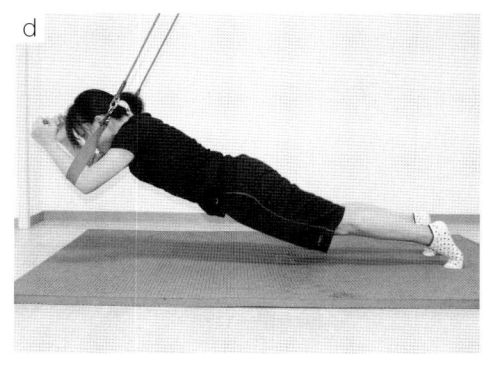

足部の位置を後方に移動させたり，ロープを長くしたりして負荷量を上げる．

## 5｜膝立ち位でのコアエクササイズ

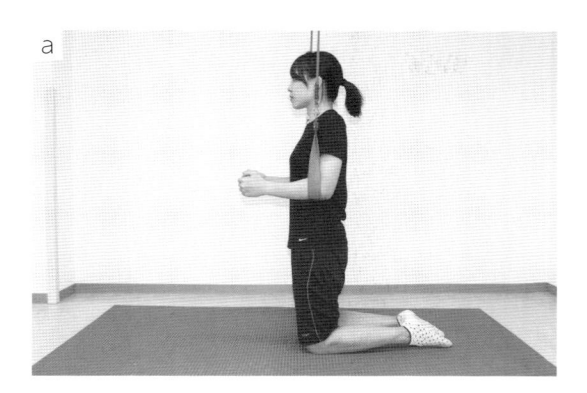

a

サスペンションポイントの真下で膝立ち位をとり，肘関節90°屈曲位で前腕近位部にストラップを通す．

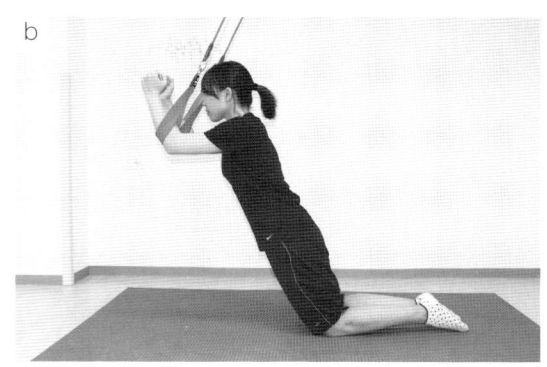

b

身体を真っすぐに維持し，肩関節の屈曲によって前方にもたれかかり，再度スタートポジションに戻る．

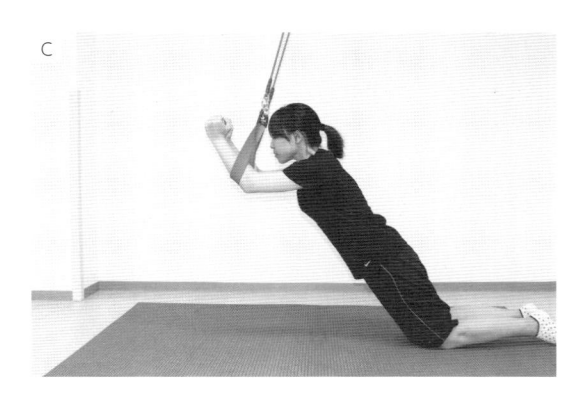

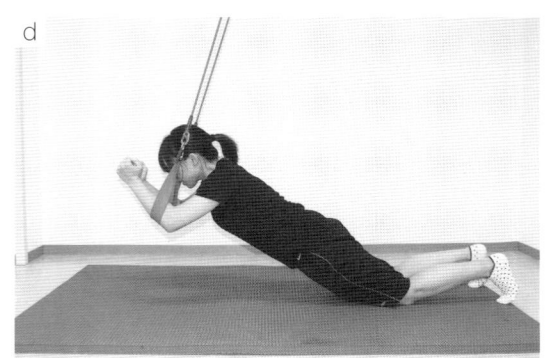

c

d

足部の位置を後方に移動させたり，ロープを長くしたりして負荷量を上げる．

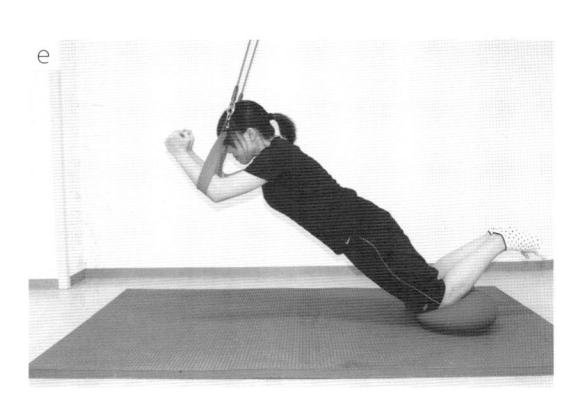

e

クッションで支持面を不安定にさせて実施する．

IV アスリートに対するサスペンション・エクササイズ

## 6｜側臥位での体幹回旋

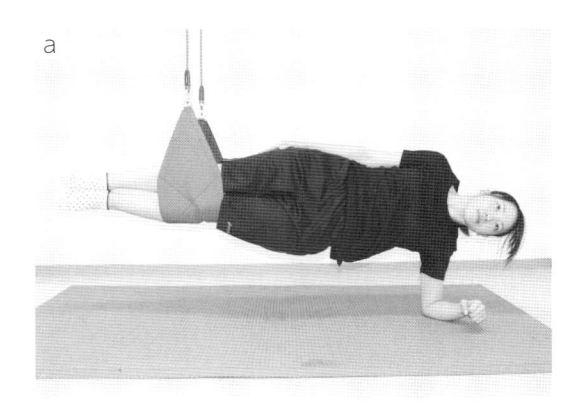

a

前腕支持での側臥位で，サスペンションポイントから垂直に垂らしたロープにワイドスリングを付け，下腿近位部を支持する．

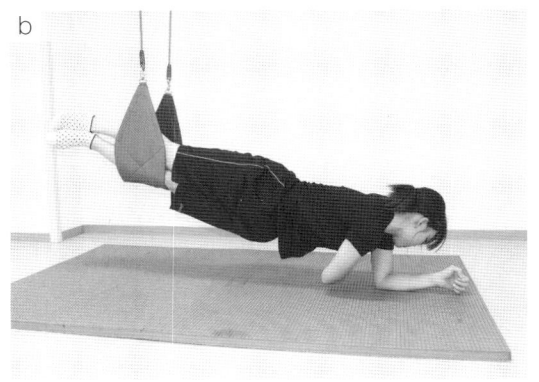

b

身体を真っすぐに保ち，体幹を回旋させスタートポジションに戻す．

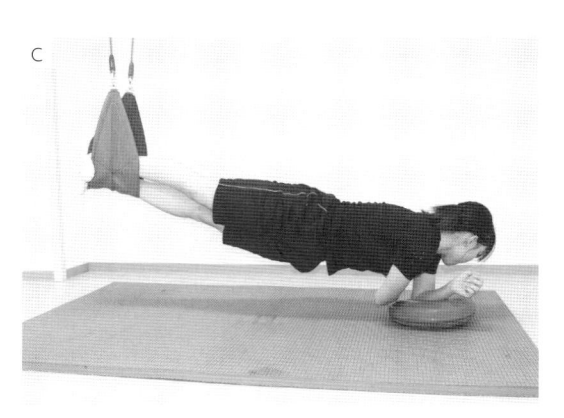

c

クッションを使用したりワイドスリングを足部方向に移動させたりして，負荷量を上げる．

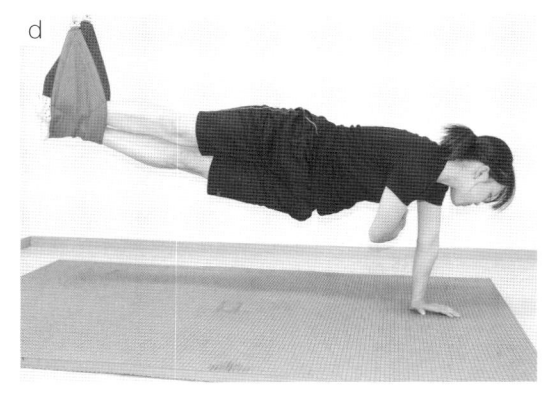

d

手掌支持でも実施する．

## 7｜側臥位での体幹回旋を伴った股関節屈曲

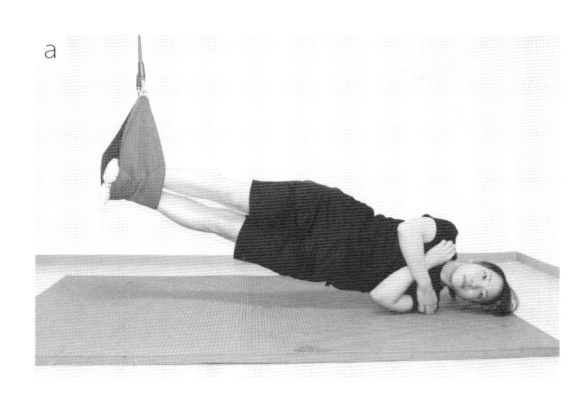

a

側臥位で，サスペンションポイントから垂直に垂らしたロープにワイドスリングを付け，下腿遠位部を支持する．

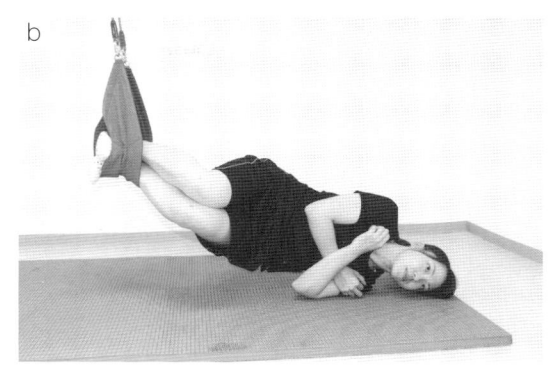

b

股関節・膝関節を屈曲させ，膝を胸に近づける．

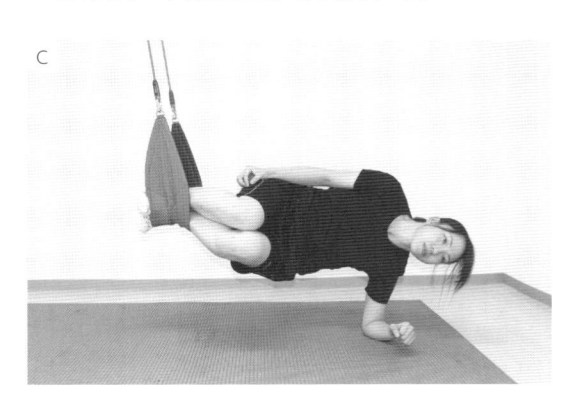

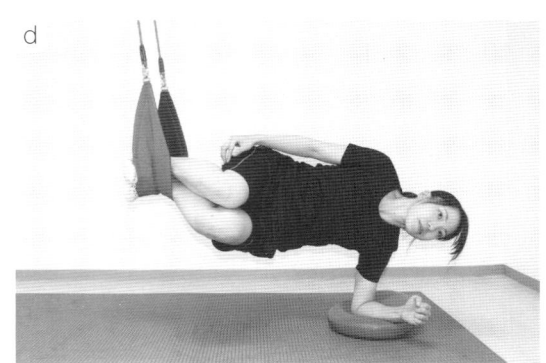

c

d

前腕支持で実施したりクッションを用いたりして，支持面を不安定にさせる．

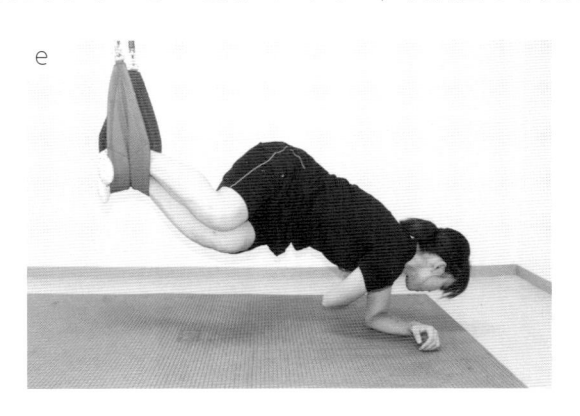

e

股関節・膝関節屈曲と体幹回旋を同時に行う．

## 8 | 腹臥位での体幹回旋を伴った股関節屈曲

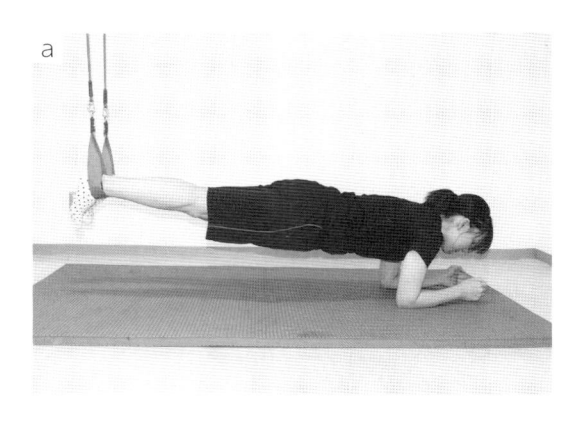

a

腹臥位で，サスペンションポイントから垂直に垂らしたロープにストラップを付け，両足関節で支持する．

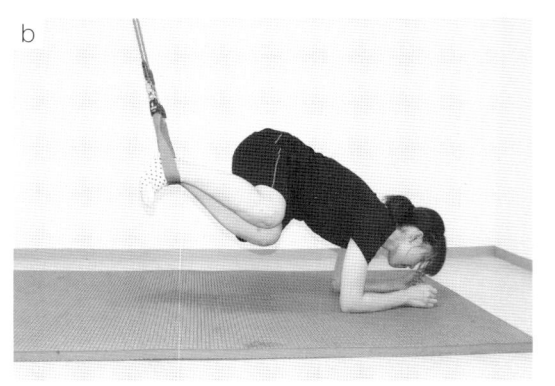

b

股関節・膝関節を屈曲させながら，体幹を回旋させる．

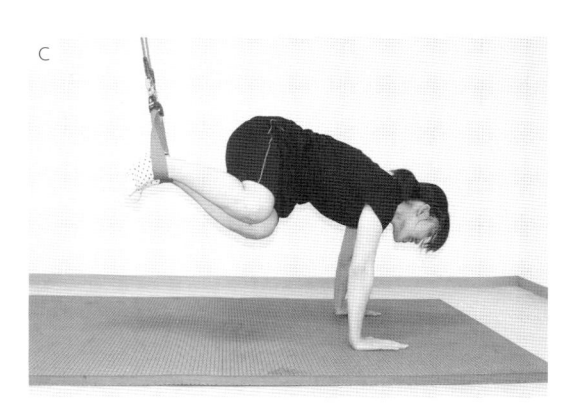

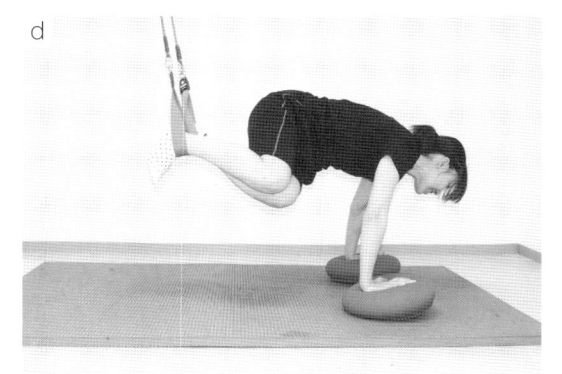

c

d

前腕支持から手掌支持へ変更したりクッションを用いたりして，支持面を不安定にする．

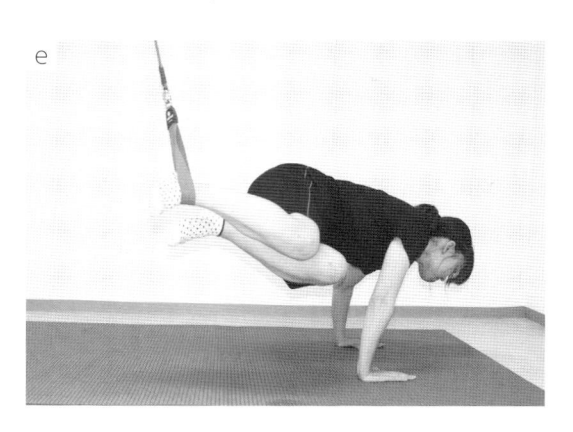

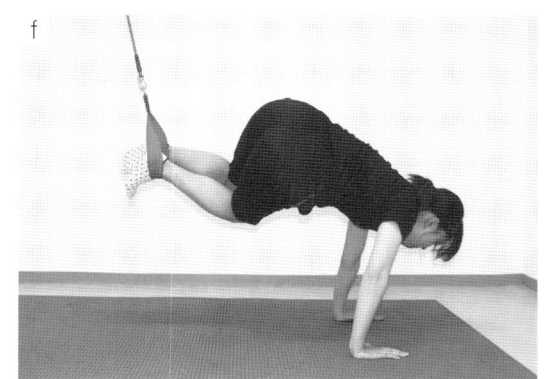

e

f

ストラップを一側足部支持とし，同様の動きを行う．

# 2 下肢エクササイズ

## 下肢エクササイズの実際

### 1 | 腹臥位での股関節屈曲（膝関節伸展位）

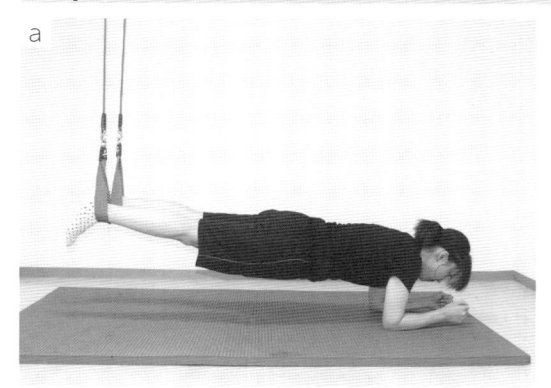

a

腹臥位で前腕支持とし，サスペンションポイントから垂直に垂らしたロープにストラップを付け，両足関節で支持する．

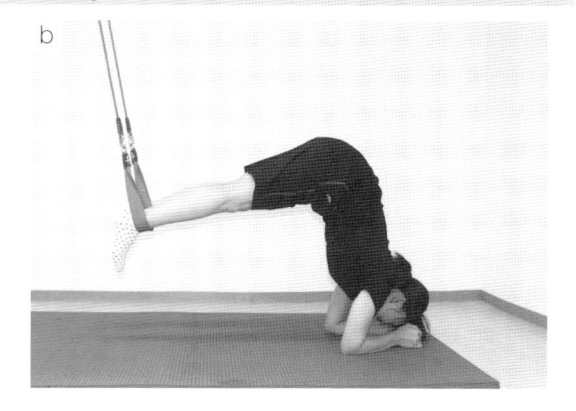

b

膝関節伸展位のまま股関節を90°屈曲させる．

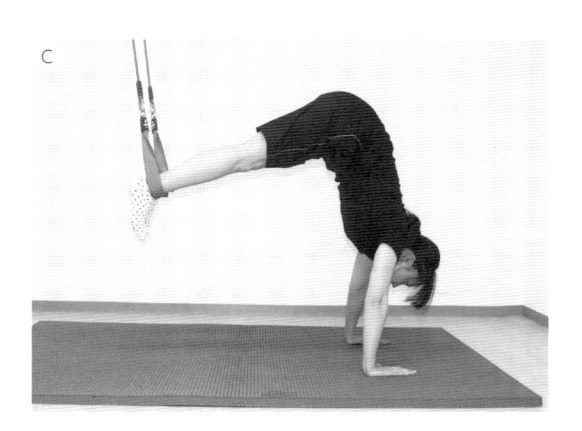

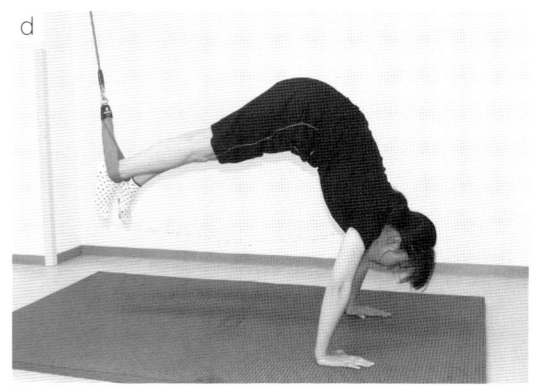

c

d

手掌支持としたり，一側足部支持で同様の運動をしたり，股関節屈曲に体幹の回旋を加えたりする．

## 2 | 背臥位での膝関節屈曲

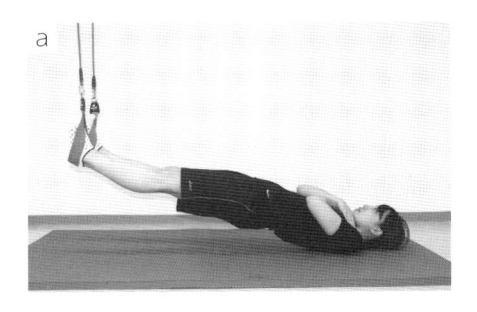

a

背臥位で，サスペンションポイントから垂直に垂らしたロープにストラップを付け，足関節を支持する．

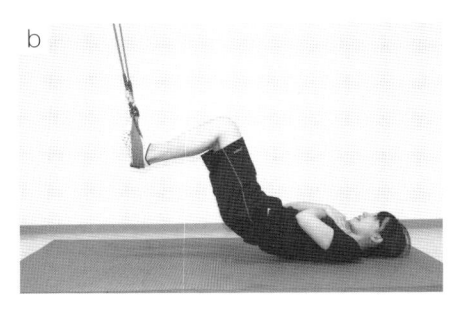

b

上肢は胸の上で組み，骨盤を挙上させた後，両膝関節を屈曲させる．

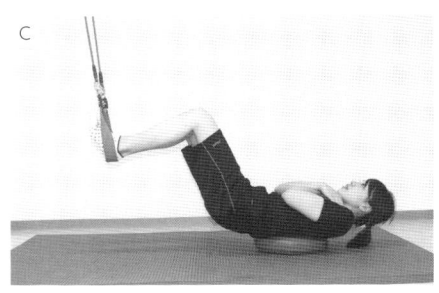

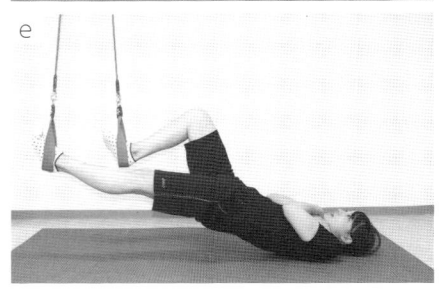

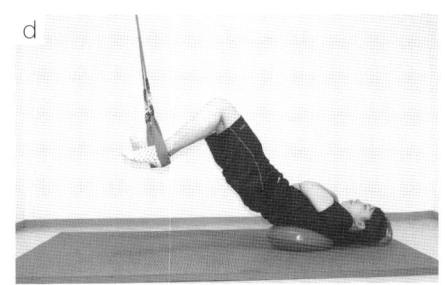

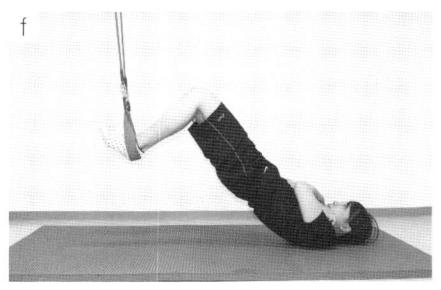

c

d

e

f

肩甲骨間にクッションを入れ不安定な支持面で実施したり，股関節を伸展位のまま膝関節を屈曲させたりする．

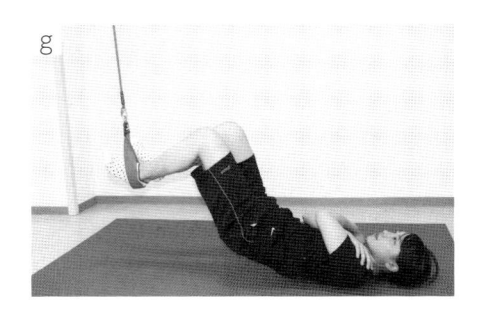

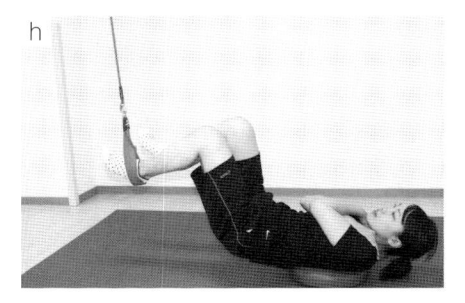

g

h

ストラップを一側足部支持とし，反対側下肢を支持側と同じように動かす．

## 3 | 腹臥位での膝関節伸展

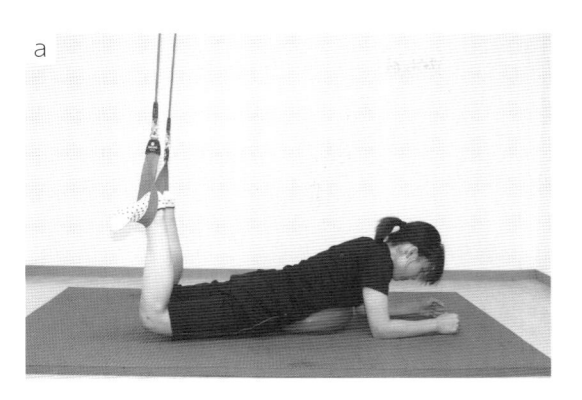

a

腹臥位で前腕支持とし，サスペンションポイントから垂直に垂らしたロープにストラップを付け，両足関節を支持する．

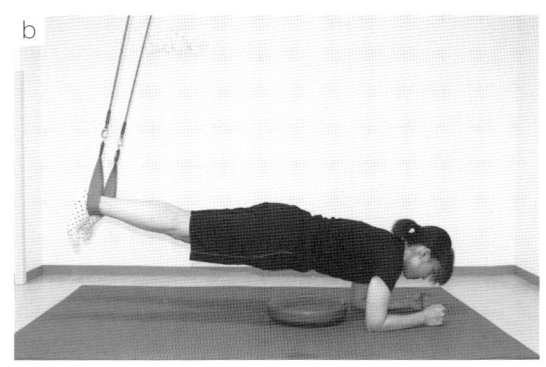

b

足関節底背屈0°，膝関節90°屈曲位から膝関節を伸展させて骨盤を挙上させる．

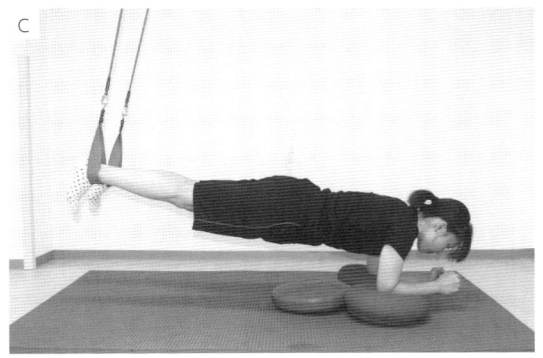

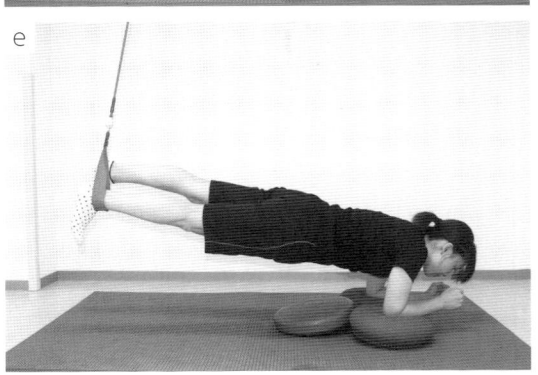

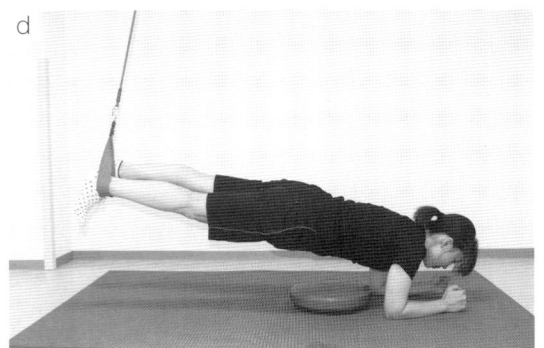

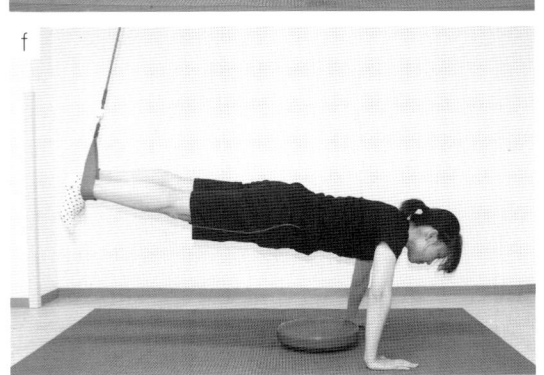

c

d

e

f

クッションを用いて支持面を不安定にしたり，ストラップを一側足部支持としたりして，負荷量を増加させる．

## 4 | スタンディング・ランジ（前方下肢をサスペンション）

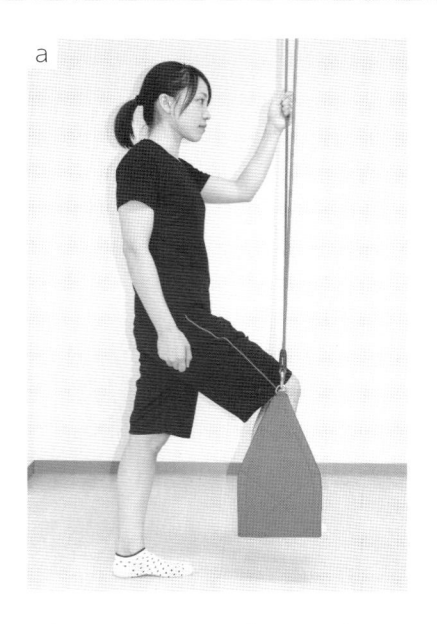

a

サスペンションポイントから垂直に垂らしたロープにワイドスリングを付け，片足を置く．

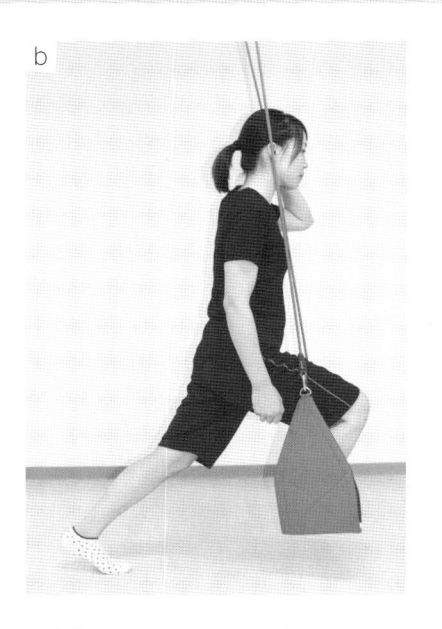

b

片側上肢でロープを持ち，ワイドスリング内の足を下方に押しながら膝関節を屈曲させ，再度スタートポジションに戻る．

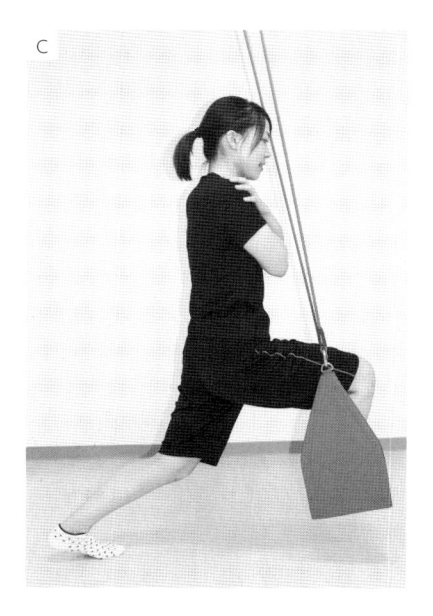

c

上肢を胸の前で組み，不安定な状態でも実施する．

## 5 | スタンディング・ランジ（後方下肢をサスペンション）

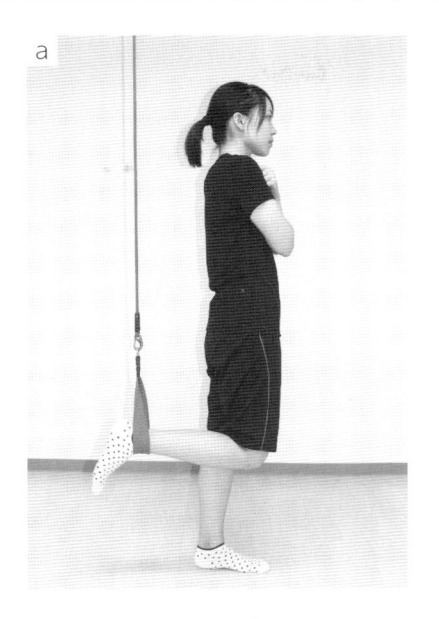

a

サスペンションポイントから垂直に垂らしたロープにストラップを付け，膝関節を90°に屈曲させた片足で支持する．

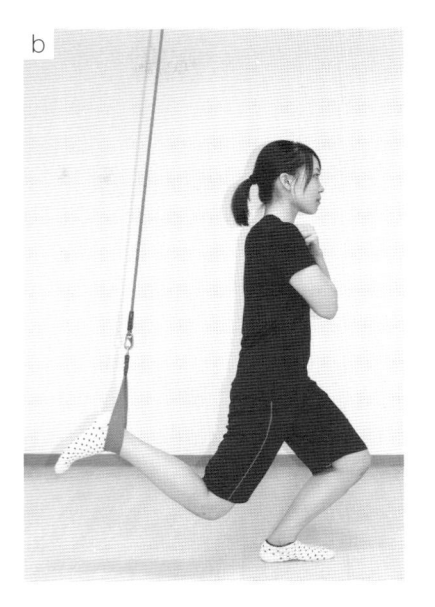

b

胸の前で上肢を組み，膝関節の屈曲・伸展運動を行う．

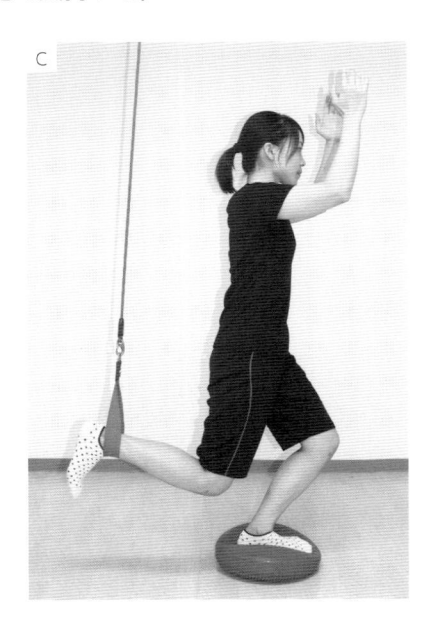

c

クッションを用いて支持面を不安定にさせて実施する．さらに両上肢を挙上させることで，体幹部の活動性を高めることができる．

# 3 上肢エクササイズ

## 上肢エクササイズの実際

### 1 | プッシュアップ・プラス

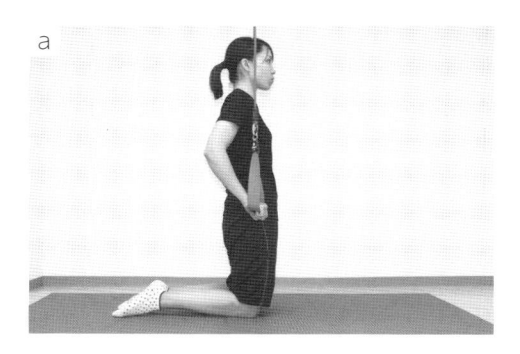

a

サスペンションポイントの真下で膝立ち位をとる．両手でストラップを把持し，腰の高さに調節する．

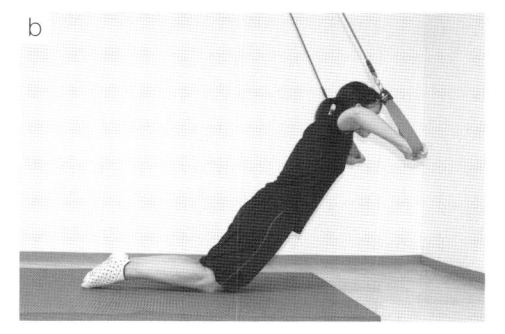

b

肩関節が90°屈曲位となるまで身体を前方に倒し，その位置で肘の屈伸を行う．

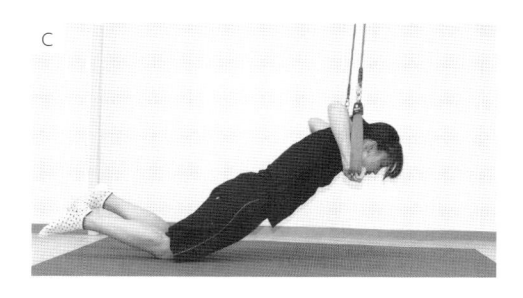

c

d

膝の位置を後方に動かしたり，膝下にクッションを置いてより不安定な状況にしたり，ロープを伸ばしたりして負荷量を上げる．

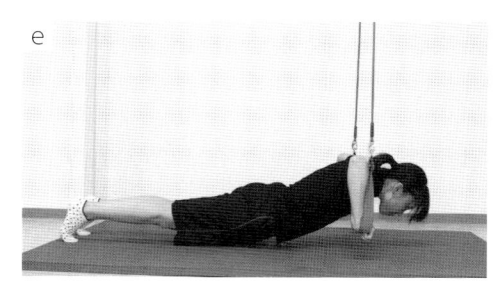

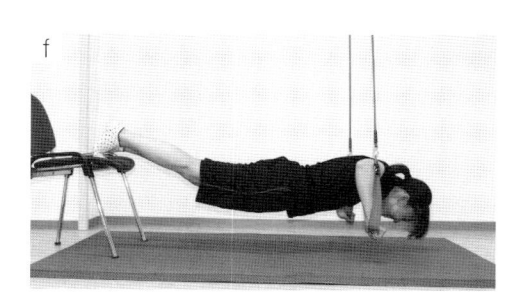

e

f

膝支持から足先支持にしたり，足先の位置を椅子などで高くしたりすることにより，さらに負荷量を上げることができる．

## 2 | プッシュアップ

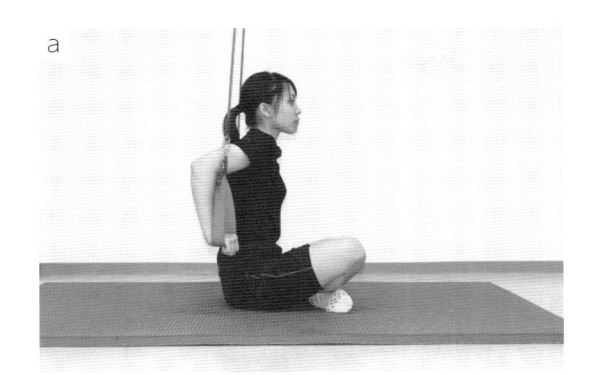

a

サスペンションポイントの真下に座り，垂直に垂らしたロープにストラップを付け，両手で把持する．ストラップは腰の高さに調節し，肩関節伸展・肘関節屈曲位をとる．

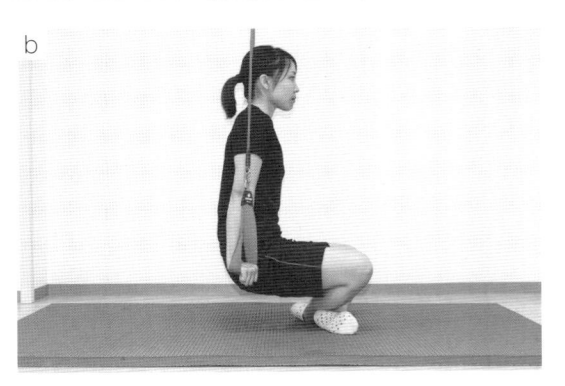

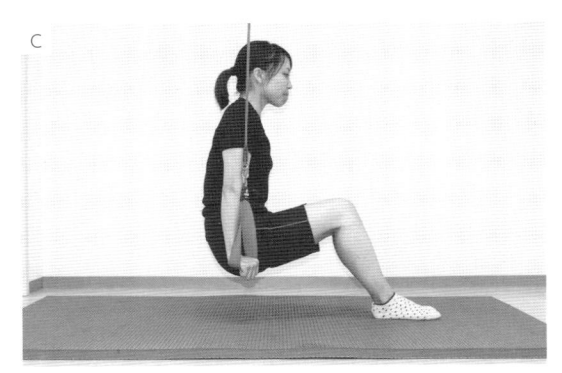

b

c

肩甲帯の下制と肘関節伸展によって臀部を挙上する．

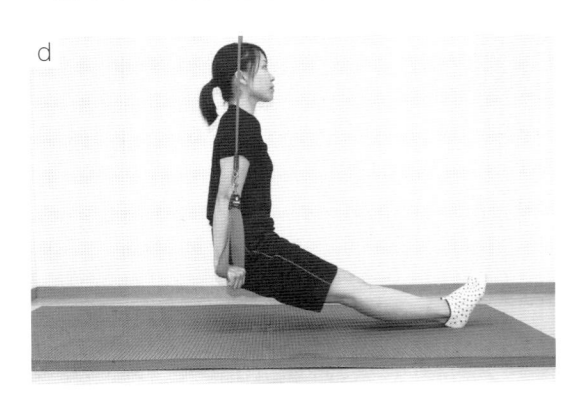

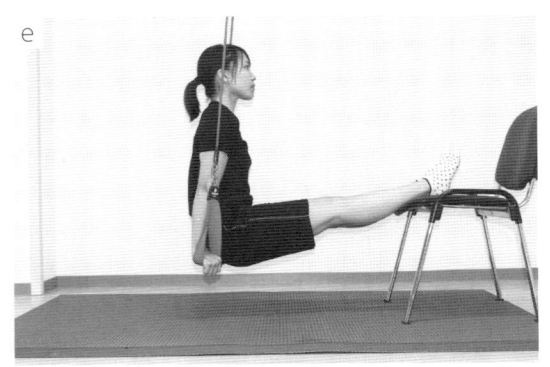

d

e

足部の位置を前方に移動させたり椅子の上に置いたりして，負荷量を上げる．

## 3 | 背臥位でのプルアップ

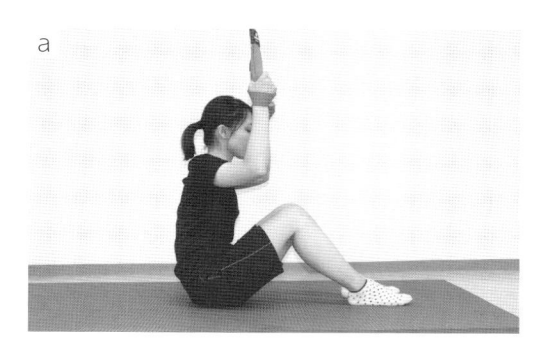

a

b

サスペンションポイントから頭側位に臀部がくるように座り，両膝関節屈曲位とする．両手でストラップを把持し，頭部の高さに合わせ，肘が伸展位になるまでロープを引く．

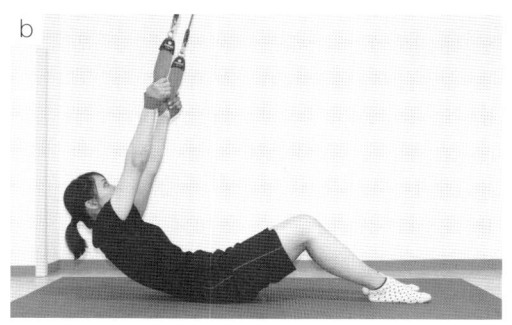

ストラップを把持した上肢が最大限に伸張されるまで後方にもたれかかり，肘関節伸展位を保持する．

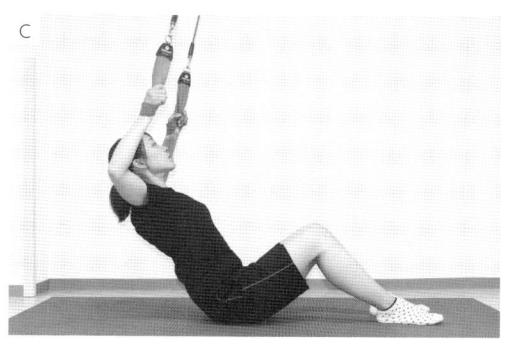

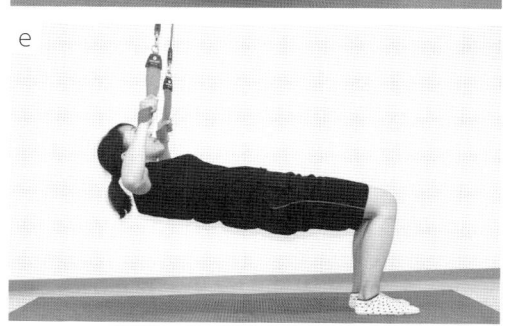

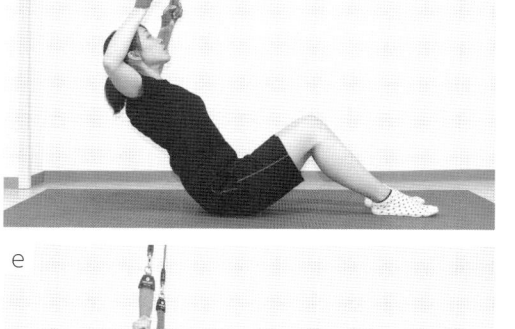

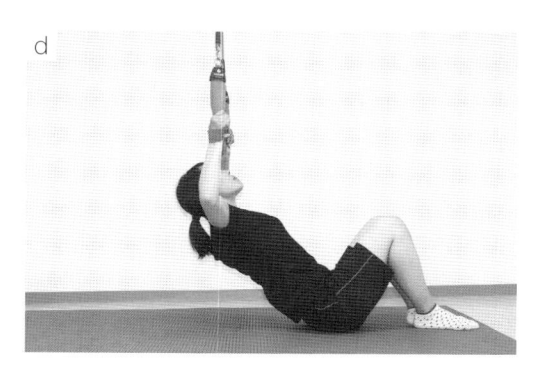

c

d

e

肘関節が90°屈曲位になるようにロープを引き，肩甲帯を内転させ，肩関節は外転・外旋位になるように動かす．

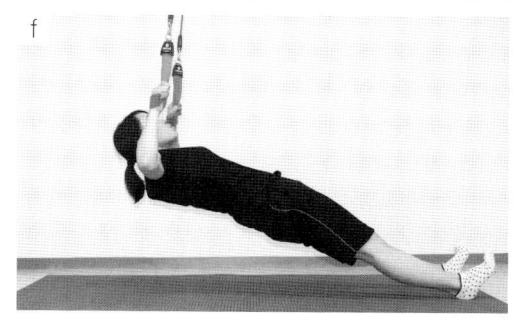

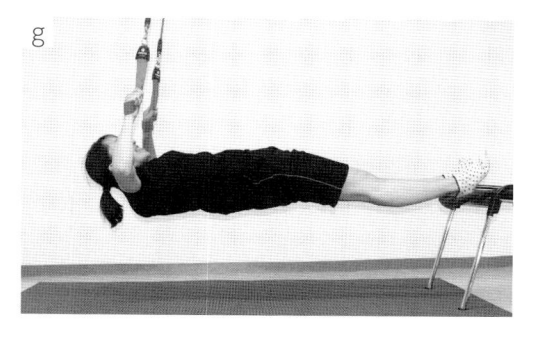

f

g

足部の位置を前方に移動させたり椅子の上に置いたりして，負荷量を上げる．

## 4 | 立位での肩関節伸展

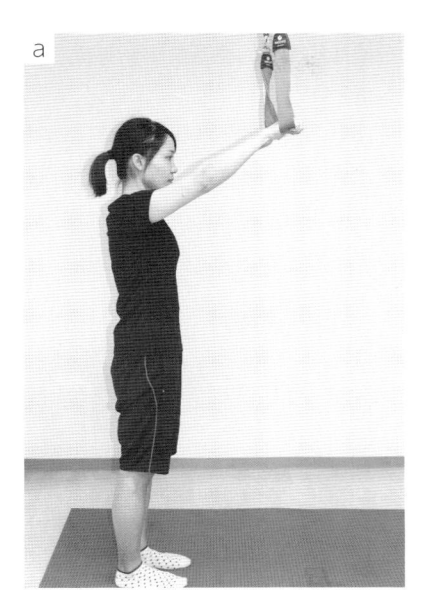

a　サスペンションポイントの真下に立ち，ストラップを握る．

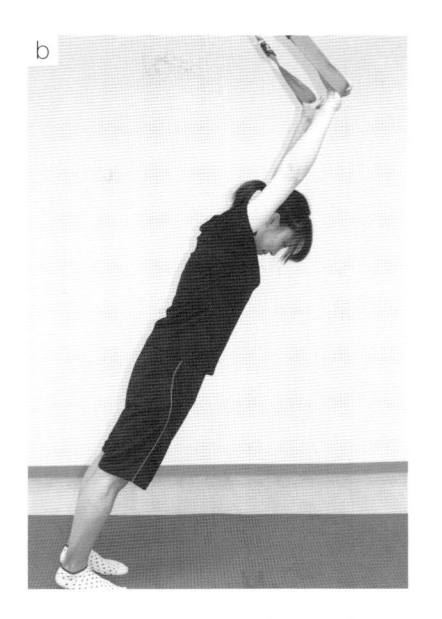

b　ストラップは頭の高さに合わせ，両上肢を真っすぐ伸ばしたまま身体を前方に倒す．肩関節を伸展させて開始肢位に戻る．

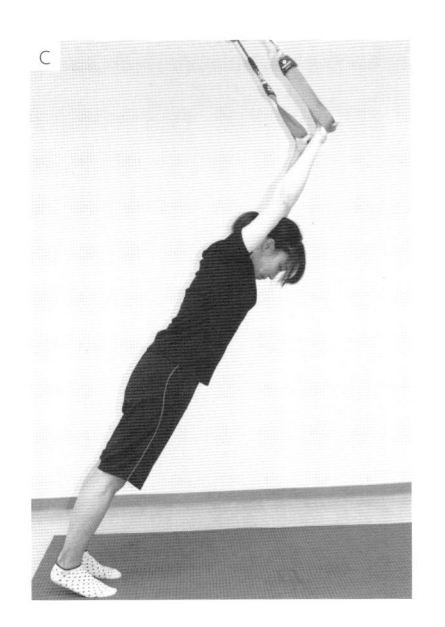

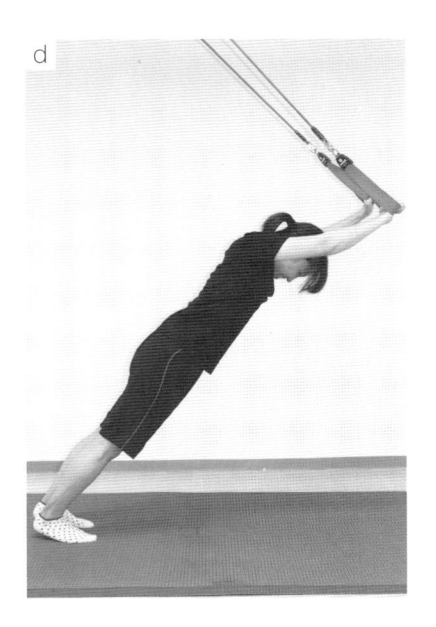

c, d　足部を後方に移動させたり，クッションを用いて支持面を不安定にしたり，ロープを長くしたりして負荷量を上げる．

## 5 | 膝立ち位での肩関節伸展

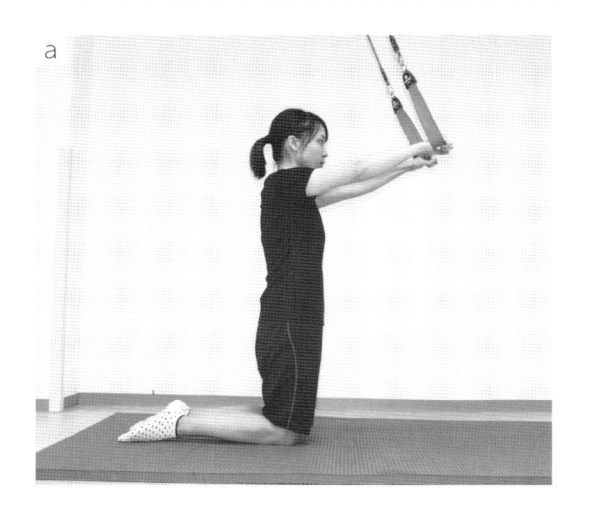

a　サスペンションポイントの真下で膝立ち位をとる．手でストラップを把持し，肩の高さに合わせる．

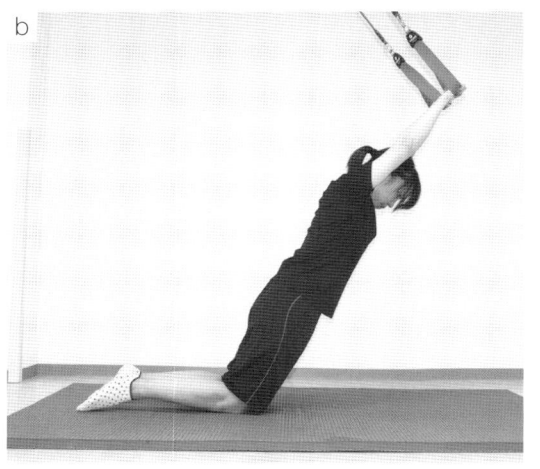

b　両上肢を真っすぐ伸ばしたま身体を前方に倒す．肩関節を伸展させて開始肢位に戻る．

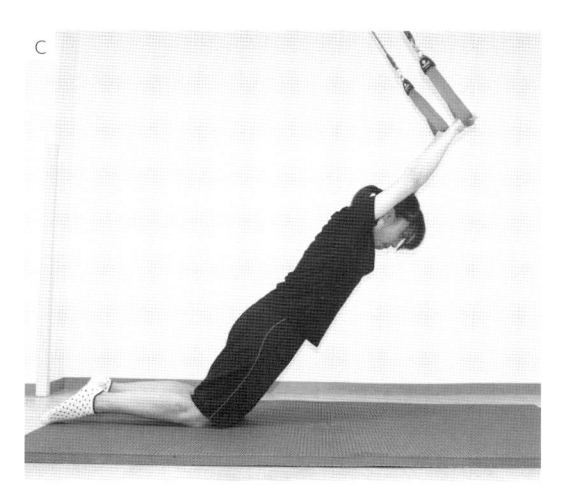

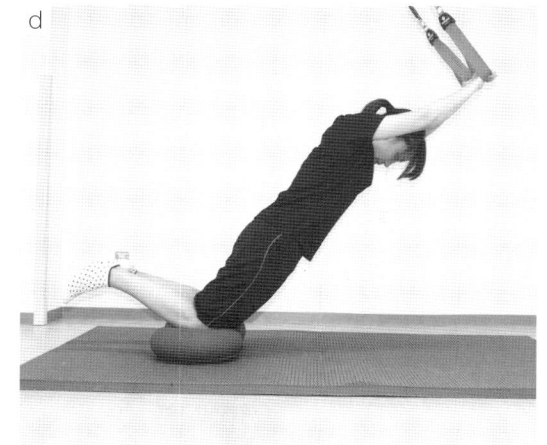

足部を後方に移動させたり，膝下にクッションを用いて支持面を不安定にしたり，ロープを長くしたりして負荷量を上げる．

## 6 | フライ

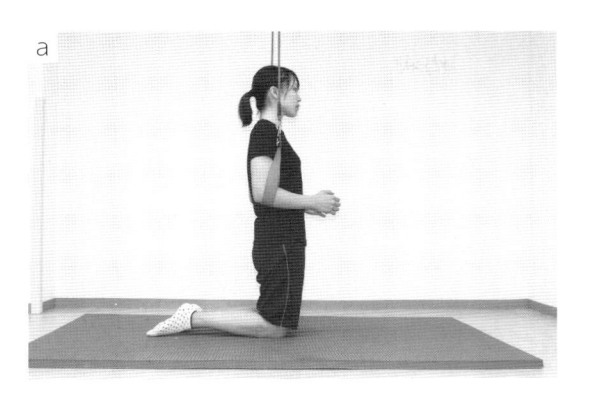

a　サスペンションポイントから垂直に垂らしたロープにストラップを付け膝立ち位をとり，肘を支持するストラップは腰の高さとする．

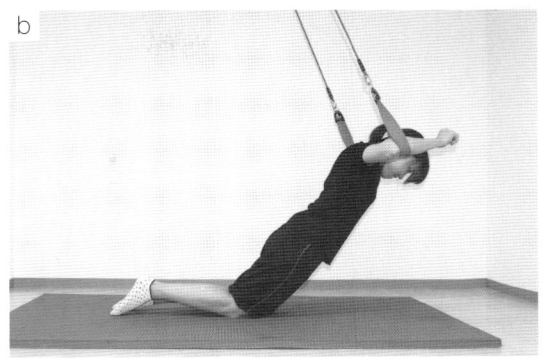

b　身体を真っすぐに保ち，肩関節90°屈曲位となるまで身体を前方に倒す．倒したまま肩関節を外転させ，ストラップを押しながら（水平内転させながら）開始肢位に戻る．

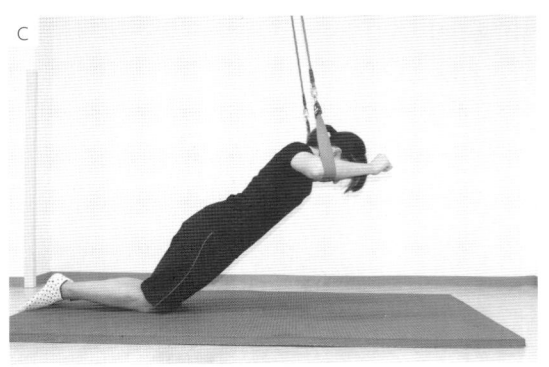

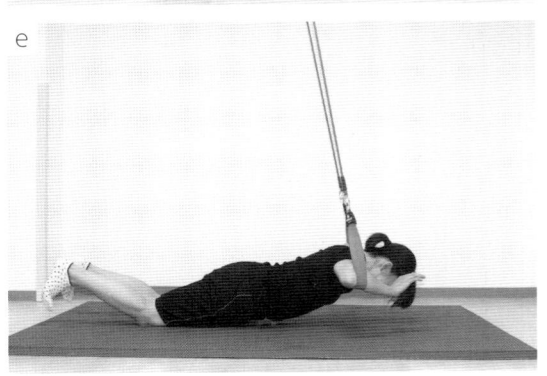

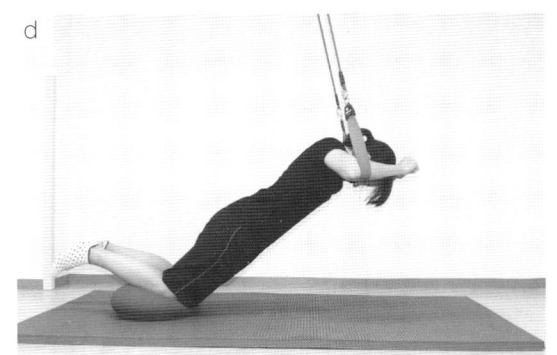

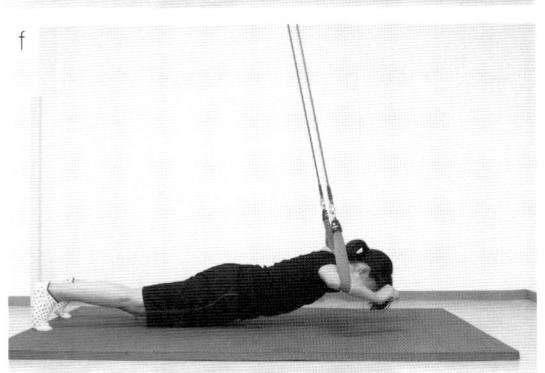

膝を後方に移動させたり，膝下にクッションを用いて支持面を不安定にしたり，ロープを伸ばしたり，足先支持にしたりして負荷量を上げる．

## 7 | 背臥位フライ

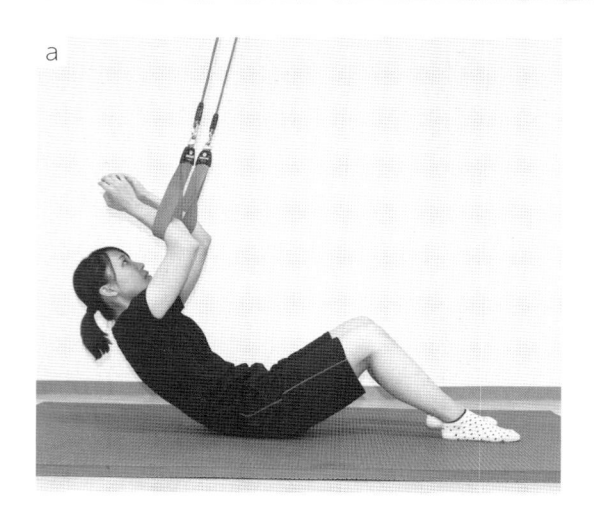

サスペンションポイントの真下に座り，膝関節，股関節は90°屈曲位とする．ストラップを前腕に通し，肘関節90°屈曲位に保つ．ストラップは胸の高さとする．そのまま後方にもたれかかり，身体を真っすぐに保つ．肩関節を水平外転方向に動かし，開始肢位に戻す．

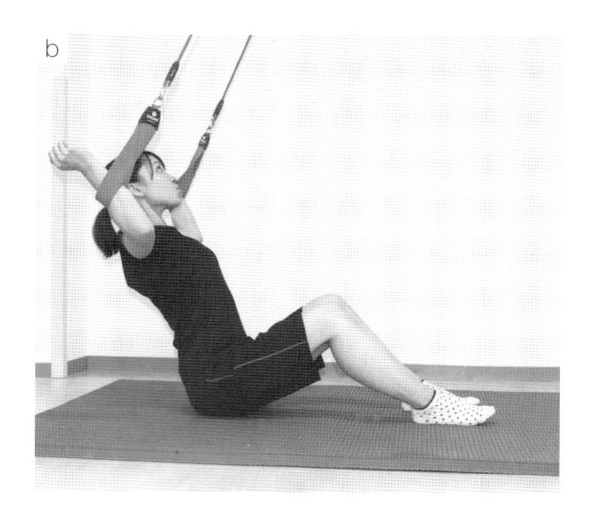

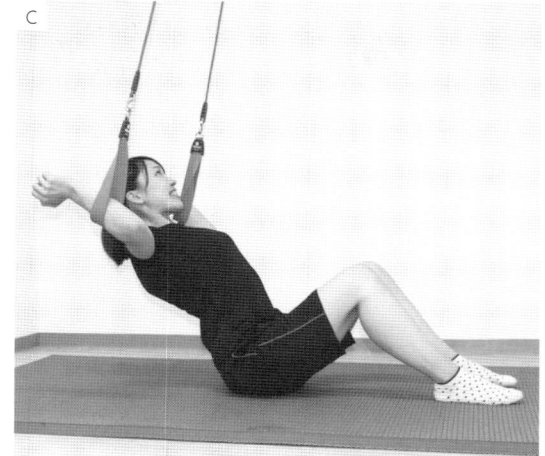

臀部を足方向に移動させたり，臀部を浮かせたり，ロープを伸ばしたり，膝関節伸展位（踵支持）で骨盤を浮かせたりした状態でも実施する．

## 8 | トライセプス・プレス

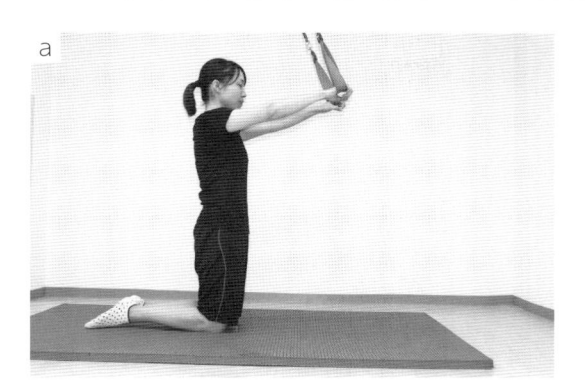

a　サスペンションポイントの真下で膝立ち位をとり，ストラップは肩の高さとする．

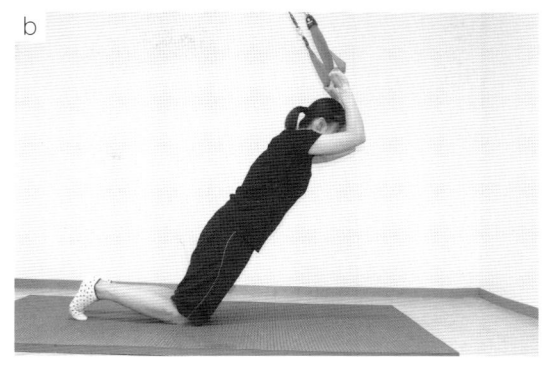

b　肩関節をできるだけ屈曲させ，肘関節は90°屈曲までとする．肘を伸展させながら身体を開始肢位まで戻す．

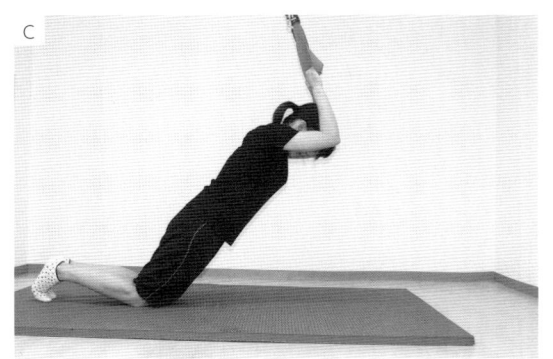

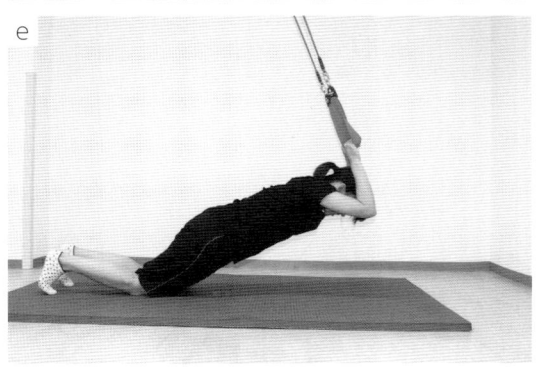

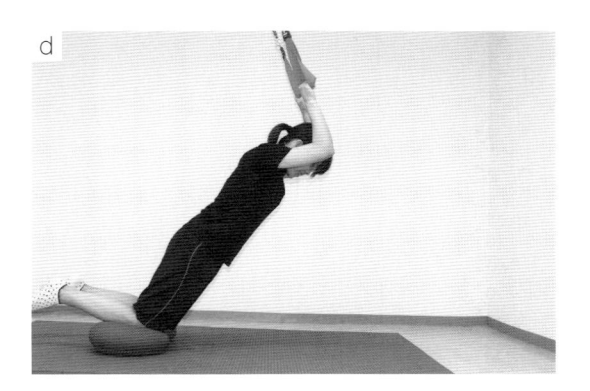

膝関節を後方に移動させたり，膝下にクッションを用いて支持面を不安定にしたり，ロープを長くしたりして負荷量を上げる．

## 9 | 背臥位での肩関節外転

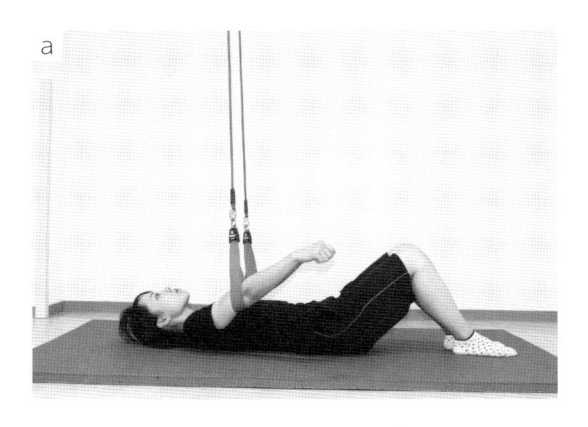

a

背臥位で，サスペンションポイントから垂直に垂らしたロープにストラップを付け，上腕遠位部を支持する．

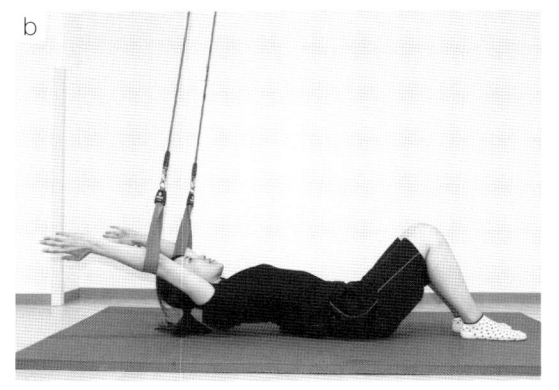

b

上肢は床面からわずかに浮かせ，肩関節を伸展させて上体を床面から浮かせる．そのまま肩関節を外転させ，可能な限り頭部に近づける．

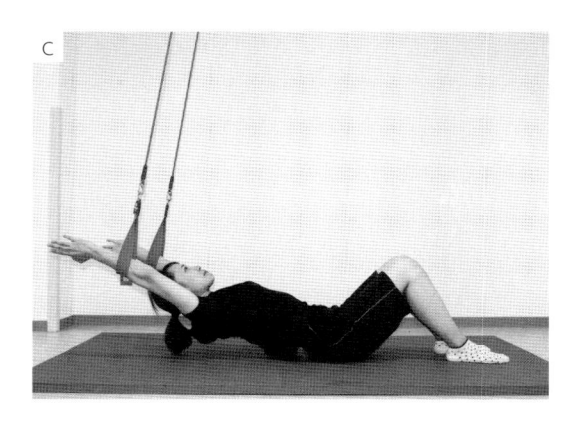

c

支持部を前腕や手部に移動させ，負荷量を上げる．

## 10 | 背臥位懸垂

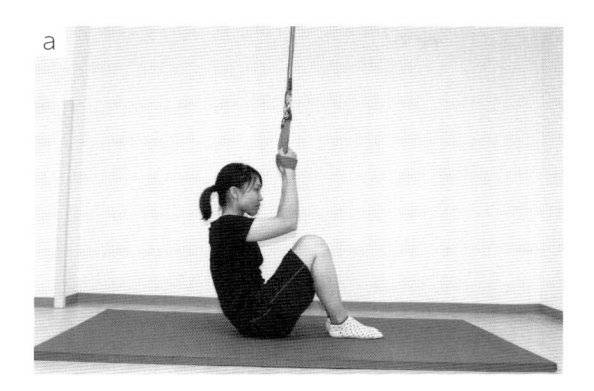

サスペンションポイントから頭側位に臀部がくるように座り、両膝関節屈曲位とする．両手でストラップを把持し頭部の高さに合わせ、肘関節が伸展位になるまでロープを引く．

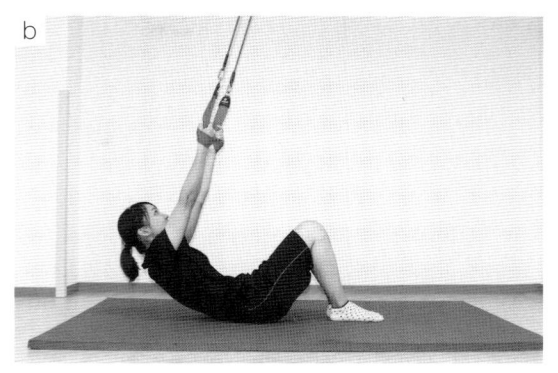

ストラップを把持した上肢が最大限に伸張されるまで後方にもたれかかり、上肢の伸展位を保持する．肘関節を屈曲させ上半身を起こし、開始肢位に戻る．

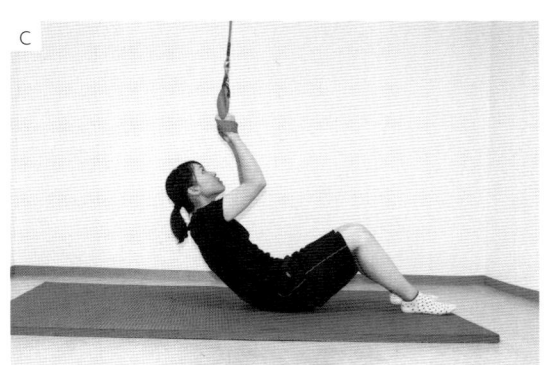

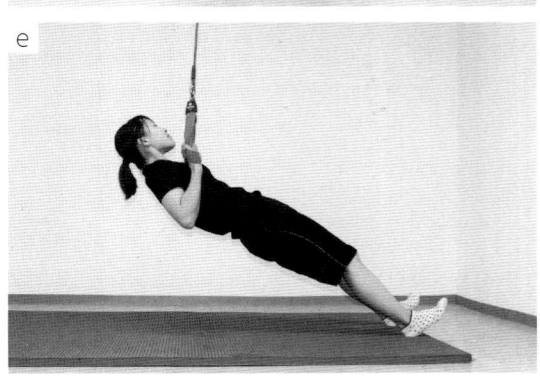

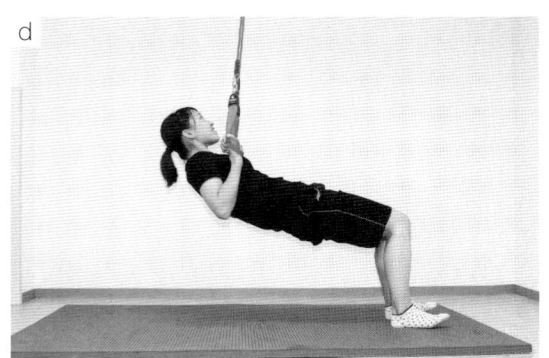

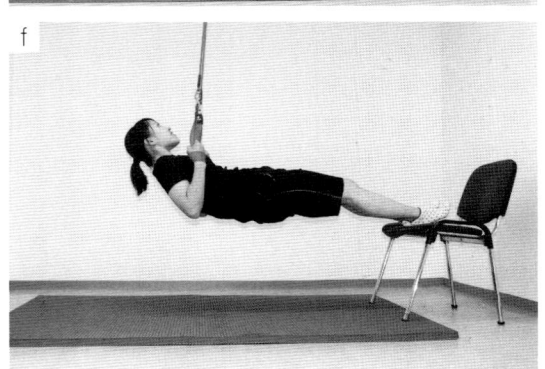

臀部を尾側に移動させたり、臀部を挙上させた姿勢で肘関節を屈曲させたり、踵支持で実施したりして、負荷量を上げる．また、足部を椅子の上に配置し、さらに負荷量を上げる．

## 11 | 肩関節内旋

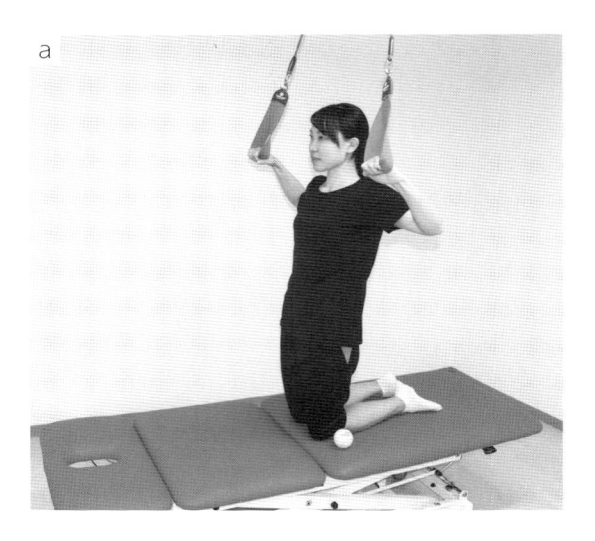

サスペンションポイントの真下で膝立ち位となり，ストラップを把持する．ストラップは肩の高さとし，肩関節外転90°・内外旋中間位とする．

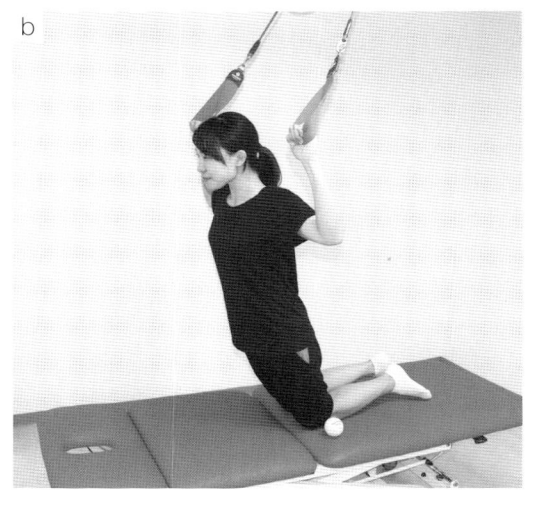

身体を真っすぐに保ちながら前方へ身体を倒し，肩関節外旋位とする．肩関節を内旋させながら開始肢位に戻す．

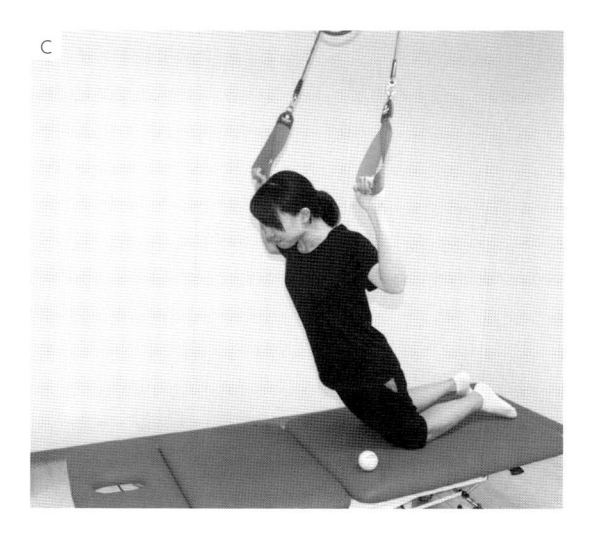

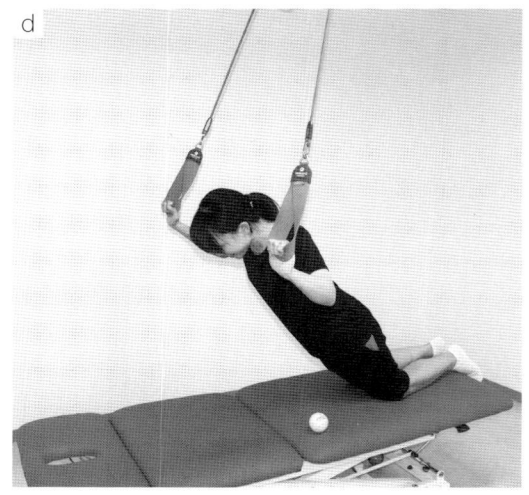

膝を後方に移動させたり，ロープを伸ばしたりして負荷量を上げる．

## 12 | 肩関節外旋

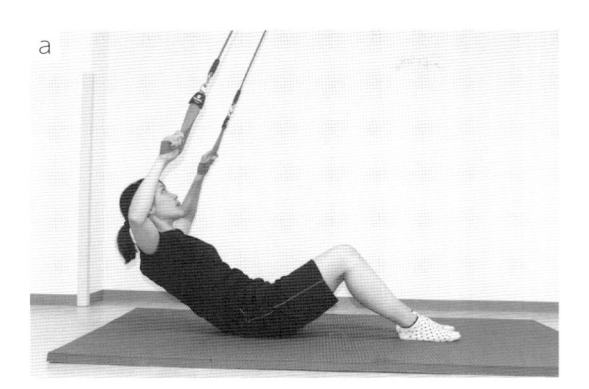

a

サスペンションポイントの真下に座り，膝関節・股関節は90°屈曲位とする．両手でストラップを把持し胸の高さに合わせ，肘関節90°屈曲位になるよう後方にもたれかかり，身体を真っすぐに保つ．

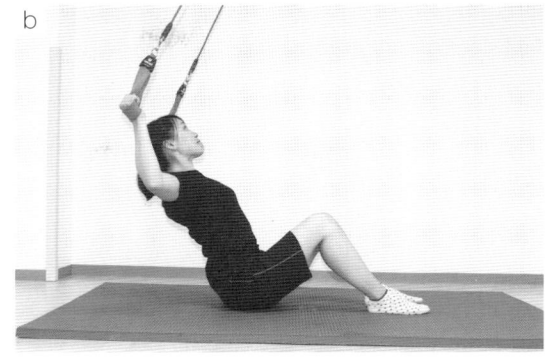

b

肩関節90°外転位，肘関節90°屈曲位を保持しながら肩関節を外旋させ，身体を起こし開始肢位に戻す．

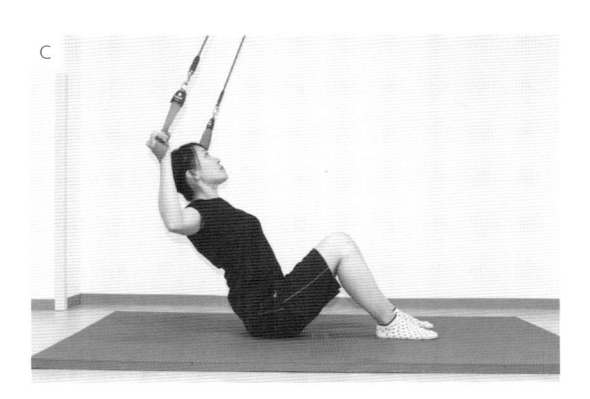

c

臀部の位置を尾側方向に移動させ負荷量を上げる．

## 13 | 平泳ぎ

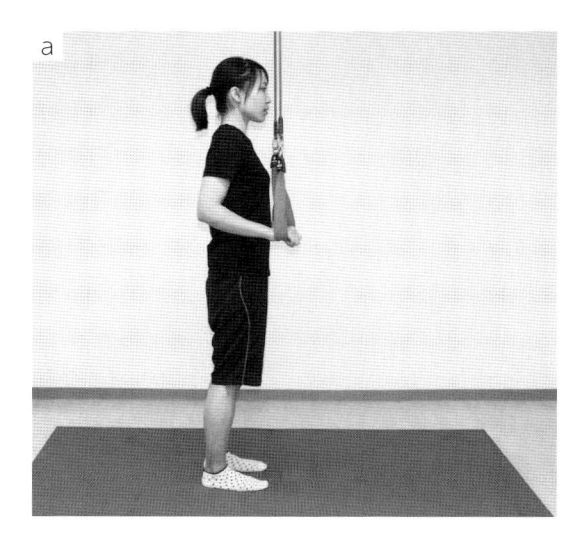

a

サスペンションポイントの真下に立ちストラップを把持する.

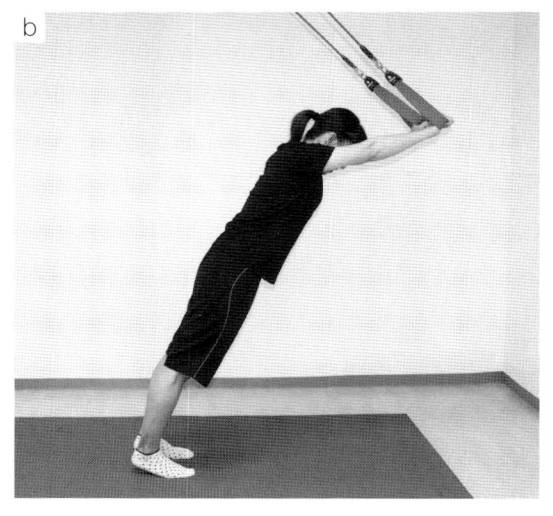

b

ストラップは腰の高さとし,身体を前方に倒しながら平泳ぎをするように上肢を動かし,開始肢位に戻る.

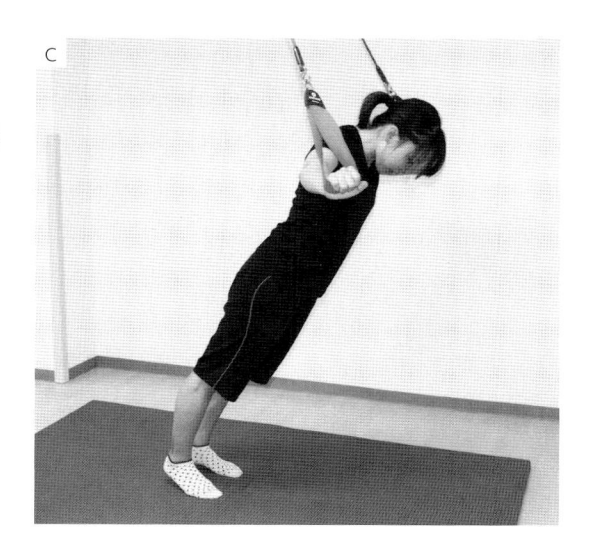

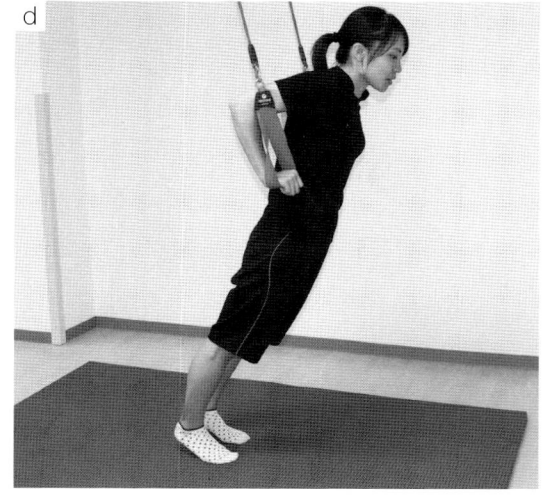

c

d

足部の位置を後方に移動させたり,ロープを長くしたりして負荷量を上げる.

## Suspension Exercise

# V

## グループに対する
## サスペンション・エクササイズ

# 1 介護老人保健施設・通所リハビリテーションでのグループ・エクササイズ

　介護保険制度が開始されてから今日まで，様々な法改正が行われ，虚弱高齢者や障害をもつ高齢者に対する医療およびケアが，病院では長期的に行えなくなっている現状がある．このため，介護老人保健施設（以下，老健施設）や通所施設などでのリハビリテーションが重要視されてきている．このような状況下で施設やセンターは，入所者・利用者が多人数となっているにもかかわらず，リハビリスタッフ（PT・OT・ST）や介護士，看護師の供給はまだまだ十分とは言えず，個別に機能維持回復訓練が施行できるというところまで達していない．

　しかし，入所者や利用者の身体機能の維持を図らなければならないのは必至であり，そのためには，最低でも週2～3回以上のリハビリテーションの施行が望ましいとされている．

　サスペンション機器を利用し，実践されているグループトレーニングは，PT・OTやケアスタッフによる介助が少ない状態で，運動実施者が自身で関節運動や筋力強化訓練，ストレッチ体操まで行えるという利点があり，多人数でトレーニングを行うためには，非常に有効な手段の一つとして挙げられる．

　以下に，グループ・エクササイズを進める手順を紹介する．

①評価に基づき，運動機能に合わせたグループをつくる．
②1グループあたり1時間のエクササイズを行う．
③疾患や身体機能は様々であっても，スタッフ2人で10～15名程度の集団トレーニングが可能となっている（図5-1）．
④グループ・エクササイズは，椅子座位からとした方が望ましい．

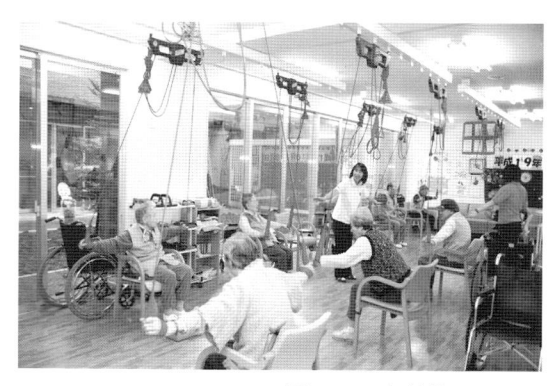

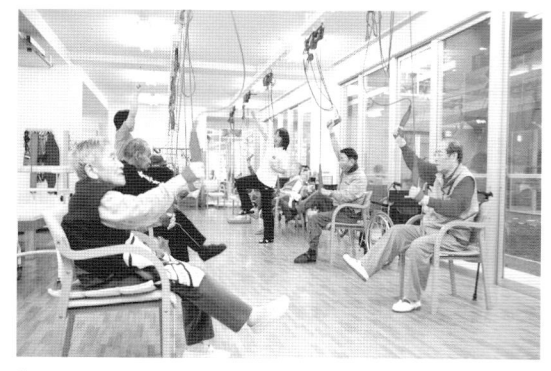

図5-1　老健施設におけるグループ・エクササイズ

1 介護老人保健施設・通所リハビリテーションでのグループ・エクササイズ

⑤老健施設の場合,虚弱高齢者や脳血管疾患の方,廃用症候群など身体機能に何らかの障害をもっている方がほとんどであるため,機能の違いによって椅子にはアームのついているもの(安心感を提供できる),なしでも大丈夫なもの(股関節の外転運動にはこの方が適している),車いすのままなどセッティングを行う.

⑥ストラップを両手に持ってもらい,肘関節を直角程度に曲げ,リラックスした肢位をとる.これで準備完了である.

⑦運動の説明をすると同時に時候のあいさつ,出来事など雑談しながら精神的な緊張をほぐすとより開放的になり,運動がしやすくなる.

⑧まず座位では上肢→下肢→上下肢同時→上下肢別々の動作→負荷を上げるという順で進め,各運動の最後に停止(姿勢保持)することで,ストレッチ効果もあわせて求めていく.特に前方への動きは,上肢の関節可動域の確保とともに体幹筋の収縮を求めている(図5-2).

⑨その後立位に移行し,起立動作の繰り返し→10〜20秒の体位保持→立位応用動作(ステップ,膝関節屈曲・伸展,股関節屈曲・外転,片脚立位など)→座位に戻りクーリングダウンの順で進めていく(図5-3).

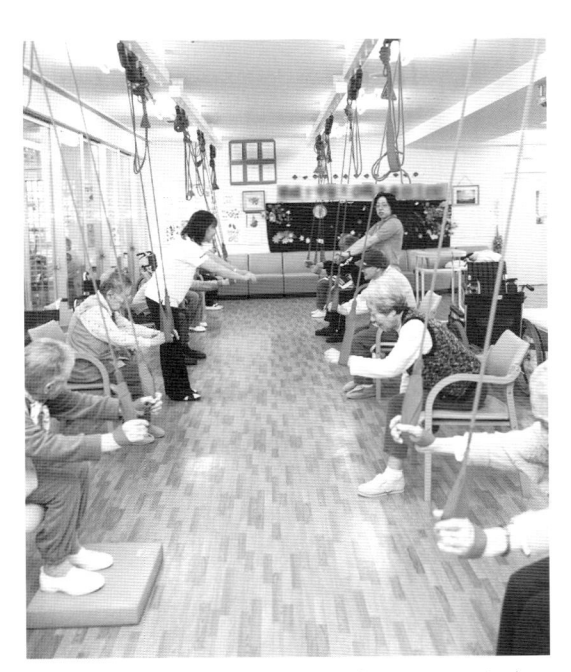

図5-2 体幹筋の活動を促すエクササイズ

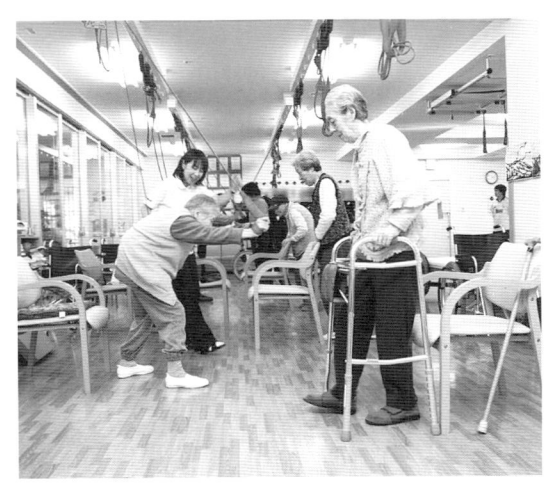

図5-3 座位エクササイズから立位エクササイズへ

サスペンション・エクササイズは,ストラップに両手を預けることによって,筋緊張や恐怖心などを除去した状態を提供するとともに,両脇が開くことで体幹の活動性を高めることができる.その上で,上肢や体幹のストレッチが実施者の自動的な動作によっ

て行われる．このことは，関節可動域の拡大や正しい運動方向への誘導といった操作を，PT・OT が直接徒手で行わずして可能となっていることが多い．

　これはほんの一例に過ぎず，PT・OT の自由な発想により，あらゆるバリエーションでの集団トレーニングが可能になる．例えば，身体機能のレベルによってグループ分けし，そのレベルに応じた軽い運動のみのグループ・エクササイズから，高度な運動のできるグループ・エクササイズ，臥位での閉鎖性運動連鎖（closed kinetic chain：CKC）運動を取り入れたグループ・エクササイズなど，様々に対応できると考える．

　また，集団トレーニングの利点として，少ないスタッフで多人数に対応できるほか，グループ間でお互いのコミュニケーションがとれる社交の場になること，周囲を見て刺激し合いながら体操することで，通常よりも優れた機能を引き出すことができると考えている．事実，起立動作時に自発性の乏しかった方が，周囲からの励ましやかけ声により一緒に何度も立ち上がるなど，相乗効果も期待できる．

# 2 介護予防でのグループ・エクササイズ

　介護予防とは,「要介護状態の発生をできる限り防ぐ（遅らせる）こと,そして要介護状態にあってもその悪化をできる限り防ぐこと,さらには軽減を目指すこと」と定義されている[1].また,「単に高齢者の運動機能や栄養状態といった個々の要素の改善だけを目指すものではなく,心身機能の改善や環境調整などを通じて,個々の高齢者の生活機能（活動レベル）や参加（役割レベル）の向上をもたらし,それによって一人ひとりの生きがいや自己実現のための取り組みを支援して,生活の質（QOL）の向上を目指すものである」と説明されている[2,3].

　介護予防事業は,一次予防,二次予防に大別できる.一次予防は,主として活動的な状態にある高齢者を対象に,生活機能の維持・向上に向けた取り組みを行うものであるが,とりわけ高齢者の精神・身体・社会の各相における活動性を維持・向上させることを目的としている.二次予防は,要支援・要介護状態に陥るリスクが高い高齢者を早期に発見し対応することにより,その状態を改善させ要支援・要介護状態となることを遅らせる取り組みである[2].

　この介護予防事業の一環として,特に二次予防事業においてサスペンション・エクササイズを導入している地域がみられるようになった（図5-4）.実際のエクササイズは,先に述べた介護保険下でのグループ・エクササイズと同様の方法でも行われるが,より日常生活の維持や転倒予防に重点を置き実施される.

　日常生活の妨げとなる一因として,高齢者特有の痛みがある.高齢者で何らかの痛みをもつ者は67.4%であることが明らとなり,高齢者の活動性を低下させる主要因であることが報告された[4].また,高齢者の有する痛みと日常生活活動の遂行能力との関連報告では,痛みが日常生活活動や歩行能力の低下に関与することを挙げ[5,6],痛みの軽減や悪化の予防が,高齢者の運動機能や日常生活活動を維持する要因として重要であることを示唆した.高齢者の訴える慢性的な痛みは不動により生じる場合が多く,適切な評価のもと,痛みがあったら運動をやめてしまうのではなく,痛みの出ない運動を指導することが重要である.

　サスペンション・エクササイズは,ロープを把持することにより,自重を免荷した状態での運動が可能であり,痛みが出にくい運動を継続的に実施することができる.また,バランスを必要とするダイナミックな動きや立位での重心移動など,不安定な状態で安定性を獲得することは転倒予防に貢献でき,骨折後の寝たきりを予防することも期待できる.

　高齢者の運動機能は,日常生活上での障害を予測でき,運動機能が低い者ほど日常生活上での障害発生率が高いこと[7]から,運動機能を可能な限り維持させるための方策と

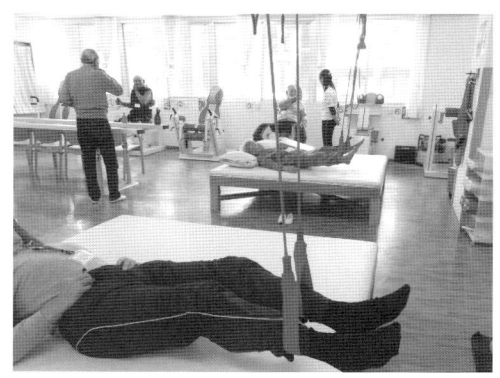

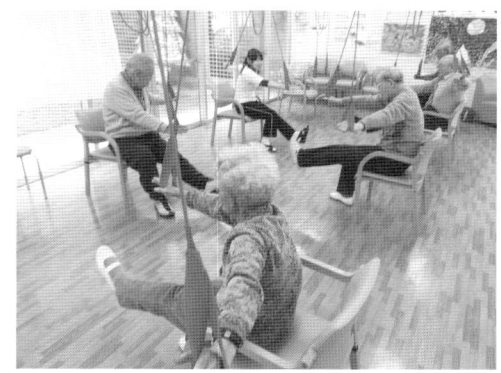

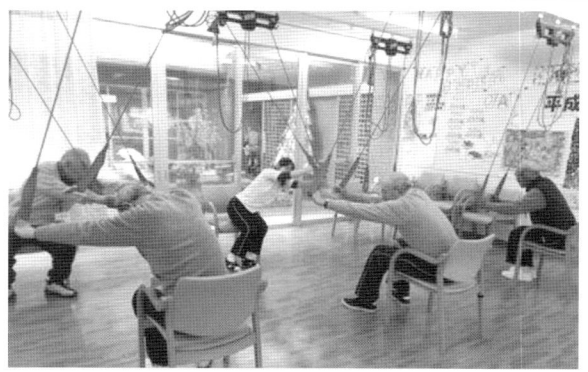

図5-4 介護予防でのグループ・エクササイズ

して,介護予防事業は大きな役目を担っている.そのためには,介護予防事業が適切かつ積極的に行われる必要があり,高齢者の運動機能と日常生活活動との関連を視野に入れたサスペンション・エクササイズのプログラム立案が重要である.

## 3 健康増進・スポーツ分野での サスペンション・エクササイズ

　健康増進やスポーツ分野でのグループ・エクササイズとしては，有酸素運動やバランスを必要とする運動，比較的負荷量の高い運動を実施する．エクササイズは，柔軟性を重視しストレッチ効果が期待できるものから開始し，開放性運動連鎖（open kinetic chain：OKC）エクササイズでモビリティを高める．その後CKCエクササイズへと移行させるが，この際も目的とする動きが正確に行えているかを常にチェックする必要がある．

　具体的には，減量目的や筋力向上目的，腰痛予防など，同じ問題や目標をもったグループ分けを行い，それぞれに適切なプログラムを処方する．

　運動処方後は適宜再評価を行い，目的が達成されているかを確認するが，評価指標として先に挙げたウィークリンクテストや，一般的なファンクショナルテストを実施し，達成度をチェックする（図5-5）．達成度に合わせて負荷量の増減や新たなプログラムの検討を行い，適切な目標とプログラムの設定を常に実施し，ワンパターン化しないよう検討する．

　グループ・エクササイズは1人対多数での実施となることが多いので，リスク管理にも十分な配慮が必要であり，常日頃から実施プログラムの適正化や，痛みの有無や体調の確認を行う．

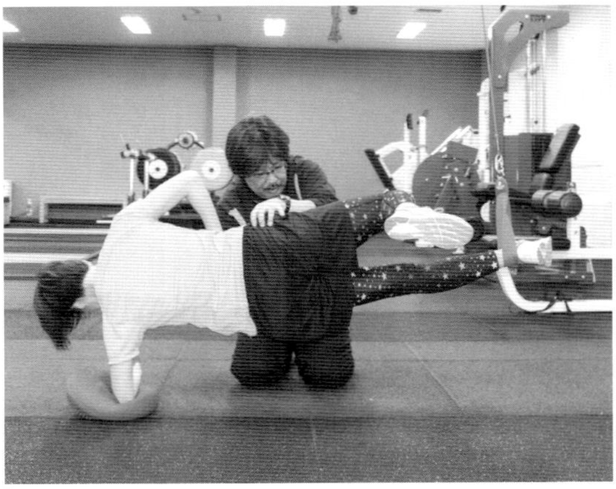

図5-5　トレーニングチェック

## ●文　献

1) 厚生労働省老健局総務課：公的介護保険制度の現状と今後の役割．pp1-6, 2013
2) 介護予防マニュアル改訂委員会：介護予防マニュアル改訂版．pp1-13, 2012
3) 厚生労働省：介護予防事業及び介護予防・日常生活支援総合事業（地域支援事業）の実施状況に関する調査結果，2013
4) 大渕修一，杉本　諭：高齢者の痛みが活動・参加に及ぼす影響と理学療法．理学療法ジャーナル42：123-129, 2008
5) 白木原憲明，岩谷　力，飛松好子 他：高齢者の腰背部痛と身体，生活および生活の質との関連．日本腰痛会雑誌7：65-72, 2001
6) 大渕修一，小島基永，新井武志 他：膝痛軽減を目的とした運動器の機能向上プログラムの有効性．日本老年医学会雑誌47：611-616, 2010
7) 鈴川芽久美，島田裕之，渡辺修一郎 他：要介護高齢者における運動機能と6ヵ月後のADL低下との関係．理学療法学38：10-16, 2011

# おわりに

　このたび,『レッドコード・ニューラック・マニュアル―スリング・エクササイズ・セラピーからの進化』に続き,『サスペンション・エクササイズ―レッドコード・エクササイズからの進化』を刊行いたしました．その経緯には，日本でのサスペンション機器の使用技術が高まり，より効率的な使用方法やさらにわかりやすい講習会の開催が望まれる環境になったことが挙げられます．

　ノルウェーを発端に世界各国でサスペンション・エクササイズがすすめられており，日本でも医療・介護・健康増進などの多くの分野で機能活性化のツールとして有効活用されています．また，学術誌『レッドコードサイエンス』が発刊され，エビデンスに基づいた治療体系が紹介されてきました．しかし，現講習会ではそれぞれのコースを修了後は使用方法や技術の再確認の場がなく，時に本来の使用方法を逸脱してしまうという危惧が生じてきました．そこで本書は，講習会修了後も技術確認ができるような内容といたしました．

　本書ではウィークリンクテスト，ウィークリンクテストスコアやアスリート選手へのサスペンション・エクササイズ，グループに対するサスペンション・エクササイズでの使用方法を新たに紹介し，多くの分野の方々に効率的な使用方法をご理解いただけるような構成といたしました．

　今後は，より臨床場面に近い目線での講習会を開催予定ですので，基本的な使用方法や知識の習得のみならず，臨床でより効率的に使用できるよう，本書を活用していただければ幸いです．

　最後になりましたが，本書の刊行にあたりご協力いただいた御代田中央記念病院リハビリテーション科スタッフの皆様に深く感謝申し上げます．

● 著者一覧

**宮下 智**（みやした さとし） 博士（医学）
　帝京科学大学　教授
　一般社団法人リーディングパフォーマンス協会　代表理事

**和田良広**（わだ よしひろ） 博士（医学）
　長津田厚生総合病院リハビリテーション科

## サスペンション・エクササイズ
──レッドコード・エクササイズからの進化

| | |
|---|---|
| 発　　行 | 2016年4月1日　第1版第1刷Ⓒ |
| 編　　集 | 宮下　智 |
| 発行者 | 青山　智 |
| 発行所 | 株式会社 三輪書店 |
| | 〒113-0033　東京都文京区本郷6-17-9　本郷綱ビル |
| | TEL 03-3816-7796　FAX 03-3816-7756 |
| | http://www.miwapubl.com |
| 装　　丁 | 臼井新太郎 |
| 印刷所 | 新協印刷 株式会社 |

本書の内容の無断複写・複製・転載は，著作権・出版権の侵害となることがありますのでご注意ください．

ISBN 978-4-89590-542-8 C 3047

JCOPY ＜（社）出版者著作権管理機構　委託出版物＞
本書の無断複製は著作権法上での例外を除き禁じられています．複製される場合は，そのつど事前に，（社）出版者著作権管理機構（電話 03-3513-6969，FAX 03-3513-6979，e-mail：info@jcopy.or.jp）の許諾を得てください．